医务社会工作实践指导

◎主编　田军章　瞿红鹰　罗观翠

人民卫生出版社
·北京·

图书在版编目（CIP）数据

医务社会工作实践指导 / 田军章，瞿红鹰，罗观翠
主编 . —北京：人民卫生出版社，2022.7
ISBN 978-7-117-33203-3

Ⅰ.①医… Ⅱ.①田…②瞿…③罗… Ⅲ.①医疗卫
生服务 —社会工作 —中国 Ⅳ.①R199.2

中国版本图书馆 CIP 数据核字（2022）第 102099 号

| 人卫智网 | www.ipmph.com | 医学教育、学术、考试、健康，购书智慧智能综合服务平台 |
| 人卫官网 | www.pmph.com | 人卫官方资讯发布平台 |

医务社会工作实践指导

Yiwu Shehui Gongzuo Shijian Zhidao

主　　编：田军章　瞿红鹰　罗观翠
出版发行：人民卫生出版社（中继线 010-59780011）
地　　址：北京市朝阳区潘家园南里 19 号
邮　　编：100021
E - mail：pmph @ pmph.com
购书热线：010-59787592　010-59787584　010-65264830
印　　刷：三河市潮河印业有限公司
经　　销：新华书店
开　　本：710×1000　1/16　　印张：17
字　　数：296 千字
版　　次：2022 年 7 月第 1 版
印　　次：2022 年 11 月第 1 次印刷
标准书号：ISBN 978-7-117-33203-3
定　　价：75.00 元
打击盗版举报电话：**010-59787491**　E-mail：WQ @ pmph.com
质量问题联系电话：**010-59787234**　E-mail：zhiliang @ pmph.com
数字融合服务电话：**4001118166**　E-mail：zengzhi @ pmph.com

主编简介

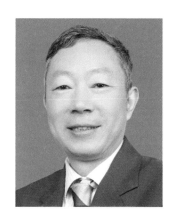

田军章

广东省第二人民医院党委书记,主持党委全面工作;
中共党员,医学博士,主任医师,博士研究生导师;
广东省医学领军人才,享受国务院政府特殊津贴专家;
担任中国国际应急医疗队(广东)总队长;
中华医学会灾难医学分会副主任委员,广东省医学会应急
(灾难)医学分会荣誉主任委员,广东省医学会互联网医疗分会
主任委员,广东省医院协会慢性病管理专业委员会主任委员,在
专业核心期刊发表学术论文及SCI论文70余篇。

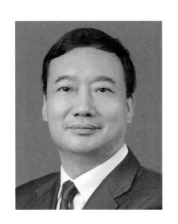

瞿红鹰

　　广东省第二人民医院党委副书记、院长。全面负责医疗、教学、科研、行政管理工作；

　　兼职教授，硕士研究生导师，中山大学医药卫生管理 EMBA；

　　中国职业安全健康协会职业卫生技术服务分会副会长；

　　广东省医院协会副会长；

　　广州市海珠区第十六届人大代表；

　　国家核心期刊《中国职业医学》主编，主持广东省经信委平台项目《互联网＋职业病防治与职业健康管理》等科研项目6项。

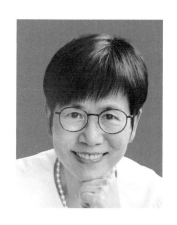

罗观翠

启创社会服务团队总监;

香港中文大学荣誉学士,新西兰威灵顿大学硕士,香港大学博士,香港大学 PKKI 管理顾问文凭、香港资深注册社工、香港太平绅士,广东省政协第七、第八、第九届委员。原中山大学教授、博导,现任广东省社会工作师联合会专业高级顾问及多所大学客座教授,曾获 2019 年度中国社工十大人物等荣誉。

近期编著出版有《广东社会工作发展报告(2018)》《广东社会工作发展报告(2014)》《快乐社区营造:广州市启创·北京街家庭综合服务成效报告》《青少年社会工作服务模式及成效研究》《学校社会工作案例汇编》《中国城市老人社区照顾综合服务模式的探索》等著作,并在《中国社会报》《中国社会工作》《中国社会导刊》等杂志经常发表社工实务类文章。

《医务社会工作实践指导》
编写委员会

主　编	田军章　瞿红鹰　罗观翠
副主编	李文华　黎　程　杨　哲　陈敏仪　吴淑婷
编　委	齐　勇　汤　莉　张晓莉　薛冰妮　周其如
	彭雅莲　姚孟冬　张雨萍　唐婉蓉　汪　星
	李嘉玲　王瑞洁　罗　赤　罗　婉　梁曾钰敏
	陈燕婷　刘忠权　杨礼芳　黄缤慧　陈美招
	吴文湄　郑玉棠　司徒慧宜　　　　渠晨乐
	崔艺萍　郭泳仪　刘倩婷　黄海欣　张燕玉
	王　静
医学顾问	李天旺　张　青　王文林　张　勇　孟　琼
	高　鹏　罗盛康　张绪慧　卜俊国　钟志敏
	潘　霞　黄惜华　吴　军　陈梦瑾　杨俏兰
	伍艳群　陈春梅　何晓丽　胡燕霞

创新社会工作，护佑群众健康

为群众办实事、办好事，这是医疗机构践行人民至上、生命至上的永恒使命和责任。习近平总书记在党的十九大报告中指出，要完善国民健康政策，为人民群众提供全方位全周期健康服务。随着健康中国行动的深入推进，"全人"视野下的健康服务已经成为卫生健康事业发展的焦点。医务社会工作，正是新时代"全人"医疗服务工作中不可或缺的一环。通过医务社工为病友提供专业诊疗服务以外的"非医学诊断和非临床治疗"服务，能有效解决病友的心理和生活问题。

广东是改革开放的先行地，同样也是创新资源集聚的高地。医务社会工作是现代医学诊疗服务的创新，在广东这片改革创新的沃土上，也在不断发展、不断进步。

"有时治愈，常常帮助，总是安慰。"医学是温暖的科学，医务社工是提升病友就医服务体验的关键所在。2016年起，广东省第二人民医院通过创新自筹经费引入了医务社工服务。经过6年发展，医院已拥有专职医务社工近30人，成为全国医务社工和病床配比最高的医院之一。医院高度关注医务社工的成长，团队建成了"健康资源中心""病房爱心驿站""公益文化空间"；成为广东省民政厅发文认定的"医务社会工作专业人才重点实训基地"。通过创新思路、组织统筹、沟通协调，医务社工团队在链接社会资源、支持学科发展、促进病友"全人"康复、深化优质服务等方面推出了很多特色举措，让更多基层群众享受到优质医疗服务。

2020年以来，医务社工团队为抗疫工作作出了突出贡献。他们发挥专业优势，筹措、运送和发放医疗和生活物资，全力为一线做好保障；他们挺身而出，组织社会志愿服务力量，在医院疫苗接种、核酸检测的每一个岗位坚守；他们不遗余力，链接社会资源，为医务人员和家属提供心理疏导、在线学习辅导等贴心服务。在广东省第二人民医院，医务社工就是用生命影响生命的人，他们填补了医患关系的"空白"，打通了看病就医的"堵点"，是传递"民生温度"的纽带。

《医务社会工作实践指导》从酝酿到定稿历时两年多，经历了反复商讨、征询专家意见和修订的过程,参与编撰的有社会工作界的资深教育者、知名专家和优秀从业人员等,他们既有丰富的专业理论知识,又有扎实的实务工作经验,在此一并表示由衷感谢。但受限于种种客观因素,难免会有诸多不足,敬请各位同道和读者不吝赐教。编写和出版这本书,是广东省第二人民医院及其他几个友好机构开展医务社会工作阶段性的小结。与其说指导,我们更希望通过分享向同道们学习取经,聆听更多声音,寻找"满怀温暖"的同路人。

田军章

2022 年 4 月

以医务社会工作为抓手,建设有温度的医院

悯济人穷,虽分文半合,亦是福田;乐与人善,即只字片语,皆为良药。医务社工亦是如此,传递润物细无声的力量。随着时代发展,医务社会工作已经逐渐成为卫生健康事业发展中不可或缺的部分。公立医院以满足公众健康需要为主要目标,公益是本质属性。医务社会工作以社会行为规范、"助人自助""利他"等价值观念和思想道德为追求,与公立医院公益性的要求不谋而合。

医务社会工作是医院实现人文关怀、改善服务水平的重要方式,在促进医患沟通、改善就医环境、提升服务质量、增强人文关怀等方面发挥着不可或缺的重要作用。一直以来,国家高度重视医疗服务工作的改善与提升。广东省卫生健康系统通过构建推进医务社会工作价值最大化、长效化、可持续化的完善的工作体系,进一步推动卫生健康行业深化改革与高质量发展。

广东省第二人民医院始终坚持以创新引领高质量发展,高度重视优质健康服务的延伸和扩展,树立起应急医院、互联网医院、智慧医院三大品牌,成为群众认可的高水平医院。同时,医院紧紧围绕上级部署,认真贯彻落实高水平医院跨区域联动帮扶,不遗余力地做好优质医疗资源的下沉,其中,医务社工团队就发挥了桥梁纽带作用。他们化"小善"为"大爱",帮助病友缓解疾病带来的痛苦和焦虑;他们主动"牵手"公益力量,为困难病友筹措公益救助资金超过5 000万元;他们无微不至,为所有来院就医的群众提供"一站式"就医协助;他们将心比心,主动用双手改善就医环境。在完成基础工作的同时,他们的职业也被赋予了更多属性和使命。民政部、国家卫生健康委、共青团中央等部委领导多次来到医院调研,并高度肯定医务社工的工作。下一步,广东省第二人民医院将继续深挖医务社会工作的价值内涵,不遗余力推动全省乃至全国医务社工行业的发展。

本书从宏观、中观、微观各个层面介绍分享我国医务社会工作的发展、基础、常用理论和开展设置等,对实务方法的运用进行了细化说明,内容通俗易懂,每个章节特别融入了广东省第二人民医院医务社会工作实践服务相关经验,相信能为读者带来一定的启发性和参考性。当然,这本书还有很多不足,

需要不断接受实践的检验,持续探索和总结完善。最后,再次感谢所有为本书编写及出版付出辛勤努力的各位专家、老师!

瞿红鹰

2022 年 4 月

多方协作，追求卓越

2019年，我们开始筹备这本书的编写工作，在当时完全想象不到新冠肺炎会在全球暴发。只是察觉到医务社工服务需求日益殷切，加强社工在这方面的训练，提升业务能力，是很有必要的。在2020年期间，社工们十分繁忙，先是要协助地区政府推行抗疫工作，迅速开展网上服务，继而评估新时期服务的需求，整合服务计划安排。特别是面向"十四五"规划，对其中提出建立"健康中国"和社区治理的目标，医疗界、学术界、社工组织普遍进行了深入认识和多方面讨论，帮助了社工组织提升社会视野，清晰发展方向，更加肯定了医务社工服务的价值。在过去的两年里，相关的课程设计和教材编写，进度虽是拖慢了，但并没有停下来，这是值得庆幸的。

广东省第二人民医院与多家机构、高校长期达成良好合作，成立了联合工作组。一本书的出版，其实每个单位成员都有足够的实力独自完成，但我们选择了合作，共同分担任务。原因是希望所得的成果，不单是一本刊物，而是真实和持续的跨专业合作的体验，并促使医务社工服务内容更科学化，以实践为本，使社工在心理辅导、健康教育、患者和家人照顾、疾病预防和康复过程，发挥应有的角色和功能。

工作组的合作始于编辑这本书，其内容反映了一些跨专业合作的共识。一是要求课程理论与实践并重，有了服务机构与医院作为培育学生基地，老师可以进行深入和长期的实证研究，切身感受和应用专业知识和技能，使学生得到更系统的培训。二是一线社工通过和学院老师及医护人员的合作，得到更丰富的理论与专业资源的支持。除了提供心理和社会支持外，也能设计更有效的协调和推动策略，将健康讯息，不单是疾病预防和治理，还包括宣扬精神健康的关注和公共卫生水平提升。三是作为链接社区及医院的桥梁，能更有效强化医疗团队实现"健康中国"的目的，当然最终得益的是患者、家属和社区，获得更优质的服务。期盼本项目可以鼓励更多的跨专业协作，使医务社工服务持续向前发展，模式不断创新！

罗观翠

2022年4月

目　　录

第一章
医务社会工作发展

1

本章导读：

    本章主要内容是医务社会工作发展，分为三个小节。第一节是关于医务社会工作的发展过程，医务社会工作的理论探索，医务社工服务的基本步骤，各地医务社会工作发展情况，医务社会工作发展模式，医务社会工作行业协会及标准发展情况这几方面的内容。第二节主要讲述的是从党的十八大"健康中国"概念提出后，新时期中国特色社会主义思想、医疗体制改革、国家政策与医务社会工作的发展关系。第三节主要讲述了新时期我国医务社会工作的发展经验启示。

第一节 医务社会工作发展概述

一、医务社会工作发展过程

医务社会工作,顾名思义,是与医疗服务相关的社会工作服务。一般而言,医务社会工作是指把社工专业知识和技术,综合运用到医疗、卫生、保健机构中,配合医务人员,进行疾病防治和伤残康复,为有需要的患者、其家庭和社区提供服务,帮助其舒缓、解决和预防相关的医务和心理健康、经济、家庭等问题,以尽早恢复和发展社会功能。社会工作专业经过百余年的发展,不论在价值观、理论概念、工作方法,还是在服务内容所延伸和关注的范畴,均有很大的发展。医疗服务与社会福利作为民生必需品,两者紧密相连、息息相关。顺应大环境的转变,在不同社会发展阶段,政府均会制定一些公共服务政策。政策内容大多围绕几个大方向:社会目标,社会对不同年龄和不同社群需求的理解,政府、经济体系、劳工市场、家庭等各社会持份者所承担的责任和角色,以及根据当前的社会环境和公共财政分配理念提供多少医疗和社会福利。西方福利社会模式在第二次世界大战之后才慢慢发展出来,此前政府所承担的只是非常有限的救济和补救性服务。比如在英国,早在 19 世纪已有医务社工服务,但当时的社会福利思维具有较大局限性。工业革命初期,工人主要为资本家服务,政府财力有限,遇到疾病、残疾、贫困等社会问题,都将问题根源归咎于个人,当时的社会福利人员就主要负责评估哪些人具有资格获得治疗和救济,哪些人不具备资格。20 世纪 70 年代后,社会福利理论发生较大变化,逐渐倾向考虑人道主义、社会平等和人民权益,社会科学研究更广泛地审视文化、经济、政治系统如何影响个人的成长、心理状态和人际关系,学术认知发生巨大突破。与此同时,研究也发现许多生理、心理、健康成因与环境因素有关,这些研究成果不只对病理研究和治疗方法作出巨大贡献,还影响了公共服务的供给模式。回顾世界各地社会福利发展轨迹,可发现相互间有不少的经验借鉴,同时各自也存在差异性:有些地方选择全民普惠性福利国家模式,由政府全力承担医疗和社会照顾;有些地方强调资本主义的市场运作,采取分别由政府、雇主和个人选择所需的医疗和社会照顾服务,采用筛选性和多元选择的服务供给模式;有些地方则采用社会保险模式,为大众提供医疗保障,配以不同的社会照顾模式组合。不管政府采取何种模式保障国民的医疗照顾,现今的发展趋势均日益注重心理社会支持元素对患者康复的重要性,并将社工服务纳入医疗照顾体系的一部分。

社会工作专业着重关注人与环境的互动关系,特别是帮助个人提升其预防和应对问题的能力。这些问题包括成长过程中遇到的个人、家庭和社群的问题或特殊困难甚至社会危机,促进个人参与社会发展的积极性,推动和确保稳定、关爱、平等的社会进程。生老病死是人类成长的必经阶段,解决问题、增强应对能力,是个人与家庭的普遍需求,医务社工可及时为受疾病困扰的个人和家庭提供援助,因此该工作领域是专业发展的必然选项之一。事实上,早在1921年,北京协和医院就已成立社会服务部,为患者解决因疾病带来的问题,开展包括经济困难、家庭矛盾、心理问题和出院随访等在内的医务社工服务,并建立规范的服务制度。可惜,1952年后,高等院校系调整,社会学、社会工作专业被取消,国内各大医院的社会服务部也相继被取消。直至20世纪90年代,社会工作专业才在高等院校恢复重建。2006年后,随着社会工作服务快速发展,医务社会工作才得以在北京、上海、广州等地慢慢推广发展。

二、医务社会工作的理论探索

社会工作者(以下简称"社工")能成为医疗和社会照顾团队的一分子,基于其专业的基本训练要求从业员能较好地认识和应用个人心理、家庭关系、群体动力和社会网络的相关理论,特别是要认识疾病和健康关系中所包含的心理和社会因素,并通过运用个案、小组和社区的工作方法,对患者的康复作出重要贡献。各地在过去二三十年的实证研究和实践表明,疾病不只会对个人的健康造成负面影响,对其家庭及社群也会带来一定的困扰。因此,对个人心理健康的照顾及其家人的支持,与个人疾病的治疗是一个同步的过程,也正因此,社工界特别积极推动"生理-心理-社会"的"全人"照顾模式,该模式在近年也日渐受到医疗专业团队及社会大众的认可和接受。为确保服务的有效性,医务社工须接受一定的理论基础训练,如人类成长与性格理论,认知行为、心理动力分析、多元社会系统理论,小组与社区动力分析,婚姻与家庭关系研究。进阶训练则包括一些心理和行为治疗模式应用。近些年,社会工作者与相关辅导专业、心理学家等不断努力尝试发展各种不同的社会心理介入模式,如认知行为训练、焦点解决问题短期辅导、社会功能协调辅导、正向心理能力提升、危机介入方法、静观训练、婚姻家庭辅导多元辅导模式等介入方法,帮助患者在药物治疗以外获得较好的心理康复效果。除了为患者及其家人提供直接辅导支持外,医务社工尤其注重个案管理的理念和应用。个案管理强调人际沟通能力,特别是利用协作式解决问题的方法梳理和调解矛盾,医疗系统内的跨专业团队合作对患者的整体照顾和医院资源整合发挥了非常重要的作用。

近些年,随着社会快速发展变迁,两项议题特别被医务社工关注。其一是社会压力深度影响着个人、家庭、工作,导致人际关系紧张,焦虑、抑郁等情绪问题日渐浮现,促使各地不得不加强对精神健康的关注。社工一直以来特别倡导非药物治疗,特别在预防和社区教育层面推动精神健康,让大众更清楚认识到健康与疾病互为影响,以及"病向浅中医"的重要性。其二是人口老龄化,医疗系统必须正视慢性病患者以及患失智症长者的照顾问题。如何改革传统的生理治疗模式,发展舒缓治疗、临终关怀、社区照顾等服务,是医务社工近些年积极拓展的服务领域。美国近年更是成立专门组织,以推出一系列临终关怀和舒缓治疗的证书课程(https://www.swhpn.org),加强社工在该领域的认识和处理能力。我国香港也有不少的社工组织推行临终关怀和舒缓治疗服务,并为在职社工提供相关的培训。

过去10年,社工除了不断改善及研究患者照顾方法,同时还不断加深对"健康的社会决定因素"的了解。世界卫生组织研究报告指出,人的生理和情绪问题,不完全是生理因素所造成的,同时也是因过去一些被忽视的社会因素所导致。报告指出,患者能获得多少照顾和如何接受治疗,答案其实是相当复杂的,因其涉及患者所在社区拥有的医疗资源、患者的社会背景、经济能力、生活方式等,各方面均有可能影响其接受治疗的方式和结果。报告指出,在分析比较不同社群的情况后,发现原来许多疾病的成因、扩散度和严重性,与社区或个人的贫困程度有着密切的关系,特别是那些贫穷或处于社会边缘的群体,他们的生活水平是导致其患病和精神健康损伤的社会决定因素之一。该报告因此而掀起了关于社会公平的广泛讨论,同时促使各地政府调整其在医疗服务领域的分配方案,关注医疗决策对贫困人口的影响,加强社会组织的支持网络建设,为患者提供帮助,以降低患者康复过程背后社会决定因素的负面影响。由于特别关注前述观点,社工在反映患者需求、协调社区资源、倡导更公平和符合人民福祉的社会照顾和医疗系统等方面,提出了多角度的思考。

三、医务社工服务的基本步骤

医务社工以医院为基地,根据政府的医疗照顾政策,提供社会工作专业服务。某些地区以社区为服务界限,把辖区所属的医院、诊所或日间医院整合为一个服务网络,同时,将医务社工也归属在同一个医疗照顾团队的范畴。

医务社工的主要服务目标是协助患者及其家庭应对疾病带来的影响,其服务内容是处理医疗程序之外的心理和社会需求,包括协助家人了解疾病的影响,辅导受影响成员认识和接纳病情,从他们的主观角度,了解入院和出院应做的心理准备和适当的态度并作相应处理。

医务社工的原则和专业操守与一般的社工服务一致,关注的是"全人"照顾,服务对象生理、心理和社会需求,对其作出适当的评估、分析、计划,并执行相应服务方案。医务社工需要更紧密关注多元化社会系统之间的互动关系,特别是与患者的动态关系。社工需参与多层次专业体系的互动,及其引申出来的照顾管理事项,为患者设计一个合适的社会照顾方案。

因此,医务社工要在以下五个领域具备较强的评估和介入能力。一是理解患者及其家人对疾病的主观评价,包括疾病的复杂性和可能产生的矛盾角度。二是分析患者在社会和家庭体系中的角色和功能,并据此评估因患病所导致的角色和人际关系的改变。三是了解患者的生活环境、社会阶层和文化背景,评估其对患者接受治疗和康复的影响;了解患者拥有的资源、机会以及心理压力的来源。四是评估个人的心理状态和社会功能状况,注意其面对疾病方式上的差异,及可能引发的一些负性心理反应,例如攻击性或自我伤害的行为。五是综合以上观察和分析,从入院、康复、出院方面设计一个合适的照顾及跟进方案,并与其他治疗专业团队商议,做出分工配合。在不同地区,医务社工在这些领域中所扮演的角色和参与比重,根据其所在的医院和地区政府要求的不同而有所差别,我国香港特别行政区和内地各省市的发展经验可起到很好的参考作用。

四、我国香港地区的医务社会工作发展

香港作为我国的特别行政区,其社会福利制度有独特的发展历史。医务社会工作的起步时间始于1939年,当时政府派施赈员到当时的"医务卫生署"服务,其主要任务是救济工作。1960年末,当时政府规定从事服务的人员必须接受正规的社会工作训练,并将其名字定为"医务社会工作人员",后期改名为"医务社会工作者"。

我国香港社会服务注重制度建设,社会工作专业发展有赖于政府资源的投入及服务制度的不断更新,医务社工也不例外。由于历史原因,早期两个政府部门——"医务卫生署"与"社会福利署"各自聘用医务社工,1982年整合为由"社会福利署"统一管理并派驻医务社工至各公立医院。当时的补助医院,若是由非政府机构成立的医院,则由政府补助经费,所聘用的医务社工属

于非政府机构的员工。

1991年,香港"医院管理局"成立,作为独立于政府外的法定组织,接管了全部政府医院及补助医院,也接收了医务社工服务。但在管理上,"社会福利署"仍继续管理过去隶属于该部门管理之下的医务社工和新建医院的医务社工部。1995年,"医院管理局"成立"医务社会工作者协调委员会",以协调医务社工服务的发展,提升服务质量和效率,并成立了多个联合工作小组,以制定特殊项目,例如自杀个案、卒中、肾衰竭、临终服务、精神病患者出院服务议定书等的服务指引。

香港的医务社工服务,大致可分为两种主要服务模式。一是社区为本的模式,主要为"社会福利署"所采用;二是以医院为本的模式,主要为"医院管理局"属下单位所采用。此外,"社会福利署"亦设有为特殊人群提供专业支持服务,例如派遣医务社工驻于"卫生署"(即管理基层医疗与预防性服务的政府部门),属下的"儿童体能智力测验中心"为有需要的儿童及家庭提供服务。另外,执行"精神健康条例"之下的个案监护工作,也由"社会福利署"派出医务社工来负责。

参照香港医务社工服务指南,不管服务单位采取"社区为本"抑或"医院为本"模式,驻守在医院或诊所的社工,都必须践行四大工作目标:

1. 为有情绪或日常生活困难的患者及其家人提供协助。
2. 帮助患者有效地使用医疗及康复服务。
3. 针对患者在生理、精神、社会全方位康复作出帮助。
4. 致力提升患者家庭、社区的健康意识。

医务社工作为医疗及康复体系内的组成部分,必须以其专业能力提供相关服务,并与医护及其他辅助支持人员建立团队关系,为患者提供适合的全方位康复服务。在医管局的工作指引下,医务社工的主要服务包括:

1. 运用各种适合的工作手法,为患者及其家人,甚至亲戚提供辅导,以解决因病导致创伤甚至残疾的个人、家庭和社会问题。

2. 提供专业评估,包括社会、心理方面的风险评估。将住院或出院后所需的福利服务评估,转介到所需要的社区资源,例如提供康复设施,以便为患者及相关成员制订全面的照顾计划等。

3. 执行法定任务,包括儿童及青少年保护条例、精神健康条例及社区服务条例。若患者在接受上述条例监管的情况下住院,医务社工负责汇报及督导患者相关情况,并处理所衍生的相关需求。

4. 为患者申领经济或其他物资援助,减免医疗费用或向其他慈善基金获取资助等。尽量使其医疗需求得到解决。

5. 危机介入及相关任务,例如天灾、罪行或家暴,或个别精神病患者的紧急救援需求服务等。

当然,医务社工不可能独自完成所有任务,根据服务指引要求,社工在整个工作流程须运用社会服务网络,并在医护团队的配合下,发挥其专业性,做到以下两个方面:

1. 建立服务使用者的个案分类及转介系统,确保服务过程有清晰记录,包括个案来源、需求性质(服务过程中,若服务使用者需求改变,也要在记录中更改),包括结案或出院后个案的去向。遇到服务涉及多个院内或院外服务组织,社工可实时提出澄清,并邀请相关组织共同商讨。

2. 建立个案管理和医疗程序,香港要求服务按照"一家庭一社工"原则,为达到全面康复目标,会要求由一位社工在医疗过程中协调患者及其家属所需的服务,包括社区内由非政府组织所提供的服务,因交通或其他原因须到医院服务范围以外的地区接受服务,社工均可作弹性安排。社工服务的深度也须按患者的健康状况级别,即"深度医疗服务""日常医疗服务""轻度医疗服务",评估其所需社工服务的频度和内容。

在"社会福利署"所推行的"社区为本"服务模式中,医务社工与医院所在地区综合家庭服务中心的社工配合,使患者的家属接受社区服务时更为便捷。医管局属下的"社区工作队"则较强调社区老人评估及社区精神健康,当然也会与地区的综合家庭服务中心和地区综合老人服务中心合作。两者模式的主要区别在管理架构上,实际运行中均以社区和患者需求为本。

五、我国医务社会工作发展

医务社会工作发展可分为四个阶段:

(一)萌芽起步阶段(1921—1952 年)

我国大陆地区的医务社会工作,最早起源于 1921 年。北京协和医院成立社会服务部,由曾在美国麻省医学院附属医院社会服务部中专门学习医务社会工作的蒲爱德女士担任主任,蒲爱德女士担任北京协和医院社会服务部主任一职 18 年,社会服务部从当初的 2 人发展到 30 人团队,主要工作为患者解决因疾病带来的问题,包括经济问题、家庭矛盾、心理问题、出院随访等医务社会工作服务,并建立了规范的查访、讨论、督导和带教制度,有明确的等级和严格的入行规定,为医院提高医疗服务质量作出重大贡献,也让各大医院意识到医务社会工作的重要作用。20 世纪 30 年代,在北京协和医院社会服务部的帮助下,济南齐鲁大学医学院附属医院(又名"齐鲁医院",现山东大学齐鲁医院)、金陵大学鼓楼医院(现南京鼓楼医院)、广慈医院(现上海交通大学医学院附属瑞金医院)、仁济医院(现上海交通大学医学院附属仁济医院)、中国红十字会总医院暨医学堂(现复旦大学附属华山医院)、重庆仁济医院(现重庆市第五人民医院)等各大医院也纷纷成立了社会服务部,为医院和患者提供医务社会工作服务。蒲爱德女士在中国最早建立了建制化的社会工作服务机构,带动中国各大医院建立社会服务部,并培育了中国大陆地区第一代医务社会工作者。

此阶段特点是各医院自发的散发式建立社会服务部开展医务社会工作服务,医务社会工作主要借鉴西方国家经验呈专业化发展。

(二)取消停止阶段(1952—1988 年)

1952 年,中国高等院校院系调整,社会学、社会工作专业被取消,中国各大医院的社会服务部也相继被取消,医务社会工作在中国大陆的发展进入了漫长的停止阶段,这也导致中国大陆医务社会工作重建时面临几乎无历史基础、结构性转型、历史性过渡状态的问题。

此阶段特点是全国医务社会工作全面停止、撤销,卫生部门、民政部门和其他政府部门、国有企业承担非专业社会服务的职责。

(三)恢复重建阶段(1988—2006 年)

1988 年,北京大学在国内首先设立社会工作与管理专业,随后 20 世纪90 年代,社会工作专业开始陆续在高等院校恢复重建。1989 年,安定医院建立包括社会工作者在内的医疗、护理、社会工作、心理和工娱五支队伍,开展跨专业合作,并引入北京大学社会学系毕业生,成立了全国最早的病患家属自助和支持小组;同年,中国康复研究中心由经过社工培训的医务工作者提供包括法律政策咨询、家庭社区康复辅导、居室无障碍改造等社会康复服务,中国大陆地区重启本土医务社会工作实践。2000 年,上海市东方医院、北京朝阳医院分别成立社工部,成为改革开放后首批建立社工部的医院,也成为改革开放后大陆地区重启医务社会工作服务的标志性事件。随后至 2006 年,北京大学第六医院、上海儿童医学中心、广东省江门市残联康复医院等北京、上海、广东等地近 30 家医院陆续成立社工部。

此阶段特点是,以社会工作教育重建带动医务社会工作实践发展,各地医院再次呈散发、自发式特点设立社会工作部,提供医务社会工作服务。

(四)快速发展阶段(2006 年至今)

2006 年,党的十六届六中全会通过《中共中央关于构建社会主义和谐社会若干重大问题的决定》,提出"建立宏大的社会工作人才队伍"要求,社会工作首次从国家战略部署的高度提出。此后,包括医务社会工作在内的社会工作各级相关政策,尤其是国家层面政策陆续出台。2007年,卫生部发布《全国卫生系统社会工作和医务社会工作人才队伍现状调查与岗位设置政策研究报告》,内容包括医务社会工作概念、现实状况、社会工作者角色定位和医疗机构配备社会工作者要求等,并提出"全国所有二级以上医疗卫生机构均应设置社会工作部",为医务社会工作在全国范围内推广奠定了重要的政策基础。2009年,中共中央、国务院出台《关于深化医药卫生体制改革的意见》明确提出"开展医务社会工作",标志着医务社会工作正式纳入全国医改体系,发展医务社会工作提上国家政策议程。2015年,国家卫生计生委发布《进一步改善医疗服务行动计划(2015—2017年)》,提出:"加强医院社工和志愿者队伍专业化建设,逐步完善社工和志愿者服务。三级医院应积极开展社工和志愿者服务,优先为老幼残孕患者提供引路导诊、维持秩序、心理疏导、健康指导、康复陪伴等服务。儿童医院、艾滋病定点医院等专科医院可以与儿童、艾滋病患者关爱组织等合作,提供体现专科特色的志愿者服务。充分发挥社工在医患沟通中的桥梁和纽带作用",对医院开展医务社会工作服务提出了具体指引和要求。同时,医务社工作为二级指标纳入考核范围,分值占总分的1%,其考核的具体要求是要有医务社工。2016年,医务社会工作正式纳入公立医院职业目录。2018年,国家卫生计生委和国家中医药管理局制定并发布了《进一步改善医疗服务行动计划(2018—2020年)》,要求医务机构"要建立医务社工与志愿者制度""医疗机构设立医务社工岗位,负责协助开展医患沟通,提供诊疗、生活、法务、援助等患者支持等服务。有条件的三级医院可以设立医务社工部门,配备专职医务社工,开通患者服务呼叫中心,统筹协调解决患者相关需求。医疗机构大力推行志愿者服务,鼓励医务人员、医学生、有爱心的社会人士等,经过培训后为患者提供志愿者服务"。同时,医务社工制度首次在考核中被单独列为一级指标,其分值占总分的6%,其考核的具体要求是要设立医务社工岗。从2015年和2018年同序列的两份文件对医务社会工作方面的要求和考核设置可知,国家对医务社会工作的重视程度不断提升。

其间,对医务社会工作发展起到重要作用的社会工作相关政策还包括:2010年,中共中央、国务院发布《国家中长期人才发展规划纲要(2010—2020年)》,把社会工作人才列入国家六支主体人才之一。2011年,中共中央组织部、中央政法委、中央编制办等18个部委和组织联合发布《关于加强社会工作专业人才队伍建设的意见》,这是国家层面发布的第一个社会工作专业人才的专门文件。2012年,中央组织部、民政部、卫生部等19个部委和组织联合发布《社会工作专业人才队伍建设中长期规划(2011—2020年)》,民政部、财政部发布《关于政府购买社会工作服务的指导意见》。2016年,民政部、人力资源保障部、国家卫生计生委等12个部委和组织联合发布《关于加强社会工作专业岗位开发与人才激励保障的意见》。这些社会工作发展相关的国家层面重要政策为医务社会工作的发展提供了有力的政策保障。

十几年来,随着国家社会工作和医务社会工作相关政策的频频推出,医务社会工作发展的政策基础逐渐建立,全国医务社会工作进入快速发展阶段。截至2019年底,全国共有32个省份(北京、天津、河北、山西、内蒙古、辽宁、吉林、黑龙江、上海、江苏、浙江、安徽、福建、江西、山东、河南、湖北、湖南、广东、广西、海南、重庆、四川、云南、陕西、青海、甘肃、宁夏、新疆、香港、澳门、台湾)已开展医务社会工作相关服务。这其中,我国改革开放前沿地的广东和上海,医务社会工作发展政府推动力度和规模最大、最具代表性,分别开创了我国大陆地区医务社会工作发展截然不同的两种模式。

此阶段特点是,政府层面以政策带动医务社会工作发展,国家及地方医务社会工作相关政策频频出台,医务社会工作在全国各地迎来了大发展契机。各地服务开展模式、内容等各具特点,但其发展速度和规模主要因政府推动力度大小不一而异,医务社会工作呈现本土化专业发展特点。

六、医务社会工作发展模式

目前,全国已有30多个省份开展医务社会工作服务,各地在服务开展模式、内容等方面因地制宜,根据各自实际探索适合自身实际的医务社工模式。其中,以广东和上海两地的发展模式最具代表性,全国各地也在学习借鉴两地发展经验的基础上,探索适合自身发展的模式。

(一)广东模式

广东,特别是深圳、东莞和佛山等地,从政府层面出台有关政策,借鉴香港经验,创建了由政府出资向社工机构购买服务,再由社工机构向医院派驻社工提供服务的医务社工发展广东模式,称为"第三方派驻"社工模式。

广东省正式成规模地发展医务社会工作始于2008年[①],深圳6家市属公

---

① 注:广东省最初开展医务社会工作始于20世纪90年代:1998年,汕头成立全国首家宁养服务机构——汕头宁养院,主要免费上门为贫困的晚期癌症患者及家属及其家属提供镇痛治疗、护理指导、心理辅导与哀伤支持等服务。此后,广东省各医院散发式地设立社工部或开展医务社工服务,但从政府层面大规模正式发展医务社会工作则始于2008年。

立医院通过政府购买服务方式配备了 8 名医务社工,揭开了广东以购买"第三方派驻"到医院开展医务社会工作服务为主流模式的帷幕。此后广州、东莞、佛山、中山等地也纷纷出台相关政策,并以购买"第三方派驻"的方式开启医务社会工作服务。

作为响应国家"建设宏大的社会工作人才队伍"战略部署,2007 年,广东省深圳市出台《关于加强社会工作专业人才队伍建设推进社会工作发展的意见》及七个配套文件(简称"1+7"文件),提出"一院一社工"的医务社会工作发展目标,开始从政府层面大规模推动包括医务社会工作在内的社会工作试点。"1+7"文件配套包括《社会工作专业岗位设置实施方案》,对含医务社会工作在内的社会工作专业岗位的设置、范围、类别、职责等进行了规定;《财政支持社会工作发展实施方案》确立了以"政府购买"为主要形式的社会工作公共财政支持机制等。"1+7"的配套文件为深圳全面推进医务社会工作奠定了重要的政策基础。2008 年,深圳市民政局和深圳市卫生计生委通过政府购买社会工作服务岗位(以下简称"岗位购买"),以第三方派驻服务的方式,为 6 家市属公立医院配备了 8 名医务社工,迈出了政府推动医务社会工作服务发展的第一步;2009 年,深圳市民政局将此经验逐步推广至深圳各行政区。随后几年,继"岗位购买"后,深圳又摸索出"项目开发"和"企业社会工作"购买两种模式:"项目开发"即针对医务服务领域不同服务群体开发社会工作服务项目,通过项目竞投方式撬动政府和社会资本获得项目运营经费,再通过配备项目社工的方式在相应领域提供医务社会工作服务;"企业社会工作"购买模式是指"政府资助一半、自行出资一半"的方式设置社会服务点,该模式是 2011 年起,在深圳市的部分民营医院主要提供医务社工服务的模式。这两种购买模式均撬动了更多社会资本投入医务社会工作服务领域,进一步提升了医务社会工作的社会化程度。2019 年,经过 11 年的大力发展,深圳已有医务社工 306 人,来自 24 家社工服务机构,覆盖全市 10 个行政区 49 家医疗机构。2020 年 11 月,深圳市政府发布《深圳市关于提升社会工作服务水平的若干措施》,对社会工作职业定位、社会工作服务供给方式、社会工作者职业薪酬体系、从业人员动态管理、社工服务监管体系等方面提出了一系列改革措施,是对 2007 年出台的"1+7"文件的全面优化调整,从更高的起点上进一步推进社会工作的职业化、专业化和规范化发展。

在广州市,2009 年,广东省第一荣军医院被确定为广东省民政厅直属单位第一批社会工作人才队伍建设试点单位和国家民政部全国第二批社会工作人才队伍建设试点单位,医院通过购买服务项目的方式开展康复训练协助及再就业等专业服务;2010 年,广东省第二荣军医院成为广东省民政厅第二批社会工作人才队伍试点单位,随后该院成立社工科;2013 年,广州市首个政府购买医务社工服务项目——在广州市红十字会医院运行,项目关注改善患者的心理压力、家庭关系、医患沟通、筹集治疗经费、社区再融入及功能康复等问题;2016 年,广东省第二人民医院开创先河以自筹经费方式引入医务社会工作服务,医务社工模式和服务成效得到广东省民政厅、国家民政部高度认可,成为唯一一个医务社会工作项目入选民政部中国社会工作十年重要会议的八个参观点之一;2020 年,广州市民政局将医务社工服务范围扩展至 4 所医院,至此,广州市共有十余家医疗机构通过购买服务或自聘社工开展医务社工服务。

在佛山市南海区,2011 年,由佛山市第一个政府购买的医务社工项目,是由南海区卫计局、桂城街道在南海区人民医院启动的"医路同行"社工服务,开启了佛山市南海区本土医务社会工作发展的序幕。2015 年,项目出版了南海地区首本服务资源手册。同时在 2014—2015 年期间,卫生计生委联同区内有关机构,经过一年咨询,发布全国首个地区医务社工服务标准,名为《佛山市南海区医务社会工作服务标准(试行)》;数年间,南海区逐渐铺开多个试点,在多家医院开展医务社工服务;截至 2020 年,全区共有 14 家公立医院购买并开展医务社工服务项目,覆盖 90% 的公立医院。

在东莞市,2010 年,东莞市参考深圳医务社会工作服务经验,由市民政局牵头卫生局,采用岗位购买的服务模式,在 8 家市直医疗单位开展医务社工服务;截至 2020 年,东莞市已有 14 家医疗单位通过购买岗位服务的方式开展医务社工服务。2021 年 3 月,东莞市出台社会工作系列文件,提高社工服务购买标准,加大社工岗位开发力度,进一步加快包括医务社工在内的社会工作专业化职业化发展进程。

(二)上海模式

上海,同样从政府层面出台有关政策,创建了要求医疗机构内部成立社工部,以医院职工的形式自聘医务社会工作者的上海模式,称为"自聘"社工模式。

上海正式重启医务社会工作服务是在 2000 年[①],上海市东方医院设立医务社会工作部。随后,包括上海交通大学医学院附属新华医院、上海儿童医学

---

① 　上海医务社会工作源起于 20 世纪 30 年代,广慈医院、仁济医院、中国红十字会总医院暨医学堂等医院成立社会工作部开展医务社会工作服务。后经 20 世纪 50 年代的院系调整,医务社会工作服务一度中止。

中心、上海市精神卫生中心、上海市徐汇区中心医院等相应成立社会工作部或设立社会工作岗位,探索开展医务社会工作服务。2006年,在国家层面,针对医务社会工作人才队伍进行调研。2009年,国家公布医务社会工作纳入国家医改体系的政策背景下,上海市卫生局协同各部门对本市医务社会工作及其人才队伍现状进行调研,由上海市民政局以内参形式向上海市人民政府递交报告,为上海市政府层面大力推动医务社会工作发展做了重要铺垫。2012年,上海市卫生局、民政局、教育局、人力资源和社会保障局联合发布《关于推进医务社会工作人才队伍建设的实施意见(试行)》,明确医务社会工作者的概念、服务内容和领域,并规定全市医疗机构应该设立社工岗位。该文件的发布标志着上海市正式从政府的层面强力推进医务社会工作发展,确保了医务社会工作在医疗系统开展服务的合法性。同年,该市将医务社会工作纳入医院评价体系。2012年,44家医疗机构开始社会工作试点,主要是采用原医院内医护人员转岗及聘用社会工作专业高校毕业生相结合的方式,在医疗机构设置医务社会工作岗位。2013年,试点扩大到103家医疗机构,覆盖17个区县。2014年,上海"加强医务社工和医院志愿者队伍建设,精心构建医改社会支持系统项目"入选全国十大医改新举措,标志着从国家层面肯定了上海的医务社会工作发展。截至2019年,上海市共有近300家医疗机构成立社工部,医务社工从业人数535人,其中专职医务社工156人。2020年,上海市医疗卫生系统"医苑新星"青年医学人才培养资助计划首次将医务社会工作人才纳入医学人才行列进行评选,标志着社会工作人才已逐渐被医学领域认可和融入。

值得指出的是,上文所述的不管是广东的"第三方派驻"社工模式还是上海的"自聘"社工模式,均只是介绍两地医务社工发展中最具代表性的主流模式,并不代表着其他模式在当地就不存在。其实,在广东,有越来越多的医院通过内设社工部并自聘医务社工的方式开展医务社会工作服务;而在上海,近年来也同样有越来越多的医院尝试通过购买服务的方式对现有的医务社会工作服务进行补充。各地在充分发挥本地医务社工服务模式优势的同时,也积极学习借鉴其他地区的成功经验,不约而同地走向了"购买服务＋内设自聘"相结合的混合型发展模式,逐渐形成本土化医务社会工作多元发展模式。

七、医务社会工作行业协会及标准发展情况

2010年,中国医院协会成立医院社会工作暨志愿服务工作委员会。截至

2019 年底,全国 17 个省份(北京、天津、山西、内蒙古、上海、江苏、安徽、江西、山东、河南、湖北、湖南、广东、广西、四川、云南、新疆)在中国医院协会下,设置地区性医务社会工作委员会。2014 年,中国社会工作教育协会医务社会工作专业委员会成立。2016 年,中国社会工作联合会医务社会工作专业委员会成立。目前,医务社会工作领域三大行业协会分别从不同维度共同推进专业发展。

在行业服务标准制定方面,2015 年 9 月,广东省佛山市南海区卫计局发布了全国首个医务社会工作服务标准《佛山市南海区医务社会工作服务标准(试行)》;2020 年 3 月,上海市市场监督管理局批准发布由上海市医学会医务社会工作学专科分会牵头编制的地方标准《医务社会工作基本服务规范》;2020 年 7 月,江苏省社会工作协会批准发布《三级综合医院医务社会工作服务指南》。2021 年 12 月,广东省深圳市民政局发布地方标准《医务社会工作服务指南》(DB4403/T 214—2021),并于 2022 年 1 月起实施。医务社会工作服务走向标准化、规范化、专业化服务阶段。

八、医务社会工作服务内容

目前,各地区提供的医务社会工作服务以医院社会工作服务为主,张一奇等总结了医务社会工作的六大功能和工作范围:一是协调患者心理、人际关系,包括因疾病引起的惶恐、失望、沮丧和与患者之间的排斥及接触障碍;二是协调就业与社会的关系,包括因疾病引起的工作能力障碍、就业障碍、经济困难、社会歧视等;三是提供心理支援,包括对患者及其家属的心理辅导、开展互助小组活动、开设热线电话等;四是提供医护康复服务,包括开设疾病常识讲座、家庭康复训练等;五是提供社会支援,包括介绍就业政策、经济援助政策、组建社区支援网络等;六是帮助协调医患关系。除医院社会工作服务外,大陆地区开展的医务社会工作服务还涵盖部分公共卫生领域的社会工作服务内容,如健康宣传和管理、社区保健、传染病的预防和控制等。

近年来,国家层面医疗卫生领域的重要政策紧锣密鼓式出台:2015 年,中共中央首次提出"推进健康中国建设";2016 年,《"健康中国 2030"规划纲要》发布;2017 年,党的十九大提出要提供全方位全周期健康服务;2018 年,发布《进一步改善医疗服务行动计划(2018—2020 年)》;2019 年,《国务院关于实施健康中国行动的意见》发布;2020 年,《中华人民共和国基本医疗卫生与健康促进法》发布。"大健康"概念正逐步走实,医疗卫生服务从一开始的"以疾病为中心"向"以人民健康为中心"转变。一方面,医务社会工作在健康服务领域中的地位越显重要；另一方面，医务社会工作的工作范围和内容也不断地调整，向概念更宽泛、服务领域更多元、服务范畴更宽广、服务周期更齐全的健康社会工作领域转变。新形势下，健康社会工作的服务内容包括：①提供健康保健预防服务；②参与社区医疗卫生防疫；③开展社区心理健康教育；④整合社区医疗健康资源；⑤开展医院社会工作服务；⑥协助病患出院康复工作；⑦联动志愿者开展公益服务；⑧融入医疗卫生体系建设。

第二节　新时期医务社会工作发展的影响因素

一、新时代中国特色社会主义思想与中国医务社会工作

当代中国医务社会工作经历了一个渐进发展、多元探索的过程。2012 年中共十八大之后，中国进入了中国特色社会主义的新时代。以习近平同志为核心的党中央，在关涉人民生命健康的医疗卫生领域，提出了许多新思想，如"健康中国"的理念、"大卫生、大健康"的理念、全方位全周期健康服务，将以治病为中心转化为以人民健康为中心等。这些新思想既成为医务社会工作发展的契机，也给医务社会工作的发展提出了许多新要求。

（一）"健康中国"推动医务社会工作领域的大拓展

早在 2014 年 12 月，习近平总书记在江苏镇江考察时就强调"没有全民健康，就没有全面小康"，要求推动城乡基本公共服务均等化，为群众提供安全有效方便价廉的公共卫生和基本医疗服务。2015 年 11 月，党的十八届五中全会通过的《中共中央关于制定国民经济和社会发展第十三个五年规划的建议》，明确提出了推进健康中国建设的任务。2016 年 8 月 19 日，习近平总书记在全国卫生与健康大会上就卫生健康事业发展发表重要讲话。要求各地区各部门充分认识推进健康中国建设的重要地位和作用，"树立大卫生、大健康的观念，把以治病为中心转变为以人民健康为中心"。中共十九大报告进一步指出，实施健康中国战略，要完善国民健康政策，为人民群众提供全方位全周期健康服务。党的十九届五中全会，以制定"十四五"规划为主要目的，进一步指出，深入实施健康中国行动，完善国民健康促进政策，织牢国家公共卫生防护网，为人民提供全方位全周期健康服务。可见，健康中国背景下，为人民群众提供全方位全周期健康服务，成为中国共产党的一项政治承诺。

健康中国战略要求医务社会工作大发展。北京大学的刘继同教授将提出"健康中国"策略的 2015 年称为"健康社会工作元年"。此前的医务社会工作,很大意义上是指的医院社会工作。医院社会工作主要是指在医院环境与处境中为有需要的人群提供专业化服务,这个概念强调医院环境,也是医务社会工作的狭义概念。而"健康中国"建设,标志着中国由医务社工战略升级为健康社会工作时代,标志着中国健康社会工作时代的来临。2016 年,中共中央、国务院印发的《"健康中国 2030"规划纲要》明确指出,"要坚持共建共享、全民健康,坚持政府主导,动员全社会参与,突出解决好妇女儿童、老年人、残疾人、流动人口、低收入人群等重点人群的健康问题",这实现了健康中国在关注人群方面的拓展。新时代要求是一种"大健康"的要求,要求推进以人为中心的"全人"发展,建立完善的医疗服务体系和公共卫生服务体系。这种"体系",要求将医疗卫生嵌入全生命周期,要求医疗资源"沉底",要求构建一支业务精、医德高、数量巨大的公共卫生工作队伍。作为职业性的参与者,显然不仅仅是传统的医生和护士就能构成的,它需要一个庞大而多元的职业群体。在这其中,医务社会工作必须成为重要的参与者,从而带来医务社会工作发展的春天,以其解决长期以来医务社会工作政府相关部门受重视度不够、相关法律法规政策缺乏、医务社会工作社会认同感不强、专业人才及教育缺失等问题。

健康中国战略的实施,要求推进医疗卫生服务的体制创新。通过改革创新,走中国特色的卫生与健康发展道路。发展医务社会工作是应有之意。习近平指出,"要坚持基本医疗卫生事业的公益性,不断完善制度、扩展服务、提高质量,让广大人民群众享有公平可及、系统连续的预防、治疗、康复、健康促进等健康服务"。习近平在 2016 年 8 月全国卫生与健康大会上的讲话指出,以普及健康生活、优化健康服务、完善健康保障、建设健康环境、发展健康产业为重点,加快推进健康中国建设。这里所提及的领域,都是医务社会工作可以发挥作用的重点领域。同样,新时期的医务社会工作也突破了以医院治疗为主的狭义含义,是一种具有公共健康卫生职业特征的社会工作。

(二)新时期的健康观成为医务社会工作发展的思想基础

2006 年之后,中国社会工作职业的大发展,是当代中国社会建设中最具创新意义的制度变迁之一。医务社会工作通过医院及公共卫生健康照顾体系,围绕疾病的诊断、治疗与康复过程,协助患者与家属解决与疾病有关的情绪问题、获取资源,从而使那些受到实际的或潜在的疾病、失能及伤害影响的服务对象、家庭和群体,维持、恢复和增强其社会功能。事实上,医务社会工作在和谐社会建设中已经发挥了重要的作用。医务社会工作者作为医师的助手,护士的伙伴,患者与家属的朋友,家庭的保护人,社区的组织者,其他医疗专业技术人员的合作者等,在构建良性医患关系,解决因医疗事故和其他原因引发的医患之间的医疗纠纷等方面发挥了重要作用,彰显了对人的关注。

2016年8月,习近平总书记在全国卫生与健康大会上深刻阐述了关于健康的时代内涵和核心要义,强调健康是促进人的全面发展的必然要求,是经济社会发展的基础条件,是民族昌盛和国家富强的重要标志,也是广大人民群众的共同追求。要求各地区各部门充分认识推进健康中国建设的重要地位和作用,"树立大卫生、大健康的观念,把以治病为中心转变为以人民健康为中心",党和政府在制定政策时要"把健康融入所有政策",实现健康"人民共建共享"。他强调要增进民生福祉,紧紧抓住人民最关心、最直接、最现实的利益问题。2020年新冠疫情发生后,习近平总书记更是提出"人民至上,生命至上",这些观点对推动医务社会工作的发展具有重要意义。

大健康内涵了全人社会理念,为医务社会工作的发展提供了思想指南。全人发展包括生理、心理和社会等方面。这其中的许多活动是狭义的医务人员难以充分和全过程进入的。医务社会工作,具有社会服务涉入程度深,范围广,时间长等特征,它既是关系到生育健康、妇幼保健、老年医疗保障等全生命周期的服务,也包括了医疗、预防医学、环境保护等公共卫生、和谐人际环境打造、优美自然社会环境设计在内的多领域服务。医务社会工作者不仅是直接的服务提供者,还是医疗卫生健康的教育者、宣传者、组织者、管理者、决策者、代言人、健康照护者、服务协调者、沟通交流者。在这整个服务过程中,医务社会工作遵循社会工作的专业伦理,尊重人的价值,维护人的尊严,满足人的健康需要,为处于健康风险和不利状况的弱势群体提供人性化的关怀,实现社会和个人结构的整体性平衡。

全人社会与新的健康话语,拓展了医务社会工作的内涵与境界。全人社会要求医务社会工作的大参与。要完成建立健全健康教育体系,提升全民健康素养,推动全民健身和全民健康深度融合等职能,显然不是政府或是单方面的医院所能实现的。健康包括身体无疾病和心理健康乃至社会生活的健康,体现了人类文明进程对健康的关注。从医疗、到身体健康预防、到公共卫生,这样一个包括了从健康、到疾病预防到卫生等公共领域的社会工作,内涵了生理疾病、心理疾病和健康社会等多个方面。医务社会工作发展,使新时代的全人社会建设有了温度,使整个医疗和公共卫生过程,在疾病预防控制、流行病监测预警、卫生风险评估、流行病学调查、个体检验检测、应急处置等职能实施的过程中,增加一个有效的功能承载者。

二、医疗体制改革与医务社会工作发展

中国的医疗体制改革始终与改革开放历程相伴随。但 20 世纪 90 年代开始的以市场化为导向的"旧医改"并不成功,导致了医院过度企业化、市场化,出现了看病难、看病贵、因病致贫、因病返贫等问题。基于此,2009 年,中国开始了"新医改"。中共中央、国务院通过了《关于深化医药卫生体制改革的意见》,提出了构建公共卫生服务体系、医疗服务体系、医疗保障体系、药品供应保障体系,完善医疗卫生管理体制、医疗机构运行机制、投入机制、价格形成机制、监管机制等,强调强化医院的法人治理结构,完善药品管理制度等新思路。随着经济的发展和人民生活水平的提高,群众对改善医药卫生服务将会有更高的要求。工业化、城镇化、人口老龄化、疾病谱变化和生态环境变化等,都给医药卫生工作带来一系列新的严峻挑战。

党的十九大报告中再次明确指出,深化医药卫生体制改革,全面建立中国特色基本医疗卫生制度、医疗保障制度和优质高效的医疗卫生服务体系,健全现代医院管理制度,加强基层医疗卫生服务体系和全科医生队伍建设。党的十九届五中全会关于"十四五"规划的建议也提出,改革建立稳定的公共卫生事业投入机制,加强人才队伍建设,改善疾病预防控制的基础条件,完善公共卫生服务项目,强化基层公共卫生体系。完善突发公共卫生事件监测预警处置机制,健全医疗救治、科技支撑、物资保障体系,提高应对突发公共卫生事件能力。坚持基本医疗卫生事业的公益属性,深化医药卫生体制改革,加快优质医疗资源扩容和区域均衡布局,加快建设分级诊疗体系,加强公立医院建设和管理考核等。

(一)医疗体制改革呼唤着医务社会工作的职业担当

深化医药卫生体制改革,是加快医药卫生事业发展的战略选择,是实现人民共享改革发展成果的重要途径,是广大人民群众的迫切愿望。这场"新医改"及其所推动的医疗机构发展,也将成为医务社会工作发展的契机。然而,每一种改革都是利益的调整,将导致各种矛盾的增多,特别是由于医疗改革尚未到位,医疗服务态度和医疗事故管理等问题、医患之间的纠纷和冲突常常发生。而医务社会工作以其特有的价值观、工作态度和工作方式,能够为患者提供社会心理服务,增加医患沟通,调解医患纠纷,对于缓解紧张的医患关

系、提高医疗服务质量有着重要的意义。因此,2009年中共中央、国务院《关于深化医药卫生体制改革的意见》中明确指出:"构建和谐的医患关系,完善医疗执业保险,开展医务社会工作,完善医疗纠纷处理机制,增进医患沟通。"这说明,国家已经充分注意到了医务社会工作在推进医疗体制改革方面的作用。

(二) 强化政府责任要求激活包括社会工作在内的医疗卫生服务资源

"新医改"改变了"旧医改"的过度市场化倾向,强调医疗的公益性和政府兜底责任。与市场化存在监管缺陷一样,过度的政府责任也存在问题,包括信息垄断导致监管盲区、社会信息不充分导致监管不足等。解决这些问题的关键方法就是充分发挥社会各类专业和技术性资源的作用。而作为政府和市场之外的补充者,医务社会工作者担当了这一角色。

医务社会工作者在医疗卫生领域,可以成为医疗卫生问题的发现者和相关社会行动的动员者、组织者和宣传者,成为医患关系的协调者,医疗弱势群体的增权者;在突发公共卫生事件中,可以成为行动的倡导者和资源的连接者。

深化医疗卫生体制改革,要求健全现代医院管理制度。但这种制度实现是一个渐进的过程,是一个经验积累和文化成长的过程。医院作为一个有着自身利益的法人主体,有时政府监管的力量难以企及。而当代中国社会的主要矛盾,已经从过去的人民日益增长的物质文化需要同落后的社会生产之间的矛盾,转化为现在的人民日益增长的美好生活需要和不平衡不充分的发展之间的矛盾。无疑,公共医疗卫生需要内涵人民对美好生活的期待,这种美好生活需求是深刻的,也是全面的,很大程度上体现对提升医疗服务质量、捍卫患者人格尊严的需求。医务社会工作对于弥补政府鞭长莫及的一些医政死角将发挥有效作用。

"新医改"要求基层卫生院和卫生站等承担一定的医疗卫生公共服务职能。国家以夯实基层为目的,在人员和经费等方面给予补足。为促进公共卫生职能的充分实现和服务提质,基层医疗卫生部门自发形成了行为激励机制,培养发展医疗社会工作队伍,以弥补政府管理的不足和服务质量方面的可能缺陷。在社区,社区卫生服务是社区建设的一个重要内容,也是当前国家医疗卫生体制改革的重点。从已有的实践来看,要满足社会公共卫生的需求,实现"新医改"方案中提出的"人人享有健康保健"的口号,需要有掌握社会学或社会工作知识的医务社会工作者和医疗卫生人员一起,协同工作,实施有效措施,保障社区人群的卫生与健康。要依靠社会工作者应用社会学以及社会工作的理论与方法,组织和动员社会力量预防常见病和突发病,同时重视对社区特殊人群的照料和社会支持。

(三) 医务社会工作成为医疗法人主体提高服务质量的补充

"新医改"有许多新要求,要建立和完善医院法人治理结构,明确所有者和管理者的责权,形成决策、执行、监督相互制衡,有责任、有激励、有约束、有竞争、有活力的机制。要实行管办分开,让医疗机构与行政部门脱钩。卫生行政部门成为全行业的监管者,实行属地化监管。公立医疗卫生机构全面建立新型法人治理结构。

医院法人治理结构要求其必须独立承担责任,独立有效地处理医患关系,实现有效沟通;要求其细化和完善医疗服务流程,做好预约服务、接诊服务、诊断及后续服务、医院宣传服务;要求做好住院患者的社会及心理状况的评估,做好住院患者、患者家属、医患的工作及出院跟进工作等,实现全过程管理。这些工作细化而琐碎,是医生和护士所难以完成的。因此,这一需求会增强医院推动医务社会工作发展的积极性,使其成为完善医疗服务的一种补充性手段,弥补医生、护士职能上的不足。

总之,医疗体制改革决定了我国医疗卫生服务的发展方向,从而也指导着我国医务社会工作的工作内容和工作方式。当前,医药卫生体制改革已进入深水区,到了啃硬骨头的攻坚期。因此,要着力推进基本医疗卫生制度建设,努力在分级诊疗制度、现代医院管理制度、全民医保制度、药品供应保障制度、综合监管制度等基本医疗卫生制度建设上取得突破。这些改革想要落到实处,就需要医务社会工作作为重要的服务嵌入者参与进来。

三、社会政策发展与医务社会工作

社会政策是政府及其他公共部门在特定时期,根据特定的价值要求,出台的针对社会诸多问题的制度设计与行动安排,它反映了人类经济社会发展和人类文明进步在文化和观念上的结果。当代中国社会发展经历了一个经济发展、制度发展和社会成长的过程。社会工作职业共同体的产生本身也体现了这一过程。当代中国在医疗和卫生健康领域的社会政策,成为医疗社会工作得以发展的基础。

(一) 当代医疗和公共卫生领域的社会政策取向

1. 健康观　世界卫生组织认为,"健康不仅是没有疾病或虚弱,而且是一种生理的、心理的和社会适应的完好状态"(WHO,1998)。这种健康观,改变了我们对"病"的理解。对患者的关照和守护过程,也不仅仅局限在医院阶段,更不是一个简单的物质性治疗过程,还要求关注精神、心理和社会的健康,从而使医务社会工作在医治过程中能够全过程、全领域地参与和介入成为可能。

此外,健康成为一种社会权利。联合国《经济、社会、文化权利国际公约》提出,人人有权享有能达到的身心健康的最高标准。换而言之,满足和实现这种社会权利,就成为政府的责任。而在政府能力有限的情况下,引入社会等因素以满足这一权利,就成为一种必要的手段。

2. 全生命过程的政府健康责任　现代的医疗卫生政策,强调政府通过优化和有效配置各种医疗卫生资源,预防疾病,促进、保护和恢复国民的健康。公共卫生服务贯穿了个体生命的全过程,如为城乡居民建立居民健康档案、开展健康教育、预防接种、传染病防治、儿童保健、孕产妇保健、老年人保健、糖尿病等慢性病管理、重性精神疾病管理等国家基本公共卫生服务。实施妇幼健康、中小学健康、老年健康促进行动,实施职业健康保护行动,从健康知识普及、合理膳食、全民健身、控烟、心理健康等方面综合施策,加强对心脑血管疾病、癌症、慢性呼吸系统疾病、糖尿病等慢性疾病防控,推动艾滋病、结核病、血吸虫病等重大传染病防治,持续推进对农村妇女住院的分娩补助,加强对适龄妇女宫颈癌、乳腺癌等的检查等。这种医疗责任的全过程,成为推动医务社会工作发展的又一动因。

3. 公共卫生责任的泛化　大健康时代强调全面的健康管理,如疾病监控,计划免疫,急慢性传染病预防与控制,职业病、地方病和寄生虫病防治等,要求加强大众健康教育,普及基本卫生知识和食品安全,推动民众养成健康的生活方式,促进健康行为;还要求加强对环境卫生的管理,如宣传、改善城乡居民生活,关注环境卫生、食品卫生、职业卫生、学校卫生;特别在新冠疫情过后,公共卫生管理的理性化和常态化,将要求医务社会工作对上述工作深度参与。

在社会建设和民生改善的关键时期,医疗卫生责任很大程度上体现为对一些特定人群的医疗卫生责任,包括妇幼保健、老年卫生保健、残疾人医疗康复,对低收入群体及其他一些特殊困难群体的医疗卫生照护,城市流动人口的防疫和卫生服务,针对精神病患者的卫生服务等。对这些特定人群的长期性、低偿性甚至是无偿性的工作,必须要激活社会性医疗服务资源的情怀和有效参与。

4. 全面的社会保障　《中华人民共和国社会保险法》规定了多种社会保障类型,如养老保险、医疗保险、工伤保险、生育保险等,这些保险涉及许多医疗服务的内容。就医疗而言,主要有城镇居民基本医疗保险、城镇职工基本医疗保险、大额医疗保险救助、新型农村合作医疗制度、城乡医疗救助,服务体系基本实现了"全民医保"的目标。但许多保险的权益实现涉及复杂的工作程序和过程,而对于很多困难群体,他们可能对法律和程序不熟悉。因此在医院服务难以顾及的情况下,医务社会工作群体将能够弥补这方面的工作需要。

(二)我国医疗社会政策发展与医务社会工作成长具有内在一致性

现代国家对公共医疗卫生保障有一些基本要求:

1. 保证公共卫生服务的供给   卫生医疗领域覆盖面广,牵涉因素多,仅仅靠国家能力难以实现,单纯靠市场机制也难以实现这种公共物品充分且高质的供应。因此,需要政府统筹,开展制度创新,发挥社会的功能,将医务社会工作的潜力激发出来。

2. 保障医疗服务的可及性,使国民都能够看得起病,享受基本的医疗卫生服务。市场化的医疗手段可能会推动医疗服务质量的提高,但也会导致医疗价格的上涨,一般老百姓难以企及,导致低收入阶层不能够获得基本的医疗卫生服务。医务社会工作能够在医疗卫生服务的普及性和全面性等方面发挥作用。

3. 扭正医疗卫生领域的过度市场化取向   公共卫生领域的许多工作是预防性的,是一种公共责任和集体行动,难以商业化。甚至由于医患之间的信息不对称,还可能出现侵害病患权利的情况。社会政策通过倡导公共医疗和卫生服务的公共产品性质,激活医疗卫生服务领域的各种资源,对提升医疗领域的社会文明将发挥作用。

正是基于这些要求,当代中国医疗社会政策与医务社会工作共同成长。

2009年,中共中央、国务院印发《关于深化医药卫生体制改革的意见》,确立了公共医疗卫生的公益性质,把基本医疗卫生服务作为公共产品向全民提供,还明确了基本卫生服务均等化的原则,里面也明确提出了要发展"医务社会工作"。2011年,中央组织部等十八部委联合发布了《关于加强社会工作专业人才队伍建设的意见》,要求将社会工作专业岗位纳入专业技术岗位管理范围。2012年,卫生部发布的《全国医疗卫生系统"三好一满意"活动督导检查工作方案》,将医务社会工作列入检查范围,要求逐步完善志愿服务的管理制度和工作机制,并探索建立适合中国国情的医院社会工作者制度。同年,上海发布《关于推进医务社会工作人才队伍建设的实施意见(试行)》,成为全国首个发展医务社会工作的地方政府政策。同年11月,卫生部医政司在西宁市举办全国"医院社会工作工作会议",医政司领导就如何在全国各地推进医院和医务社会工作做了全面部署,标志着医务社会工作已经成为深化医药卫生体制改革的重要举措。2015年,国家卫生计生委、国家中医药管理局下发《关于印发进一步改善医疗服务行动计划实施方案(2015—2017年)的通知》,加强医院社工和志愿者队伍专业化建设,逐步完善社工和志愿者服务。2018年,国家卫生计生委、国家中医药管理局下发的《关于印发进一步改善医疗服务行动计划(2018—2020年)的通知》,将医务社会工作作为一级考核指标,明确要求配备医务社会工作,设立医务社会工作岗位。由此可见,从2009年"新医改"方案提出开展医务社会工作,到2018年国家明确要求建立医务社工制度,医务社会工作发展在国家政策推动下逐步成为医院医疗的一部分。

第三节 新时期医务社会工作发展的经验启示

当代中国医务社会工作的发展,是构建现代医疗卫生保健制度的一部分,也是解决医患之间关系紧张的问题、构建和谐社会的迫切需要,还反映了从生物医学转变为社会医学的趋势,对培育现代健康理念、价值观念、生活方式与医疗健康文化,塑造现代医疗环境和服务体系有重要作用。中国场景下的医务社会工作制度、健康照顾服务体系与社会福利制度建设是个长期的过程,不同时期、不同环境和不同行动主体的行动逻辑有所不同,这反映了特定时空处境下国家、市场、社会三者之间的互动关系,反映了社会发展的阶段特征。

政府是医务社会工作发展的主要推手。政府出政策或购买服务是基本方式。从宏观层面讲,2009年,国家"新医改"方案中明确要求发展医务社会工作,成为医务社会工作发展的重要契机;2018年,国家卫生计生委和国家中医药局发布《进一步改善医疗服务行动计划(2018—2020)》,明确医务社会工作作为一级考核指标,成为医院的标准配置,进一步推动大陆医务社会工作的发展。可见,政府在政策、制度层面推动医务社会工作服务框架的建构,是中国医务社会工作发展的基本特征。

多元促进与合作是长期趋势。我国医务社会工作的发展离不开多方力量的支持。在医务社会工作发展过程中,政府部门、高等院校、社会组织等都参与到医务社会工作发展中并形成互动。政府部门尤其是卫健委、民政部等相关部门,为发展医务社会工作给予了大力支持。高等院校作为学术研究机构,与医院合作从研究的层面为医务社会工作发展提供理论支撑,推动了证据为本的医务社会工作实务开展。而社会工作机构通过购买服务的形式进入医疗卫生体系,成为医疗团队的一员,共同为患者家庭提供服务,为本土医务社会工作实务做出积极探索。此外,许多慈善基金会、公司企业也是医务社会工作发展的重要资源。这种多元互动的支持网络,将长期共同助力医务社会工作的良性发展。

———————————————— **本章小结** ————————————————

　　本章详细讲述了医务社会工作的发展过程、医务社会工作的理论探索、医务社工服务的基本步骤、各地医务社会工作发展情况、医务社会工作发展模式、医务社会工作行业协会及标准发展情况这几方面的内容。同时,阐述了在健康中国的大背景下,中国医务社工服务升级到健康社会工作时代。医务社会工作者对卫生健康过程的充分参与,对普及健康生活、优化健康服务、完善健康保障、建设健康环境、发展健康产业有重要价值。当代中国医疗体制改革决定了我国医疗卫生服务的发展方向,指导着我国医务社会工作的工作内容和工作方式。现代社会,健康成为一项社会权利,要满足和实现这种社会权利,国家、市场、社会这三者之间的良性互动,使医务社会工作的大发展成为可能。

(罗观翠　吴文湄　刘忠权)

参考文献

［1］罗观翠. 广东社会工作发展报告 (2014)[M]. 北京：社会科学文献出版社 , 2014: 1-17, 335-358.

［2］罗观翠 , 刘晓玲 . 广东社会工作发展报告 (2018)[M]. 北京：中国社会科学出版社 , 2018: 10-21, 329-332.

［3］AGNES KC LAW. Medical Social Work in Foshan, China's Social Welfare Revolution [M]. Jei Lei & Chak Kwan Chan. NY: Routledge, 2018.

［4］DEIRDRE HEENAN, DEREK BIRRELL. Hospital-based Social Work: Challenges at the Interface between Health and Social Care [J]. British Journal of Social Work, 2019, 49: 1741-1758.

［5］ M PRESTON-SHOOT, J MCKIMM. Exploring UK medical and social work students' legal literacy: comparisons, contrasts and implications [J]. Health and Social Care in the Community, 2013, 21 (3), 271-282.

［6］ 孟馥, 王彤. 医务社会工作与医院志愿者服务实用指南 [M]. 上海 : 文汇出版社 , 2011 : 10-11.

［7］ 季庆英. 医务社会工作手册 [M]. 北京 : 人民卫生出版社 , 2020: 12, 15.

［8］ 刘继同. 改革开放 30 年以来中国医务社会工作的历史回顾、现状和前瞻 [J]. 社会工作 , 2012 (4): 19-25.

［9］ 邓家栋. 中国协和医科大学校史 [M]. 北京 : 北京科学技术出版社 , 1987.

［10］ 柴双. 中国医务社会工作政策分析与建议——基于医务社会工作政策发展阶段的探讨 [J]. 中国社会工作 , 2019 (21): 4-6.

［11］ 张卓华 , 林莲英 , 陈晓微. 专业引领 , 协同发展——深圳医务社会工作 10 年本土实践 [J]. 中国社会工作 , 2017 (18): 20-23.

［12］ 柴双. 医务社会工作将成为医疗结构的"标配"——〈进一步改善医疗服务行动计划 (2018-2020 年) 考核指标 (医疗结构) 〉解读 [J]. 中国社会工作 , 2018 (34): 4-6.

［13］ 方秉华 , 赵阳 , 代文瑶.《进一步改善医疗服务行动计划》的医务社会工作解读 [J]. 中国社会工作 , 2017, 18 (306): 6-9.

［14］ 张一奇 , 陈朵多 , 赵桂绒. 我国本土医务社会工作实务模式比较 [J]. 中国社会工作 , 2018 (34): 13-19.

［15］ 卫生部人事司. 中国医院社会工作制度建设现状与政策开发研究报告 (摘要) [J]. 中国医院管理 , 2007, 27 (11): 1-3.

［16］ 王杰 , 缪冬敏 , 张梅 , 等. 重塑组织边界 : 深圳医务社会工作的经验与反思 [J]. 中国医院管理 , 2018, 38 (2): 72-74.

［17］ 王思斌. 社会工作概论 [M]. 北京 : 高等教育出版社 , 2014.

第二章
医务社会工作基础

2

本章导读：

　　本章主要讲述医务社会工作的基础，主要从医务社会工作者的工作范畴、医务社会工作者的伦理价值与角色、医务社会工作者任职基础与要求、服务人群的需求与特性分析、医疗机构的需求与特性几方面进行阐述。

　　医务社会工作可分为两部分。一个是传统的医务社会工作，一个是扩展性的公共卫生社会工作。

　　医务社会工作者伦理以患者的最大利益为行为准则、尊重和接纳患者、注重个体化、保护患者的隐私、协助患者发展。

　　医务社会工作者的工作角色包括医生的助手、护士的伙伴、患者和家属的朋友、家庭的保护人、社区的组织者、慢性疾病管理者和健康促进者等。

　　医务社会工作者是典型的复合型人才，需要掌握社会学、心理学、社会工作、社会医学、医学社会学等知识。为患者提供心理疏导、社会支持、人文关怀以及健康指导。

　　医务社会工作顺应医学模式转型，减轻医疗机构诊疗压力，促进生命关怀并构建和谐医患关系，提升医疗服务质量和保障医护人员职业效能感。

第一节 医务社会工作范畴

医务社会工作有狭义及广义之分。狭义上指的是在医疗机构中围绕疾病的诊断、治疗与康复所展开的社会工作专业服务。广义上的社会工作除了狭义医务社会工作之外还强调利用社区与社会的资源,推进医疗保健与社会福利整合,促进对疾病的预防,保护公众健康等公共卫生活动。传统的医务社会工作是狭义的,现在已经向广义发展。这体现了医务社会工作从内部到外部,从医疗到卫生逐渐延展的过程。基于这一考虑,我们将医务社会工作的工作范畴分为两部分。一个是传统的医务社会工作,一个是扩展性的公共卫生社会工作。前者可以分为院内与院外,强调治疗与康复;后者则立足于健康与预防。

一、医务社会工作

医务社会工作者致力于患者及其家庭成员的心理与健康等社会影响因素的预防和治疗,为患者提供超越医院的延伸性和连续性健康照顾,使患者获得全面的综合性服务。除提供直接临床服务、连续性服务和参与患者管理之外,还通过疾病预防、健康风险因素预防、医疗事故和医疗纠纷预防等,服务于患者的健康促进。以治疗为目的的医务社会工作包括两个领域,即医院内和医院外,虽然二者都是以治疗为目的,但介入的方式和内容则有所不同。

(一) 传统医务社会工作

医务社会工作者在医院中的工作内容一般包括:

1. 入院阶段

(1)多方搜集资料,获取与患者疾病相关的各种医疗信息,并将其反馈给医护人员以及时调整医疗手段,并确定社工可帮助之处;

(2)对患者进行心理社会评估和干预,疏导患者和家属的情绪。帮助患者申请公共援助如医疗保险、社会捐助、医疗赔偿等;

(3)安抚患者,协助患者及其家属在行为、态度、情绪和环境方面进行改变;

(4)与患者建立深切的互信关系。通过会谈技术使治疗者放松,传递对患者的兴趣,显示宽容和接纳的态度,设计友好、人性化、安全的治疗氛围;

（5）与医护人员讨论病情，了解要帮助的患者之病情、治疗情形、治疗计划。致力于改善医患关系，配合医院治疗，减少医疗纠纷。

2. 在院治疗阶段

（1）评估病患情况，了解其社会和心理的需要；

（2）促进医患之间的沟通，在医患之间建立起关于治疗的工作联盟；

（3）为其家人提供情感支持，疏导和管理焦虑的情绪；

（4）根据患者个案情况，评估社工可帮助患者之处并制订工作计划。在此基础上提供服务，落实计划，实现目标；

（5）收集患者及其家人对医院的建议，改进医疗服务；

（6）以调解者身份处理医患矛盾，搭建医患之间沟通的桥梁；

（7）做好临床危机干预，帮助处于危机状态中的案主克服危机并降低危机消极影响，帮助克服因创伤而引起的精神痛苦；

（8）对患者及其家庭需要与问题诊断。提出解决问题的计划，包括高危人群的筛选，社会评估和社会心理评估；

（9）为患者与社会架起桥梁，寻求更多社会资源，协助患者回归社会。

3. 出院阶段

（1）为患者制订出院及康复计划。对患者康复情况做鉴定和评估。在对其适用性、方案、服务质量等的评估完成后，为患者及其家人提供不同的疗养方案，以供他们选择；

（2）与社区的有关机构及相关的长期疗养中心取得联系，促进案主稳定情绪，以便更好地进入状态，并且为弥补计划中可能出现的漏洞作准备；

（3）对其家属进行健康教育，理解病患及其需要。

4. 在总体意义上，社工在医院治疗阶段的主要任务是：

（1）提供心理辅导和情绪支持，协助患者及其家属疏导患病和医疗过程中的各种心理及情绪问题；

（2）引导和辅助患者及其家属合理利用各种医疗设施，帮助分析治疗情景，利弊选择，避免盲目性；

（3）协调患者及其他家属之间的关系，使患者获得来自家庭的情感支持；

（4）提供入院、转院、出院的计划，协调安排并提供其他具体服务；

（5）积极调动各种资源，如获取福利资源、卫生资源，使患者在生理康复的同时获得社会康复；

（6）开展与疾病问题相关的调查、研究和评估工作，其结果有助于进行下一步更有针对的治疗；

(7)政策倡导。促使医院内部对患者服务的政策、措施、服务程序的改善和医院外相关组织的改善,以符合患者和家属的利益;

(8)咨询协调。与医院内的或社区机构的员工联系,获取患者及其家属如何预防疾病、照顾患者的心理功能等资讯。

（二）院外治疗与康复性社会工作

1. 康复介入

(1)帮助服务对象理清思路,将问题与目标按轻重缓急排序,确定解决问题的顺序;

(2)与服务对象探讨解决问题的方法、途径和程序,需要的资源与帮助;

(3)理清服务对象及家庭的支持系统,挖掘并明确可利用的资源;

(4)制订介入计划;

(5)与服务对象或其家庭订立合约,明确在介入过程需要承担的责任和义务。

2. 慢性病治疗中的社工职能

(1)评估患者心理社会问题;

(2)制订照顾服务计划;

(3)增强与激发患者自我照顾能力;

(4)鼓励患者学习自我照顾技巧;

(5)改善患者生活环境;

(6)减少患者在适应过程中的障碍;

(7)给予患者家属情绪辅导和支持;

(8)教导他们照顾的技巧;

(9)协调家庭成员的关系;

(10)动员、利用与整合社区、福利与医疗资源;

(11)招募、训练与管理志愿工作者及各种服务人员;

(12)追踪与评估长期照顾服务。

3. 残疾人康复中的社工职能

(1)协助康复医师开展需要评估、正确地诊断以及有效地进行康复训练,以维持残疾人康复后的健康状况和自我照顾能力;

(2)帮助服务对象进行资源整合,寻找有利资源;

(3)使残疾人起居方便,并享受适合的公共设施服务;

(4)针对服务对象家庭进行专业辅导;

(5)提供个案、小组或社区的专业性服务,解决残疾人社会适应问题,满足残疾人社会福利需要；

(6)促进残疾人参与社会政治生活,保障其政治权利。

4. 家庭医疗的社会工作内容

(1)连接家庭和社区卫生服务；

(2)寻求社会资源,减轻家属压力；

(3)提供咨询治疗；

(4)开展转介工作；

(5)鼓励患者与他人建立积极互动的关系；

(6)鼓励患者参与团体活动。

5. 精神病防治中的社会工作内容

(1)纠正社会偏见:广泛宣传精神病学知识,形成正确对待精神病患者的社会风尚；

(2)提供社会支持:协助家庭和社会与患者建立新的关系,鼓励患者参加社会活动；

(3)提供法律保护:对精神病患者出现犯罪行为,积极给予治疗；

(4)提供社会治疗和社会保护:协助为患者提供先进的治疗设施、良好的治疗环境；

(5)建立健全社区精神疾病防治网,建立社会、家庭调解的知识体系；

(6)协助精神疾病专业人士做好服务对象的后续治疗；

(7)在服务对象出院回归社会的初期,介入服务对象的生活,帮助他适应新环境；

(8)呼吁社会关注精神疾病患者群体,消除社会对精神疾病患者的歧视。

二、卫生社会工作

1. 在健康促进和公共卫生方面

(1)推动健康需要评估；

(2)推动疾病预防和初级卫生保健；

(3)组织开展计划生育与生殖健康保护；

(4)组织志愿服务广泛开展社区健康教育,普及健康文明的生活方式；

(5)卫生保健宣传；

(6)制订与实施公共卫生教育训练计划；

(7)开展社区卫生服务。

2. 在传染病防治方面

(1)协助做好传染性疾病的预防和控制；

(2)协助管理传染源，对隔离人员进行心理疏导；

(3)切断传播途径，倡导健康生活方式；

(4)保护易感人群，协助进行预防接种。

3. 在促进环境卫生改进方面

(1)推动健康城市和健康村镇建设。宣传农村改厕，城乡环境卫生整治；

(2)协助开展环境健康危害因素监测。城乡饮用水卫生监测，农村环境卫生监测，公共场所健康危害因素监测，空气污染等；

(3)宣传全民健康生活方式。减少烟草危害行动，推广减盐、减油、减糖、健康体重、健康口腔、健康骨骼等专项行动；

(4)积极宣传健康教育。开展健康素养促进行动，健康中国行活动，健康家庭行动；

(5)开展学生健康危害因素监测、常见病防治和心理健康教育等活动。

4. 社区健康服务方面社会工作方面

(1)介入社区内公共卫生服务的提供、评估等；

(2)建立、发展、改进和维护社区健康信息系统；

(3)协助社区医院全科医生和护士从事基本医疗服务；

(4)发现、培养、扶持和训练社区健康活动志愿积极分子。

第二节　医务社会工作者的伦理价值与角色

医务社会工作服务既是现代医疗体系中一个重要的组成部分，也是衡量、检验和评价医疗服务质量与现代化程度不可缺少的重要指标。它着眼于为患者及其家属提供全方位的人性化服务，如在医疗过程中为患者提供心理援助、处理情绪问题、解决患者和家属的心理问题、解决患者和家属社会交往障碍、提升患者的自助能力、帮助患者寻求获取社会资源、安排患者的康复计划、提供患者出院转院服务等工作，它以专业性、多样化的服务在医疗服务领域发挥着越来越大的作用。大力发展医务社会工作是医学模式的转变和卫生服务的改变的需要，是我国医疗卫生制度改革的需要，是现代医患关系发展的需要，是社区医疗卫生建设的需要。

一、医务社会工作者的伦理价值

伦理是指在处理人与人、人与社会相互关系时应遵循的道理和准则。职业伦理是社会伦理学的视角下的职业活动伦理关系及其调节原则。

（一）社会工作者的伦理

2012年12月，民政部颁发的《社会工作者职业道德指引》对社会工作者提出了伦理要求，主要有：

1. 尊重服务对象，全心全意服务；
2. 信任支持同事，促进共同成长；
3. 践行专业使命，促进机构发展；
4. 提升专业能力，维护专业形象；
5. 勇担社会责任，增进社会福祉。

（二）医务工作者的伦理

医学是最早职业化、专门化的学科之一。公元前5世纪，希波拉克底就阐述了医生的职业道德要求，医学生入学都要求进行"希波拉克底誓言"宣誓。国际社会普遍认可的医务工作者伦理原则主要有：尊重、自主、不伤害、公正等。1992年10月，卫生部颁发的《医务人员医德规范及实施办法》中要求医务工作者切实做到：

1. 救死扶伤，实行社会主义的人道主义；
2. 尊重患者的人格和权利，一视同仁对待患者；
3. 文明礼貌举止，同情、关心、体贴患者；
4. 廉洁奉公，不以医谋私；
5. 不泄露患者的隐私；
6. 团结协作，互学互尊；
7. 严谨求学，精益求精。

（三）医务社会工作者的伦理

医务社会工作者既要遵守社会工作者的伦理要求，也要遵守医务工作者的伦理要求。概括起来主要有：

1. 以患者的最大利益为行为准则 为患者提供服务时充分考虑患者的需要，保障患者获得优质的社会服务。

2. 尊重和接纳患者 对患者一致同仁，不因患者的年龄、性别、职业、社会地位和财富等而区别对待。尊重患者的文化背景、习俗习惯，接纳患者的言行。尊重患者的自主权、知情权、同意权。

3. 注重个体化　根据患者的实际需要,结合患者的现实处境和资源状况,提供有针对性的个体化处置措施,保障提供的服务的适用性和有效性。

4. 保护患者的隐私　不泄露患者的秘密。

5. 协助患者发展　协助患者分析问题、处理问题,通过社会服务发展患者的自助能力。

6. 提升专业能力　不断更新知识,提高业务能力,提高社会服务功能。

二、医务社会工作者的角色

开展医务社会工作服务的医院常规会设置医务社会工作办公室或医务社会工作部,医务社会工作部可以是医院的一个独立行政部门。医务社会工作者在开展工作时,既要围绕医院的工作开展"以人为本"的医疗服务,创立医院服务新观念,力争成为医院精神文明建设的主体;又必须站在患者的立场,为患者全方位地提供寻求、获取社会资源在内的各项必要服务,如社区服务、义工服务、病友互助小组、个案工作等。医务社会工作的内容比较繁杂,包括建立和维护社区卫生服务中心以及乡镇卫生院的关系,社区康复宣教、配合医生进行义诊和疾病筛查、对入院患者进行就医引导、走访新住院患者、协调患者遇到的服务问题、协调医疗纠纷、维护医患关系、出院患者电话回访、建立居民健康档案、志愿者的日常管理等。

医务社工在提供服务时,一般充当以下角色:

1. 医生的助手　医务社会工作者协助医生收集患者的资料、做好患者的情绪安抚、社会资源的联结等工作,充当医院的协助者,患者和医院之间的桥梁。同时帮助患者了解医院的医疗资源和得到更多有关诊疗的信息,如专业特色、治疗项目等,以节约患者的就医时间和提高诊疗的效果。

2. 护士的伙伴　医务社会工作者通过联谊会、座谈会等形式,让护士了解社会工作的价值、知识和方法、了解更多的人文社会知识,能换位思考患者的困难,更好地为患者服务,增加患者的满意度,缓和医患矛盾和冲突。

3. 患者和家属的朋友　家属是患者的支持资源,医务社会工作者对于患者家属扮演着"诊断者"的角色,评估家属的照顾能力、应对危机的策略及社会支持网络。同时也是家属的咨询者、教育者、协助者,为家属提供咨询服务,协助家属克服不良情绪,教导家属处理危机的方法,教会家属照顾患者的技能;为患者解决因疾病而引发的与家人之间的紧张关系或交往困难,协调家庭问题。

4. 家庭的保护人　医务社会工作者充当患者的"资源联系人"的角色,

为解决患者的困扰,要联系并整合社会资源,帮助患者与其家属寻求、获取合理必要的社会资源,包括社会支助,也可以为患者推荐、安排出院后的康复机构或进一步深入治疗的方向,发挥中介作用。

5. 社区的组织者　医务社会工作者的服务对象不仅有患者,还有患者家属、亚健康人群、健康人群和医务工作者。他们要评估服务对象,并找出其存在的问题,为他们制订计划并实施服务,评价服务效果,担任服务对象的"治疗师"。其往往充当患者的"代言人",反映患者的心声,呼吁医院、社会和政府关注患者的合理诉求和需要。扮演"倡导者"和"政策影响人",推动法规政策向有利于患者的方向改革。同时,扮演"研究者"的角色,分析患者的共性问题,提炼工作经验,构建实务模式。还需要充当"管理者"的角色,参与医务社会工作者的培训、招聘、督导等工作。为患者解决因疾病引起的自我能力下降、社会交往障碍,提升患者的社会融入能力。

6. 慢性疾病管理者和健康促进者　医务社会工作者对慢性病管理对象的慢性病管理行为直接指向和其行为改变均起到重要的作用。医务社会工作者为社区居民建立各种形式的健康档案,干预慢性患者和高危人群的合理膳食、行为习惯、健康心理等,使其具备正确的慢性病管理理念、知识、技能。

7. 其他专业技术人员的专业合作者　医务社会工作者可以为医院其他专业技术人员提供帮助,如对各类检查患者,实施检查前的准备、检查中的配合、检查后的注意事项等知识的讲解,让检查能快速、准确地完成。

总而言之,医务社会工作者是医学团队不可或缺的重要角色,在推动医疗卫生体制改革和调节医患关系、缓和医患矛盾、促进社会和谐稳定等方面起重要的作用。

第三节　医务社会工作者的任职基础与要求

一、医务社会工作者的任职基础

在西方和我国港、台地区,医务社会工作者一般从正规大学的社会工作系毕业,持至少大专以上文凭。香港还必须经专业资格认证和注册才能开展工作。医务社会工作是一个专业,必须由具备专业知识和技能的专业人士去开展工作。同时,医务社会工作者的服务对象是人,需要掌握社会学、心理学、社会工作、社会医学、医学社会学等相关的知识，成为典型的复合型人才。

（一）社会工作专业知识

社会工作有多种工作方式，如个案工作、小组工作和社区工作等。社会工作的知识主要包括四个领域：社会工作实务、社会研究方法、社会福利政策和人类行为与社会环境。

1. 社会工作实务是社会工作者在长期的助人服务中总结出来的，它涉及专业价值观、职业伦理、实务工作技巧和干预模式。掌握的实务知识越全面，越能胜任岗位的要求。

2. 社会研究方法是以从研究和实践评估中获取的一套以证据为本的系统知识为基础，但包括那些特定情境中的本土化的知识，它可以为社会工作者在实践中搜集和分析资料提供指导。

3. 社会福利政策是指在现有的社会福利制度框架内进行资源联结和输送，是社会工作者开展助人工作的基础。

4. 人类行为与社会环境是研究生物、心理、环境和社会因素对人类行为和发展的科学理论，可以帮助社会工作者更深入地了解人和社会的关系。

（二）医学专业知识

医务社会工作的对象包括健康人群、亚健康人群、患病人群。为他们提供医疗保健相关的服务，要求医务社会工作者掌握医学知识、熟悉医疗程序和相关政策。

1. 医学知识　掌握医学基础知识，如解剖学、生理学、病理学、微生物免疫学、药理学等学科知识，可以解答服务对象关于疾病生理病理学、发病原因和发病机制、发生发展等的提问。掌握内科学、外科学、妇产科学、儿科学、传染病学、老年医学等的常见疾病的临床表现、治疗原则和康复预后等知识，可以解答服务对象关于治疗方法、预后等的提问。

2. 医疗程序　有关医疗机构的知识是医务社会工作者必须熟悉的，如医疗机构的部门设置、设备设施、工作流程、管理制度等。医务社会工作者需要知晓医院有哪些部门，各有什么职能；医院科室的分布和就诊流程；医疗设备的特点和分布区域等。

3. 相关政策　医务社会工作者除了要为患者及其家属提供功能评估、情绪疏导、疾病知识等，还要为他们提供各类信息咨询服务。所以医务社会工作者需掌握现行的卫生政策、法律法规和服务资源等，为服务对象提供政策依据、办事流程等。

二、医务社会工作者的任职要求

医务社会工作是现代卫生事业的重要组成部分。随着健康观念的转变,医务社会工作的工作范围不断扩大,服务内容不断扩展。医务社会工作的工作领域主要包括医疗服务和非医疗的照护,不仅要为患者提供服务,还要为患者的家属及社会人员提供服务;不仅要关注个体问题的解决,还要关注疾病预防工作和社会卫生事业的发展。由于工作内容广泛,对其任职时的能力要求也较高。主要有:

1. 具有评估和诊断,制订计划并实施和评价干预效果的能力。要具有综合评估的能力,能合理运用家庭图谱、生态系统图绘、社会历史报告、社会支持网络等搜集评估对象的信息。具有对搜集的信息进行梳理分析,找出问题,并进行归纳和排序。具有根据存在的问题制订干预计划,并实施干预的能力。具有对服务过程、效率、效果进行判断、总结和评价的能力,并具有能完成结案报告的能力。

2. 具有良好的沟通能力和介入危机的能力。要具有运用多种沟通手段和技巧,如能倾听服务对象的诉求,并表达鼓励的能力;能妥善运用引领、回应、影响等会谈技巧,了解服务对象真实需要的能力。具有介入危机的能力,危机介入能力指对危机源的判断、对危机事件后果的预测、对危机介入方法和策略的选择等能力。如:服务对象可能因绝症、重症等出现不配合治疗甚至自杀的行为,如突发的公共卫生事件引发民众恐慌时,要能够及时安抚服务对象并妥善处理,防止意外的发生。

3. 具有良好的为服务对象提供各类援助的能力和完善的管理能力。要具有能调节患者和家属因疾病引起的恐慌、绝望等负性情绪的能力,促进患者和家属正确的面对疾病并配合治疗。要具有为医疗费用来源有困难的患者申请公共援助的能力,保证患者的治疗能顺利进行。要具有为临终患者提供临终关怀的能力,让临终者能够不留有遗憾离开人世。要具有整合服务资源、管理志愿者、培训新进社会工作者等的能力,能够协调各部门的关系。

第四节　服务人群的需求与特性分析

目前,我国社会经济快速发展,医学模式转变,人们对健康的需求增加,现有的医疗服务已不能满足患者在生理、心理、社会等方面的需求,患者和医护人员之间产生医患矛盾,医患关系紧张,医疗纠纷常有发生。医院在治疗患者躯体疾病的同时,愈来愈不能忽视患者的社会心理问题,包括:因疾病引起的恐惧、失望、沮丧等不良情绪、患者与社会的交往能力的下降、个人能力的下降等,医务社会工作着重解决此类问题。如今人们面临不同程度经济压力和越来越多的社会健康问题,冲击着患者们的身心健康和社会关系,患者对医务社会工作者的需求日益凸显。

医务社会工作者主要为患者提供心理疏导、社会支持、人文关怀以及健康指导,以缓解医患矛盾,减少医疗纠纷,力求能为患者提供多方面服务,提高生命质量。作为医患之间的"摆渡人",医务社工的服务对象有着不同层次的需求和特性。

一、重点疾病患者

在社会工作者医疗服务领域,要重点关注部分人群需要,这其中包括慢性病患者、癌症患者、精神障碍患者等。

(一)癌症患者

近年来,肿瘤发病人数在逐年上升,2020 年全球有 1 929.28 万新增癌症病例,发病率 247.5/10 万,世界标准人口标化发病率 201.0/10 万,肿瘤患者患病期间的状态和需求特点也受到社会各界的日益关注。恶性肿瘤称之为"癌症",癌症是 100 多种相关疾病的统称。当身体内细胞发生突变后,它会不断地分裂,不受身体控制,最后形成癌症。心理上,许多肿瘤患者往往因为心理恐惧,容易出现心理应激创伤,否认接受现实,拒绝配合医生诊治,甚至产生轻生念头,或者无法承担高额的医疗费用而拒绝治疗,因而错失了治疗的最佳时机。生理上,肿瘤疾病是危及生命的复杂疾病,过程伴有难忍疼痛和身体剧烈反应,无论是手术、放疗、化疗等手段,都会给患者带来一定痛苦和创伤。因此,肿瘤患者及其家属在医院就诊治疗和陪护期间,医务社会工作者可以给予肿瘤患者心理、社会和生理各方面的帮助,延长患者的生存时间。

(二)慢性病患者

慢性病全称是慢性非传染性疾病,不是特指某种疾病,而是对一类起病隐匿,病程长且病情迁延不愈,缺乏确切的传染性生物病因证据,病因复杂,且有些尚未完全被确认的疾病的概括性总称。常见的慢性病主要有心脑血管疾病、糖尿病、慢性呼吸系统疾病,肾病终末期等,其中心脑血管疾病包含高血压、脑卒中和冠心病等。随着我国经济社会发展和卫生健康服务水平的不断提高,居民人均预期寿命不断增长,随着慢性病患者生存期的不断延长,以及人口老龄化、城镇化、工业化进程加快和行为危险因素流行对慢性病发病的影响,我国慢性病患者基数仍将不断扩大。

据《中国居民营养与慢性病状况报告(2020 年)》及相关数据显示,我国慢性病死亡的比例在持续增加。2019 年我国因慢性病导致的死亡占总死亡88.5%,其中心脑血管病、癌症、慢性呼吸系统疾病死亡比例为 80.7%,防控工作仍面临巨大的挑战。慢性疾病患者需要长期服药,定期复诊,情绪上大受打击,容易低落,给家庭也蒙上一层阴影,严重影响了患者的生活质量。从慢性疾病的诊疗规范上,开展针对慢性病的医务社会工作者助力治疗的工作势在必行。医务社会工作者配合医生的治疗,帮助患者及家庭寻找资源,加强社会人际支持,帮助患者尽快康复,重返正常的社会生活。

(三) 精神障碍患者

精神疾病问题越来越受到重视,精神卫生服务结构体系的转型为精神康复的社会工作发展提供了机遇和挑战。精神障碍是以临床显著的个体认知、情感调节或行为紊乱为特征的一种综合征。常与社会、工作或其他重要活动中的重大困扰或功能损害相关。不能正常地学习、工作、生活,动作行为,难以被一般人理解。致病因素有多方面:先天遗传、个性特征及体质因素、器质因素、社会环境因素等。以神经发育障碍为例,神经发育障碍是一组在发育阶段起病的疾病。这些障碍一般出现在发育早期,常常在学龄前,并以引起个体社交、学习或职业功能损害的发育缺陷为特征。发育缺陷的范围不同,从非常特定的学习或执行功能控制的局限到社会技能或智力的全面损害。神经发育障碍通常共同出现,例如,有孤独症(自闭症)谱系障碍的个体经常有智力障碍(智力发育障碍),而许多患有注意力缺陷、多动障碍的儿童也可能有特定学习障碍。

精神障碍患者是指各种有害因素所致的大脑功能紊乱,临床表现为精神活动异常的人。具体表现为感知觉、思维、注意、记忆、情感、行为和意志智能以及意识等方面不同程度的障碍。由于心理活动障碍,患者歪曲地反映客观现实,丧失社会适应能力,或伤害自身和扰乱社会秩序者总称为精神障碍患者。许多精神障碍患者有妄想、幻觉、错觉、情感障碍,缺乏自知力,不主动寻求医生的帮助。医务社会工作者引入精神障碍患者的康复服务中已被患者所接受,将医务社会工作者参与到精神病患者的康复护理中,能够有效缓解患者的精神症状,提高患者生活质量,恢复患者社会功能,具有很高的应用价值。

二、重点人群

(一) 孕产妇

孕妇是人类社会的一个身份,她们有共同的心理、生理特征,以及消费需要。孕妇怀孕期是需要加强营养的特殊生理时期,因为胎儿生长发育所需的所有营养素均来自母体,孕妇本身需要为分娩和分泌乳汁储备营养素,营养过剩的孕妇越来越多。如果营养补充过多,缺失 HICIBI 孕产期降脂平衡,体重增长过快,容易引发妊娠糖尿病、妊娠期高血压、早产和难产等孕期并发症,所以,保证孕妇孕期营养状况维持正常对于妊娠过程及胎儿、婴儿的发育,均有很重要的作用。

妊娠对女性而言是一个较大的生活事件,在妊娠和分娩过程中心理、生理等层面都会产生强烈的应激反应,生理上由于妊娠的原因会出现呕吐、肥胖、水肿、失眠、厌食、行动不便以及伴有妊娠并发症等症状,心理上孕产妇容易出现心情低落、烦躁不安、悲观消极等情况。这些负性情绪会直接影响孕产妇的身心健康,孕产妇在妊娠期间若长时间伴有抑郁等负性情绪则很容易引起内分泌以及神经功能的紊乱,极大增加了难产及产后并发症的概率,危及母婴安全。另外多数孕妇缺乏对孕产和母婴照顾的知识技能,并没有得到系统良好的培训。对孕期存在抑郁情绪的孕妇开展医务社会工作的介入服务,能有效阻断孕期抑郁情绪的恶化,预防产后抑郁及产后并发症的发生。

(二) 儿童

儿童作为特殊年龄段群体,其心理 - 社会需求有着区别于成人的特质。作为弱势群体,儿童有爱和安全的需求、探索认知的需求、交往需求、亲子依恋的需求、住院患儿有对住院的恐惧心理、流动儿童困境等需求。以儿童切实需求为导向,服务于政府关爱儿童的相关政策要求,整合专业性医务社工实务是当下儿童医务社工介入的出发点。目前我国医务社工对儿童患儿的介入研究主要在白血病、少儿癌症等方面,存在很多不足。儿童时期受到疾病困扰而导致的儿童心理问题与情感需求,如若不及时正向积极引导,会给儿童心理成长带来很大的负面影响,儿童的家庭也会因为孩童的病情产生心理的巨大压力,导致亲子关系不和谐、家庭矛盾激增等问题。医务社工的介入希望帮助患儿可以在整个心理调适阶段都能良好地适应其罹患疾病的事实,并且通过一种适合他们的态度、行为的方式来应对他们所处的境遇。患儿父母也能够从最开始的焦虑、哀伤、怀疑到最后的无助与希望并存的心理调适历程得以成长。

（三）老年人

2024 年我国将进入中度老龄化阶段（即 65 岁以上老年人口占比超过 14%），老龄化对经济社会发展的影响加快，渗透加大。"十四五"规划纲要第 47 条实施积极应对人口老龄化国家战略中提到，要"推动养老事业和养老产业协同发展，健全基本养老服务体系，发展普惠型养老服务和互助性养老"。推进构建居家社区机构相协调、医养康养相结合的养老服务体系，为亿万老年人老有所养绘制了新蓝图。

我国目前主要是采取"居家养老为基础、社区养老为依托，机构养老为补充"的养老体系，其中居家和社区为大部分老年人的养老方式。截至 2020 年 12 月底，全国共有养老机构 3.8 万个，各类养老床位 823.8 万张，每千名老年人拥有养老床位 32.7 张。养老产业需求不断创出新领域，老年人服务不仅需要提供老年人基本生理需求服务，还需提供老年人在精神、心理、社交上的需求服务。社会工作能从社会文化层面辅以生理层面的老年服务，医务社会工作者更加可以在老年人服务领域有所作为。尤其对于失智老年人，基本生活给家庭和照护人员都带来心理上的压力，养老的社区家庭化使得社区和家庭成为老年人活动的主要场所，这使得医务社会工作服务领域也将在此。医务社会工作者针对老年人疾病预防可以开展老年疾病知识讲座和咨询服务、健康检查、情绪疏导、心理支持、患者小组、临终照顾及之后事件安排等服务。

三、患者家属

随着社会物质要求提高，患者及其家属对医疗机构的服务内容和服务质量提出了越来越高的要求，长期疾病的困扰让患者及其家属的正常社会生活被打乱，其社会支持网络无论是规模还是质量都受到影响。在谢艳等最新调查中显示，当家属被问及"是否需要志愿者服务"时，93.37% 的患者家属认为需要。当被问及"您希望在住院部新增或完善哪些志愿服务"时，选择导医服务的患者家属有 76.51%，选择陪诊服务的患者家属有 56.02%。危重患者的家庭成员通常被描述为具有明显的心理、社会和生理需求的护理接受者，患者家属也需要得到专业的舒缓治疗和心理辅导，让其正确认识和接受疾病。医务社会工作者作为情绪疏导者需要进行更好的处理，对患者家属进行有效引导，并根据现实情况以及其家属的接受程度制订详细辅导计划，并与社区做好对接，充分关注患者家属的心理状态，评估家庭需要在五个方面：支持、舒适、信息、接近和保证。

四、一般群众

随着经济发展,人们的健康意识在不断提高,健康关乎每个人的生命质量。对不良生活方式的干预,是医务社会工作者的常规工作之一。医务社工作为群众和病患的教育者,经常需要面向一般群众开展健康保健宣传知识,在社区、学校、广场等公共场所,开展讲座、活动、义诊等,宣传疾病预防和康复知识,倡导健康的生活方式,提高疾病防控意识。医务社会工作者作为群众的策划者,主要是针对病患与其社区居民的需要,策划开展小组活动、病友活动、健康知识讲座、义诊等服务。医务社会工作者不仅需要参与病患医疗照顾,同时也要在疾病预防、提高对疾病的认知、基础保健、康复以及长期照料等领域发挥作用。

五、医护人员

医务社会工作者的介入不仅对以上对象具有情绪疏导、社会支持、资源调配的作用,还可以减轻一线医护人员压力。此前,我国医务社工介入医护人员工作有一部分在门诊导诊方面,医务社会工作者的介入,使得病患就诊流程顺畅,有效缩短了患者排队等候时间,改变了患者对医院的印象,减少了服务投诉。另一方面是医疗事故的介入,医务社会工作的介入作为一项预案程序,明确应急机制中各成员部门及其人员的组成、具体职责、工作措施以及相互之间的协调关系,为后期处理和解决医疗事故奠定心理和社会层面的支持基础。之后,在新冠肺炎疫情使我们认识到,在重大公共卫生事件中,医务社会工作在临床医务工作与社区医务工作两个领域中均发挥了重要作用。

疫情期间,高压超长时的工作让一线医务工作人员心态崩溃,疫情初期,病患的配合工作也是十分艰难,很多患者在面对疾病产生的恐惧心理也给治疗带来很多负面影响。疫情给直接参与救治的一线医护人员带来很大的心理压力,各地区医务社会工作者通过各个平台已开通各类心理服务热线电话支持一线医护人员,还派驻了心理专家团队前往救助。华中科技大学同济医学院附属同济医院提出了社会力量参与突发公共卫生事件防控的应对策略,医院的医务社工自发组织,通过线上线下的方式及时介入,链接资源、传递信息,协助医务人员进行科普宣传、心理咨询、情绪安抚、后勤保障,准确地弥补固有医疗资源的不足,协助非常规问题的解决,为打赢疫情防控阻击战贡献力量,凸显了医务社工在突发公共卫生事件中的有效性和重要性。

医务社会工作者对医疗团队成员的心理情绪具有支持作用,保障"后疫情"时期一线医护人员的身心健康。疫情平缓后,各家医院、诊疗机构都将陆续回归正常秩序,但因疫情管控需要,程序上将比之前增多。医务社会工作者可在导诊、医患沟通、家属沟通、资源链接等方面发挥积极作用,减少医护人员的工作压力。医疗机构应完善医院和患者及其家属的沟通机制,发挥医务社会工作者的"润滑剂"作用,加深医患理解,减少医患矛盾。

第五节 医疗机构的需求与特性分析

医疗机构,是指依法定程序设立的从事疾病诊断、治疗活动的卫生机构的总称。这一概念的含义:第一,医疗机构是依法成立的卫生机构。第二,医疗机构是从事疾病诊断、治疗活动的卫生机构。第三,医疗机构是从事疾病诊断、治疗活动的卫生机构的总称。我国的医疗机构是由一系列开展疾病诊断、治疗活动的卫生机构构成的。医院、卫生院是我国医疗机构的主要形式,此外,还有疗养院、门诊部、诊所、卫生所(室)以及急救站等,共同构成了我国的医疗机构。

医务社会工作者提供的服务普遍存在于医疗卫生机构之中。目前,我国医疗资源紧缺,资源分布不均,医疗环境存在矛盾,一线城市医疗机构其医患矛盾发生率为 98.47%,医生繁重的工作压力无法满足患者的服务需求,造成医患关系紧张。我们认为造成医患关系日趋势紧张的因素,不仅涉及医生的技术性问题,更包括医患双方个体及群体的社会文化素质、心理状态、认知水平、价值观及行为规范和医疗环境、服务流程等诸多非技术性因素。近年来,我国中央及个别地方政府也出台了促进医务社会工作者发展的文件,发展医务社会工作已成为深化卫生医疗体制改革的重要部分,医务社会工作制度亦被单独列为检验医院配备是否合格的一级指标。

我国有不少的专家学者对医务社会工作者服务进行了调查和研究。了解到对于医务社会工作者持认可态度占有很高比例的是护士群体,护士对医务社会工作者介入护理服务中的需求较强。不仅护士,医生对医务社会工作者的需求也逐渐明朗清晰。医务社会工作者帮助建立良好的医患关系,链接医疗资源,建立患者与社区间的联通关系具有重大意义。

(一)医务社会工作的现实意义

1. 医务社会工作是顺应医学模式转型的需要 自在 20 世纪 70 年代生

物-心理-社会医学模式提出后,医学实践开始由生物医学模式向现代医学模式转型现代医学模式观点看来,健康是生理、心理、社会因素共同作用的结果。医务工作者不仅要缓解和治愈患者的生理病痛,也需要关注患者的情绪状态和社会功能的维持。在两大压力下,医务工作者的工作显得捉襟见肘。面对广大患者,医务工作者任务压力繁重、时间精力有限、专业背景受限,医务工作者将主要精力集中于治疗技术和稳定生命体征,相对而言,患者的心理及其社会支持层面受到的关注就比较有限。广大医务工作者对现代医学模式的理念是给予肯定的,但是同时兼顾三者难以操作,需要社会其他资源的支持与维护。在此情况下,医务社工的介入可以弥补上述不足,为患者提供心理和社会服务,因此,发展医务社工是顺应现代医学模式转型的需要。

2. 医务社会工作是减轻医疗机构诊疗压力的需要　20世纪中叶以来,随着物质生活条件的改善,医疗卫生事业的进步和生活方式发展发生巨大变化。现代医疗技术大大延长了人类寿命,健康成为人类关注的一大生存问题。最新研究表明人类面临的死亡率最高的疾病分别是癌症、糖尿病、抑郁症、阿尔茨海默病和超敏反应疾病。原来威胁人类生命的疾病有的甚至已经被消除,比如肺结核、白喉、胃肠道感染等。人类的疾病谱系从传染性疾病转向非传染性疾病,使得相关人群带病存活时间延长,消耗了人们大量的心理和社会医疗资源,在一定程度上导致了医疗服务供需失衡。此外,在现代社会,因自然灾害、意外伤害导致的残疾人口不断增加。他们需要的医疗和康复服务多种。如果长期住院,势必占据大量的医疗资源。为了提高医疗服务的效率和效果。这些年来,各国都尝试推动医院诊疗模式,向医院、社区、家庭共同参与的综合服务模式转变。目前,我国虽然初步构建了从社区到医院的三级服务体系,但运行制度机制仍不够顺畅。医务社会工作秉持着系统视角,一直致力于在资源体系间建立廉洁"桥梁",如果将医务社会工作介入到卫生服务领域,无疑可以减轻医院的诊疗压力,协助解决看病难的问题。

医务社会工作者的专业介入,增强了医院与社会的互动。通过志愿者们辛勤的付出,缓解了部分窗口科室的拥堵现象,为患者提供了方便,同时也使志愿者们对医院的工作有了更进一步的了解,对医务人员更多了一份理解和支持,通过志愿者的口口相传,拉近了医院和社会间的距离。

3. 医务社会工作是促进生命关怀的需要　生命关怀有三个层面:分别是物质层面、身体层面和心灵层面。物质层面指的是衣食住行,它是生命关怀的基础;身体层面指的是生理功能上的完备和健康;心灵层面则是生命关怀最根本的因素之一。这个层面是对生命的终极关怀,生老病死是人世间不可抗拒的自然规律,一个人有可能极少甚至不生病,衰老与死亡却是必然的。人,生从何来,死归何处,是每个生命都必须面对、不能回避的。

20世纪50年代,英国护士桑德斯创办了世界著名的临终关怀机构,使垂危患者在人生旅途的最后一段过程得到需要的满足和舒适的照顾,"点燃了临终关怀运动的灯塔"。后来,世界上许多国家和地区开展了临终关怀服务实践和理论研究,20世纪70年代后期,临终关怀传入美国,80年代后期被引入中国。1988年我国第一个临终关怀机构——天津医学院临终关怀研究中心建立。中国生命关怀协会(Chinese Association for Life Care,CALC)成立于2006年,是全国性非营利性社会公益组织。目前我国有各类临终关怀机构100家左右,病床3 000多张。但是在服务水平和层次上,我国的临终关怀事业与西方国家差距还很大。在国外,典型的临终关怀照料是由一支专业的队伍提供。这是一个由注册护士、内科医生、社会工作者、牧师、法律照顾问等专业人士组成的跨学科队伍,通过提供缓解性照料、疼痛控制和症状处理来改善个人生命晚期的质量。而我国现有的临终关怀服务多由医护人员担当,服务对象主要是为癌症晚期患者提供服务。旨在减轻病患痛苦,对患者家属少有照顾。因此,医务社会工作的介入是促进生命关怀的需要。

(二)促进和谐医患关系的构建

由于传统医疗模式的制约和医疗资源的紧张,医生将更多的关注点放在疾病的治疗上,对患者人文关怀方面相对欠缺。近年来,网络媒体报道的医疗纠纷和暴力事件更是层出不穷,触目惊心,严重威胁了医务人员的生命安全和工作归属感。医务社会工作者的出现,就可以有效地改善此类情况。医患之间信息不对称是导致医患关系紧张的主要因素,所谓信息不对称,来源于经济学理论,指交易中的各人拥有的信息不同。在社会政治、经济等活动中,一些成员拥有其他成员无法拥有的信息,由此造成信息的不对称。在市场经济活动中,各类人员对有关信息的了解是有差异的,掌握信息比较充分的人员,往往处于比较有利的地位,而信息贫乏的人员,则处于比较不利的地位。不对称信息可能导致逆向选择,即与正确的决策背道而驰。

医务社工的介入可以作为信息的传递者和协调者,医务社会工作者将医生的专业术语和病情仔细传达给患者,并把医生治疗的核心理念传递给患者,避免产生不必要的误解。另外根据沟通了解的不同患者的具体情况和需求,包括经济能力情况、家庭成员情况、社会资源情况等及时反馈给医生,协助医生根据患者需求制订出合理的治疗方案以及需要面临的问题,循环往复使医生与患者直接形成良性互动。

医务社会工作者无论是在专业知识掌握方面,还是沟通技巧方面,都经过针对性、系统性地专业训练,可以利用的方式包括开展各种疾病小组、科普讲座、心理关爱等,给予患者一定疾病知识辅导,并且能通过直接、细致的交流,及时发现问题,消除误会。由此可以更好地缓解由于人文关怀缺失所带来的医患问题,消除医生与病患之间的隔阂,拉近医患之间的良性互动,共同携手对抗病魔。医务社会工作者是医患之间的桥梁和纽带,助力医疗机构恢复医疗秩序。医务社会工作关注患者功能的心灵层面,致力于在医患之间搭建沟通平台,因而在优化医疗执业环境,促进医患和谐方面扮演着重要角色。

(三)是提升医疗服务质量的需要

医疗服务质量是指医院提供医疗服务工作时,所取得的医疗效果和满足其服务对象需求程度的表现。传统医疗质量是以诊断是否正确,治疗是否有效、及时、彻底,疗程长短,差错事故的有无,以及医疗工作效率、费用的高低等来评价的。提供高水平的诊疗服务是保障医疗服务质量的核心。理论上影响医疗服务质量的因素是多种多样的,但随着医疗水平发展和经济社会发展,医院为患者提供的生活服务、心理关怀、社会服务等也会影响患者对医疗服务质量的整体评价。

目前,我国绝大多数医院为患者提供心理与社会服务的并不多,在此方面的专业化也是有所欠缺,多数患者因为担心病情,治疗费用,社会支持照顾压力等问题而紧张和焦虑,情绪上极其不稳定。如果医疗机构忽略了对患者的人文关怀,生理和心理的双重压力会使得他们的无用感,无力感,无助感增强。医疗机构通过医务社会工作的介入,借力于这支人才队伍,协助医院解决患者的心理情绪问题,帮助其获得社会支持,无疑是可以促进医患沟通,改善就医环境,使患者更积极的配合院方,进而提高医院的服务效率和服务质量。

(四)是保障医护人员职业自我效能感的需要

职业自我效能是美国心理学家班杜拉提出的自我效能理论在职业领域中的具体应用。所谓自我效能,是指个体对其组织和实施达成特定目标所需行为过程的能力的信念,是建立在个体对其行为能力的认知评估基础上,并影响个体目标的确立、行为的选择和坚持性。

2018 年中国医师协会发布的《中国医师执业状况白皮书》显示,我国二三级医院医生每周工作时间超过 50 小时,有 62% 的医师发生过不同程度的医疗纠纷,33.2% 的被调查医师罹患一种以上疾病⋯⋯这些数据折射的正是中国医护群体执业成本高、风险高、工作强度高的现状,加上晋升压力和医患关系等因素困扰,不少医护长期处于焦虑状态。调研结果显示,繁重的工作、医患矛盾和职位晋升压力仍为医护人员所面临的三大主要压力,除此之外,继续教育的压力,职场关系的处理也成为困扰医护的来源之一,关注医护的身体和心理健康成为改善医护执业状况的当务之急。医院内原有行政人员配比不高,工作量饱和,这种情况下,各医院正需要懂政策、能够做好沟通协调的团队,医务社会工作者恰好能发挥所长,社会工作者作为医疗资源的协调者,紧密跟进落实出台的各类一线医护人员关爱政策。梳理出从国家到地方的政策,并将这些政策更好地落实,关心关爱医护人员。

本章小结

本章的重点内容主要有医务社会工作的工作范畴,主要包括医院社会工作、卫生社会工作。医务社会工作者的伦理主要有以患者的最大利益为行为准则、尊重和接纳患者、注重个体化、保护患者的隐私、协助患者发展、提升专业能力。医务社会工作者是医学协作团队不可或缺的重要角色,担任医生的助手、护士的伙伴、患者和家属的朋友、家庭的保护人、社区的组织者、慢性疾病管理者和健康促进者、其他专业技术人员的专业合作者。医务社会工作者是典型的复合型人才,需要掌握社会学、心理学、社会工作、社会医学、医学社会学等相关的知识。主要为患者提供心理疏导、社会支持、人文关怀以及健康指导,以缓解医患矛盾,减少医疗纠纷。医务社会工作者服务的重点人群主要有:慢性病患者(高血压、糖尿病等)、肿瘤患者、精神障碍患者、孕产妇、新生儿、婴幼儿、老年人等。医务社会工作顺应医学模式转型的需要、有效减轻医疗机构诊疗压力的需要、促进生命关怀的需要、促进和谐医患关系的需要、提升医疗服务质量的需要、是保障医护人员职业自我效能感的需要。

(杨礼芳 黄缤慧)

参考文献

[1] 刘宗超,李哲轩,张阳,等. 2020 全球癌症统计报告解读 [J].肿瘤综合治疗电子杂志, 2021, 7 (02): 1-14.
[2] 谢艳,何岚,曾莉,等.建立患者家属志愿者队伍的可行性及策略研究 [J]. 医学与社会, 2021, 34 (05): 35-40.

［3］朱婳博,戴知彦,贺胜男,等.需求导向下儿童志愿服务模式的实践与思考[J].江苏卫生事业管理,2020,31(01):103-105.

［4］杜思凡.社会工作参与疫情防控的作用与挑战[J].太原城市职业技术学院学报,2020,(12):39-41.

［5］王曼,闫明.医务社工应对突发公共卫生事件的作用与策略研究[J].现代医院,2021,21(03):448-450.

［6］柏豪.疫情防控工作常态化背景下的医务社会工作研究[J].山东社会科学,2021,(04):116-120.

［7］赵怀娟,宋宇宏,杨正霞.医务社会工作[M].北京:北京大学医学出版社,2015:20-21.

第三章
我国医务社会工作开展设置

本章导读：

　　前面的章节谈到了医务社会工作的发展和医务社会工作的基础，让大家了解到新时期医务社会工作的发展有哪些影响因素和经验启示，以及对社会工作者有哪些相关要求和面对服务对象的需求分析等。在医务社会工作日益发展的阶段，除了要向前人学习，更要立足实际，着眼于本土服务的探索和经验提炼。本章主要以广东省第二人民医院为例，介绍包括组织架构运作的设置、人员培养体系的建设、与医疗流程的契合、服务成效的呈现以及职业发展路径的建议等方面的探索和经验，另外结合实务案例展示服务内容及特色，"手把手"带领读者进行服务的探索，给予大家更多服务新思路。希望通过本章节，能让大家了解更多关于本土医务社会工作的服务内容和有效模式。

第一节 医务社会工作的组织架构与运作

一、医务社会工作的开展组织架构

如上述章节所提及,国家与地方政策相继发布是从政策上肯定与明确了医务社会工作服务在医疗卫生服务体系中的作用和地位。随着国家各级部门对医务社会工作者的重视和提出的明确要求,广东省第二人民医院党委积极响应、高度重视,决心在院内全面开展医务社工服务工作。医务社会工作的开展设置如前所述主要有"第三方派驻"社工、自聘、"购买服务 + 内设自聘"混合发展等模式,广东省第二人民医院的医务社会工作的开展设置则是一创新综合实践。

广东省第二人民医院是一家综合性的三级甲等医院,一直以来医院都高度重视志愿服务工作。2016 年 3 月,广东省第二人民医院从创新服务的发展战略角度出发,围绕减轻一线医护工作者压力、提升医院人文关怀、深化优质医疗服务,以自筹经费方式,引入第三方专业医务社工服务,成为广东省第一家以自筹经费开展该服务的医疗机构。合作机构选派社工主任、专职医务社工、督导,联合医院有工作经验的医疗、护理人员,组建成立医务社工工作站。初期,医务社工服务站隶属医院党委办公室,由院团委负责管理。其中专职医务社工 2 名,专业督导 1 名。

自 2017 年起,医院不断加大对社工服务的投入,通过建设全新的医务社工办公和服务区域、增加医务社工人员配置、成立社会工作科等举措,满足医务社工服务快速发展的需要。为适应医院"琶洲 - 民航"院区新发展,结合新形势下社会工作和志愿服务工作需求,2022 年起,广东省第二人民医院增加专职医务社工到 22 名,同时医院开始自聘医务社工,入职满 1 年以上,其他条件符合且表现优秀者,可提交院聘申请,成为医院聘用医务社工。经过几年摸索实践,形成了一套较为成熟的管理运营模式。

目前,广东省第二人民医院医务社工由医院管理,其医务社会工作的各方面日趋成熟。医院设有社会工作科,医务社工隶属于该部门,分工细化,下属由督导、顾问、主管、主管助理、驻院医务社工、驻地市社工、实习生等人员形成一个完整的工作团队,合作工作。其中驻院社工分为一线社工、专科社工、对外联络社工、科研社工、宣传社工：

1. 一线社工工作职责主要是统筹推进、优化提升社会工作专业实务及志愿服务工作。对内深入医院临床科室为出入院的病友及其家属提供形式多样的专业服务；对外探寻专业合作新路径，整合各方力量提升社会工作创新力。

2. 专科社工工作职责主要是驻点临床专科开展和医务社会工作有关的工作。根据专科发展需要，参与专科服务项目策划和服务开展，综合运用不同工作方法为专科服务对象开展个案、病友会、专题活动等社工服务。

3. 对外联络社工工作职责主要是团队对外联系、对内沟通工作，积极与外界建立合作，争取有效资源促进服务开展。构建社区、学校、社会组织、政府企业多维度合作空间，负责引导医疗服务向社区延伸，发展社区关系，树立医院社会公益形象；负责搭建地市公益帮扶和双向转介平台；负责公益救助平台的运营，整合社会公益资源。

4. 科研社工工作职责主要是配合部门与合作单位完成项目策划，进行项目申报、课题撰写、文章发表等；按照科研要求落实调查与实验，收集及分析数据，产出成果。

5. 宣传社工工作职责主要是负责部门团队宣传工作。负责搭建符合团队属性的自媒体矩阵，推进自媒体品牌化运营；负责搭建媒体联络平台，积极探索公益救助、病友热线等专栏合作；负责团队对外宣传与媒体报道，加强与省内主流媒体沟通合作，以经营思维抓住对外宣传，畅通报道路径。

医院在粤东、西、北地区招聘专职驻地市社工，驻点广东双百社工项目点，负责所在地市及周边地市的项目对接和推进工作，链接资源（图3-1）。

二、医务社工服务内容及特色

（一）社工服务

1. 个案服务　以经济困难病友为主，医务社工与医护人员合作，协助患者及其家属处理因病导致的各种困境，服务内容包括情绪及心理支持、申请经济援助、危机干预等，最终实现患者及其家属"生理-心理-社会"全人康复。

以情绪及心理支持个案为例，医务社工运用社会工作价值理念与专业方法，帮助患者及其家属预防、缓解和解决因疾病所导致的情绪、心理和社会问题，进而提升医疗效果，促进公众健康；以经济援助个案为例，医务社工整合并管理相关经济援助资源，以患者为中心，关注患者的正式支持与非正式支持网络，通过联动社会力量为患者搭建社会支持网络，广泛链接社会资源帮助困境患者；以危机干预个案为例，当亲人突然离世，患者家庭遭遇重大变故，身心陷入混乱和危机状态时,医务社工针对个案危机状态进行紧急干预,开展调适和治疗,让危机反应稳定化、正常化。

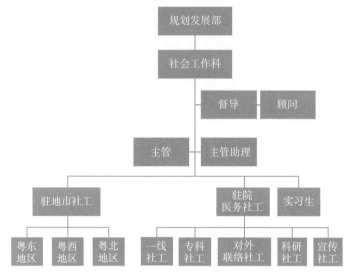

图 3-1 广东省第二人民医院医务社工团队组织架构

个案社会工作程序包括接案、预估、计划、介入、评估、结案六个步骤。医务社工为患者提供的个案社会工作,是贯穿患者院前、院中、院后整个就诊过程的较为全面系统的社会工作专业化服务。运用个案社会工作通用过程模式的六个步骤来系统性地为患者提供个案服务。以服务过程中的一个典型个案为例。个案 C 是血液科一名 4 岁的患者,2 岁时被确诊为急性双表型白血病(TEL/AML1 很高危组),反复入院治疗,每次治疗费用在万元左右,家庭贫困,经济负担十分沉重。血液科医护人员在诊疗服务和日常接触中初步识别个案 C 有经济援助需求,通过医院 OA 平台填写"医务社工服务申请表",将个案 C 转介给医务社工。医务社工在 OA 平台上接获转介个案,获取其基本信息后,初步判断为经济援助型个案。通过接案、评估、介入等社会工作专业方法,与血液科医护人员及个案 C 家属沟通接触,对其家庭情况、经济状况、社会需求等问题进行简单摸底和确认,确定患者符合救助标准并寻找适合的经济援助服务。医务社工积极链接中国红十字基金会(轻爱行动)、广东省第二人民医院大病救助基金等资源,为患者筹得善款 577 863 元。在提供服务过程中,医务社工发现个案 C 及其家属存在情绪及心理支持需求,修改完善个案服务计划,配合进行家庭心理辅导与情感支持,极大程度减轻个案 C 及其家庭经济压力,帮助他们缓解身心重担,安心接受治疗。

2. 病友会服务　医务社工将同类型疾病的病友聚集在一起,通过搭建病友互助网络,使病友在网络中得以维持身份认同,获得情绪支持、物质援助、服务资讯等,增强病友及其家属对疾病的科学认知,提升病友间自助互助的能力,积极地接受专业治疗。继而进行合理规划及运营,以实现病友组织制度化运作、形成资金来源体系,最终形成社会团体或可持续运作的志愿团队。病友会相关工作由规划发展部社会工作科统筹管理、业务指导和服务监督,科室或个人可根据实际需要通过医院 OA 系统、微信、电话等方式申请开展病友会相关工作,包括组建病友会、开展病友活动等形成统一管理、规范运作、树立品牌的病友活动机制。

"双工联动"协作模式应用在病友会服务中。开展病友活动时,医务社工发挥策划、组织、联络、实施的主导作用。运用专业手法,联动医务志愿者,为病友提供个案服务、社会支持网络建设、自我效能感提升及就医环境改造等方面的服务。医务志愿者参与、协助、带动各方力量,为病友提供健康教育、专业医疗咨询、专业医学知识指导、精神减压和一般性志愿服务,具有公益性、辅助性和支持性。本书中医务志愿者划分为专业医务志愿者和非专业医务志愿者,专业志愿者指从事卫生医疗领域工作、自愿利用业余时间提供志愿服务的人员,主要包括科室主任、护士长和其他医护人员等,开展医疗义诊、健康宣教、疾病筛查等卫生医疗领域相关的医务志愿服务工作,在病友会服务中,医务志愿者担任医学顾问、治疗专家等角色;非专业医务志愿者指未从事于卫生医疗领域、自愿利用业余时间在医疗领域提供志愿服务的人员,主要由企业、高校学生、社区居民、爱心人士等群体组成。本文将非专业医务志愿者分为专业技术和非专业技术两类,前者运用自身的专业知识提供志愿服务,包括魔术师、园艺师、沙盘游戏师、绘本师、美术老师等;后者利用自己业余时间,接受相关培训后提供一般性服务,包括高校学生、退休老人等。

病友会遵循"需求为本、多方联动、专业引领"的服务宗旨,实行"3+X"特色服务模式,"3"包括健康宣教、主题活动及志愿服务;"X"指依托科室及病友需求,医务社工根据科室医护团队学术建议,结合病种与群体特征个性化设计特色的"X"服务。以内分泌科"糖胖"俱乐部为例,医务社工综合考量科室及病友需求,为其设计内分泌科糖友小课堂,针对糖尿病饮食、运动、药物治疗、自我管理等健康知识进行科普宣教及个案分享;结合医护专家团队的学术建议,针对内分泌科肥胖型糖尿病患者,设计特色"荧领健康"内分泌科健走减重夜跑活动。从进一步提升医院服务质量与品质,增强医院的社会影响力和美誉度出发,医务社工筹备成立病友委员会。病友委员会将立足病患、秉承公益、奉献和助人为乐的时代精神,在医院建设与服务、监督医院落实整改意见、评价医院医疗与服务满意度、协助医院处理患者管理与医疗纠纷协调等方面发挥不可替代的作用。

目前,医务社工已牵头发起 9 个病友会,分别是血液科"一米阳光"俱乐部、肿瘤一科和肿瘤二科"爱之光"俱乐部、内分泌科"糖胖"俱乐部、神经内科"脑健康"俱乐部、心胸外科"爱在心胸"俱乐部、神经外科"神采飞扬"俱乐部、普外二科"沁馨苑"病友俱乐部、风湿免疫科"清风暖阳"俱乐部、心理精神科"向日葵"俱乐部。"双工联动"协作模式应用在病友会服务中,促使医务社工和医务志愿者充分发挥自身角色功能,利用专业优势,为病友提供优质服务。

3. 健康管理服务　以一站式服务中心为阵地,医务社工围绕就医协助、便民服务、公益帮扶等方式提升病友就医服务体验;以优化就医流程,重视长者、困难群众等群体看病就医难问题,推出医捷惠绿色就医服务。医务社工作为资源整合者,整合医院专科、专家资源,发挥医务社工专业优势,根据患者情况,统筹对接来院需求,协助高龄群体做好预约挂号、预约检查、对接医生;如需住院,医务社工根据实际情况对接专科,协助高龄群体做好入院事宜,让长者就医更省心。

4. 主题活动　结合年度节庆日等,以医护人员、病友及其家属为服务对象,组织节日慰问、病房探访、"医二代"成长营等活动。医务社工策划、组织、开展的主题活动大致可划分为公益、文娱、教育三大类。一是公益类主题活动,医务社工积极对接基金会、慈善组织、政府企业等公益资源,联合开展线上线下公益明星慰问活动,为医务人员、患者及其家属送祝福、送温暖;二是文娱类主题活动,结合国庆节、中秋节、"三八"妇女节、元旦等节日,邀请医院领导参与活动,共同为医务人员、在院患者及其家属送福利、送问候。联合院外社会爱心人士、高校学生志愿服务队,开展免费义剪、美术课堂、绘本课堂等活动,传递人文关怀。三是教育类主题活动,面向"医二代"子女,链接社会组织、企业、高校等资源,免费开展寒暑假成长体验营、疫情线上云教育、社会实践体验等活动,减轻医务人员家庭压力,丰富"医二代"成长生活。

(二)志愿服务

广东省第二人民医院志愿服务始于 2003 年,志愿服务总队成立于 2012年 3 月,集体核心成员 31 名,目前注册志愿者 4 681 人。队伍坚持以服务群众和病友为中心,围绕应急救援、人文关爱、青年成长三大特色持续推进志愿服务工作,累计为超过 70 万人次的群众提供志愿服务,总服务时数超过 38 万小时,志愿服务总队下设 25 支二级志愿服务队,志愿者均由各科室医务人员组成,由志愿服务总队统一开展队伍管理、培训等管理工作。

医务社工发挥管理者角色功能,负责统筹志愿者团队,包括志愿服务总队和 25 支二级志愿服务队。在管理层面,为推动志愿服务工作规范化、制度化、项目化、品牌化发展,结合医院工作实际,制定《广东省第二人民医院志愿服务总队章程》《广东省第二人民医院志愿服务总队志愿服务管理手册》。规范志愿者招募、志愿服务岗位培训辅导、完善志愿服务记录和激励制度,统筹岗位设置、考勤管理、服务内容安排、服务监督奖励、工作评估、意见搜集等工作;在服务层面,探索"双工"联动的医疗志愿服务模式,医务社工与志愿者合作开展病友活动,并根据患者需求、志愿者特长设计服务和建立志愿服务队伍。

医院社工结合医院实际情况,在院内设立三大志愿服务项目、七个志愿服务岗位,全方位开展形式多样、便民利民的志愿服务活动;同时,医务社工管理、支持,并引导志愿者根据医院及患者需求开展针对性的服务,制定《广东省第二人民医院志愿者工作制度》,明确界定志愿者权利及义务,并在志愿者注册前告知。实行志愿者注册管理制度,建立志愿者个人服务档案,在完整记录志愿者服务情况的基础上,建立以服务时间为主的志愿者等级评价制度以及年度激励表彰机制,弘扬志愿者的奉献、人道主义精神,激励志愿者持续提供服务。医务社会工作与志愿服务工作相互联系、相互兼容、优势互补,促使医疗志愿服务模式日趋完善,在医务社工与志愿者协作模式下,广东省第二人民医院已开展医疗挂号导诊、出入院向导、扶孤助残、建立社区居民健康档案、上门随访、健康宣教、急救知识进社区、义诊义测、送医送药、心理健康指导、健康直通车、关爱空巢老人、病房患者探视、临终关怀、突发事件志愿服务等多种多样的志愿活动,对提高医疗服务质量、促进医患和谐发展都有着积极作用。

(三)公益项目

医务社工负责公益项目发起及管理是结合患者需求及专科业务发展、公益事业、志愿服务工作的紧密结合,有利于为困难患者家庭提供健康福利,打造专科公益品牌。

医务社工发挥资源链接者角色功能,对外深入对接国家级社会组织(基金会)资源;对内筛选符合条件的科室、志愿服务组织,成立由医务社工、医护专家团队、基金会工作人员组成的专项小组,打造"医护治疗、社工评估、基金资助"三位一体的系统化、专业化、人文化的公益项目,推动学科建设发展,提高医院社会效益;启动"重症儿童专项服务",以白血病患儿关爱计划为例,项目通过专业医护人员、社工、基金会、互联网医疗、志愿者等多种专业力量的合作,为白血病患者及社会大众提供综合性多元化的服务。

目前,医务社工联合临床科室启动"一米阳光"白血病救治公益项目、"直立人生"脊柱侧弯儿童救治公益项目、"风雨童舟"儿童风湿病救治公益项目、"发现含羞草"胸廓畸形青少年儿童筛查和救治公益项目、"心·希望"先心病患儿全额免费救治行动公益项目、"聪聪"失聪儿童救治公益项目、"眼见为实"白内障救治行动公益项目、"微笑天使"唇腭裂儿童救治公益项目、"小耳精灵"小耳畸形儿童救治公益项目、"助立行动"关节置换公益项目、"守护天使"医务人员重大疾病救助公益项目、"杏林漫步"帕金森病救治公益项目、"生命之光"广东省大病救助补充体系公益项目、"常春藤行动"脑卒中筛查与防治公益项目、"至爱甄·宝"产前诊断免费筛查行动公益项目、"常青树"护心健康行动公益项目、"益肝益行"乙丙肝筛查行动公益项目、"夏花秋叶"安宁舒缓医疗公益项目等18个公益项目,切实帮助家庭困难患者度过难关,增强专科影响力。医务社工积极参与国家民政部"牵手行动"、省民政厅"双百计划"等资源对接,已在全国范围内引起广泛关注和热烈反响,致力于打造"医社合作全人全程"的救助新模式。

(四) 医社联动

医务社工统筹构建"医社联动"多维合作空间。依托全国首家健康资源中心、广东省医务社会工作专业人才重点实训基地,联合"牵手行动"公益合作伙伴,构建社区、学校、社会组织、政府企业多维度合作空间,目前加入"医社联动"多维合作空间合作方119个。以社工、志愿者、团员青年为主力军,通过拓展、整合、运用和协调社会资源,强化社会工作支持网络,扩大广东省第二人民医院"朋友圈",互补优势、互通有无,实现"医社联动"多赢发展。

医务社工发挥社会服务整合者角色,依托"医社联动"多维合作空间,实现医院与社区、学校、社会组织、政府企业等合作单位在个案服务、志愿活动、健康科普、义诊义测等方面双向转介服务。主要划分为服务输出和服务输入两类。一是服务输出类,医务社工链接相关学科专家团队、技术人员、医务志愿者等资源,为合作单位提供专家讲座、义诊义测、公益筛查、健康宣教、急救培训、主题教育等多种形式的免费医疗服务。建立双向转介绿色通道,设置专线号码,保证沟通畅通,为合作单位转介患者提供入院跟进、信息传递、资源链接以及特殊患者就医接送等绿色便民服务,使更多群众享受三甲医院优质医疗资源。二是服务输入类。通过扩建"广东省第二人民医院社会支持网络",

与社区、学校、社会组织、政府企业建立长期稳定的公益资源共享合作关系。结合专科开展病源筛查及志愿活动需求,医务社工为其链接符合条件且有意愿的合作单位,统筹、组织、策划相关活动;搭建"医社"双向转介平台。在经得患者或其监护人同意后,为符合转介条件的患者提供社区社会工作服务,促使患者顺利回归家庭、社区,适应出院生活,并与社区社工紧密合作,为患者提供出院后续服务跟进、巩固患者社会支持网络、困境人群帮扶等社会工作服务。

(五) 健康传播

1. 开展健康帮扶行动　结合广东省民政厅社工"双百计划",利用全省200多个社工驻村服务点,逐步开展"健康宣教 - 健康建档 - 疾病筛查 - 快速就医 - 跟进随访"的全方位健康扶贫行动。通过与国家卫生健康委团委、省卫生健康委团委主动积极对接,在广东省第二人民医院互联网医院支持下,成功建立山西省临汾市索驼村健康小屋,并探索利用互联网医疗跨省帮扶新模式,努力实现"互联网 + 医疗"远程医疗全面覆盖。建立由基层干部、双百驻点社工和广东省第二人民医院乡村振兴帮扶队组成的"省二医健康汕头志愿服务队"(以汕头首站为例),与各地双百工程社工站共同搭建双向联动合作平台,整合全省各地双百社工和广东省第二人民医院医务社工资源,以困难群众和特殊群体需求为出发点,以医务社工为纽带,探索建立社工"公益帮扶 + 快速转诊"健康服务联动机制,将公益健康项目有效下沉。

2. 助力专科健康传播　医务社工统筹、推进健康传播工作有序开展,积极助力临床科室开展文化建设,根据科室医疗技术、服务需求、业务发展以及受众群体,协助科室搭建自媒体宣传平台,为其开通、策划、运营微信公众号、微博号、视频号、抖音号等宣传媒介,探索"多渠道传播、多平台互动"的实现路径。通过大众媒介扩大专科服务半径,传播与健康相关的信息,帮助受众群体有效防治疾病、了解专科医疗技术手段、普及健康就医知识,体现大医精诚的新时代担当。

3. 组建健康传播队伍　融入医务社会工作,培养一批健康传播"智媒人才",打造符合时代需要、医院发展的健康传播"智媒产品"。

一是由医务社工统筹运营两个院级官方微信公众号。新注册"广东省第二人民医院青春在线"微信公众号,开设抗疫前线、健康科普、社工园地、志愿风采、青春之窗、青听心声、扶贫故事等多个栏目,深入挖掘院内外优秀青年事迹,树立青年榜样,展示青春风采,通过约稿、转载、采写、视频制作等方式协助科室健康文化传播,成为广东省第二人民医院青年交流学习、吐露心声、分享感悟的平台；运营"广东应急救护志愿者"微信公众号，开设急救科普、急救视频、应急动态、培训报名等多个栏目，普及群众健康知识，传播急救知识技能，深入挖掘院内外应急导师及志愿者服务事迹，提供免费学习应急救护技能培训平台，面向广大群众，每月开展1~2期红十字救护员培训班，呼吁社会公众，关注急救知识、学习急救技能，共同营造崇尚健康的社会新风尚；

二是搭建"媒体联络平台"。医务社工利用"媒体宣传"力量，主动联合多方媒体资源，合力打造宣传工作"过硬队伍"，在符合医院工作实际、专科推广、患者需求等重点宣传领域的深度、广度上不断拓展，吸纳、整合医疗互助、公益救助、民计民生等方面的社会资源，从媒体领域方向、业务范围、刚性需求等方面着手，积极探索医媒互促的公益合作空间，致力于搭建"医媒联动"公益救助合作专栏，构建广东省第二人民医院"媒体救助网络"。

三、医务社工服务实践成果

（一）搭建"五个一"社会支持系统

一个医患沟通平台。社会工作中提出"嵌入性发展"概念，指的是"专业社会工作"的发展，是指"专业社会工作"对我国社会上普遍存在的"行政性非专业社会工作"领域的嵌入。在医疗机构，"社会工作嵌入性发展"可以理解为医务社会工作以何种身份、何种方式进入医院的专业服务。医务社工秉持"助人自助"的专业理念，与医院"扶危救急"的概念相吻合，作为医护团队的重要补充力量，医务社工运用个案社会工作、小组社会工作、社区社会工作三大工作手法，深入医院患者及其家属群体开展个案服务、病友会服务、志愿服务、主题活动，帮助患者及其家属激发内在潜能，增强社会适应能力，发挥服务提供者、协调者、健康照顾者、资源链接者、沟通交流者等多种角色功能，在医患、患患之间搭建互助桥梁，为缓解医患、患患矛盾，提升医院人文关怀发挥积极作用，真正实现"生理 - 心理 - 社会"全人康复。

一个公益救助平台。医务社工团队与120家爱心伙伴合作，其中基金会26家，社会组织37家，企事业单位27家，学校16家，媒体14家。设立"广东公益恤孤助学促进会一米阳光白血病专项救助基金""广州市羊城暖蓉基金""广州市慈善会省二医公益慈善基金""广东一心公益基金会省二医大病救助基金""广东公益恤孤助学促进会省二医重大疾病救助基金""广东省青少年发展基金会广东省第二人民医院社会工作发展基金"等多个基金，多维度链接公益救助资源为患者服务。医务社工为患者搭建的公益救助平台可划分为项目化资源和非项目化资源两类。一是项目化资源，医务社工不再局限于单向资源筹措,而是发挥其较强大的资源整合能力,为医院患者搭建全国性医疗救助资源网络,深入对接广东省青少年发展基金会、广东省一心公益基金会、广东省国际生命科学基金会、广东公益恤孤助学促进会、广州医药股份有限公司、水滴筹·水滴公益等公益基金会资源,针对专科需求及特殊病种打造"一米阳光"白血病救治公益项目、"心·希望"先天性心脏病患儿全额免费救治行动公益项目、"常春藤行动"脑卒中筛查与防治公益项目等品牌化公益项目,为患者提供项目化救助服务。二是非项目化资源。医务社工积极探索全新国家级、省级公益合作伙伴,整合现有公益救助资源,收集各基金会、慈善组织、专业团队、事业单位的慈善项目,项目领域涵盖医疗救助、教育救助、生活困难救助以及低保重残青少关爱救助等多种范围,编写适合住院患者的公益救助资源手册,让慈善组织的服务更便捷地惠及困难群众,以实际行动推进"慈善医院"建设。

一个就医协助平台。2021 年,广东省第二人民医院推出"医捷惠 Easy Health"官方绿色就医服务品牌,以公益文化为核心,打造以医务社工服务为主体的院前、院中、院后全流程就医协助服务新模式,为群众提供零收费、零等候、全流程、全覆盖的绿色就医协助服务,让群众就医更便捷,大力提升群众就医体验。"医捷惠"围绕群众健康咨询、就医协助、公益援助和健康管理等方面开展服务,半年来服务就诊群众 2 615 人次。

一个医社联动平台。"医社联动"多维合作空间的搭建,有效实现社会资源整合与利用,"医社联动"平台的延伸和推广,扩建广东省第二人民医院"朋友圈",不再局限于医疗机构领域的资源互助,丰富拓展"社会支持网络",与多家社工机构和医院社工部建立长期合作关系,互补优势、互通有无,实现"医社联动"多赢发展,为持续改进社会群众就医体验、优化就医服务模式提供新思路。

一个媒体联络平台。以"服务患者、扶危济困、公益立台"为出发点,医务社工积极推进媒体联络平台搭建及运作工作,与人民日报社、广州日报社、南方日报社、新快报社、信息时报社等 20 多家主流媒体沟通合作,探索推出适合患者的公益服务栏目,有效实现社会群体间的互助信息传递,借助新媒体平台力量,让社会爱心得以传递,打造具有医院风格、媒体特点的爱心帮扶平台。

(二)建立医务社工专业人才实训基地

广东省第二人民医院积极进行人才队伍建设方面探索,与广东省民政厅共建广东首家也是唯一一家的"广东省医务社会工作专业人才重点实训基地",负责建设和管理工作,为医务社会工作人才培养奠定坚实基础。基地通过各类培训活动的开展,搭建全省医务社工和全市社会组织、志愿者的联盟网络,开辟患者就诊广东省第二人民医院的绿色通道;成功申办 2021 年省级继续医学教育项目"医务社会工作在现代医院管理下的创新发展与模式探索"和专业技术人才知识更新工程 2021 年高级研修班"医务社会工作专业人才实务能力提升与卫生应急治理创新",服务近 10 000 人次,有效扩大服务影响力;广东省第二人民医院与中山大学、华南理工大学、广东工业大学等高校共建社会工作专业实习基地,为社会工作专业的学生提供实习平台,积极与北京大学等高校进行专业交流、科研合作,合力推动医疗志愿服务工作发展。

（三）构建"双工联动"协作服务模式

近年来,我国医务社会工作人才培养进入高速发展阶段。医务社工与医务志愿者联合服务的"双工联动"机制在转变医疗护理模式、改善传统医疗服务、提升医院人文关怀等方面的重要作用已被普遍证实和认可,"双工联动"协作模式是当前完善医务社工与医务志愿者联合服务的创新思路。广东省第二人民医院积极探索"医务社工 + 医务志愿者"上下联动协作服务模式,并广泛应用在社工服务、志愿服务、医社联动等服务中。以"医务社工"为核心,"医务志愿者"为基础,打造"医务社工与医务志愿者联动服务平台",实现志愿服务管理优化升级。通过整合社会与医院资源,建立以医务社工为主导、医务志愿服务为主体的本土化服务模式。医务社工对医务志愿者的服务工作进行培训、管理与指导,并支持医务志愿者,根据医院及患者的需求开展服务;医务志愿者参与、协助、分享医务志愿服务经验。"双工联动"协作服务模式在医院临床科室、社区、高校等地发展运行。

四、医务社工服务实践反思与建议

（一）推动以点带面的区域性发展

近年来,广东省提出以保障和改善民生为重点,以完善社会服务为基础,以促进公平正义为导向,以社会管理及其创新为特色,以体制机制改革为动力,加强社会建设,创新社会管理。社会工作服务作为广东省社会创新项目探索,揭开了广东省社会服务建设新篇章。广东省第二人民医院作为全国首创以自筹经费方式引入医务社会工作服务的医疗机构,是省内医疗机构发展医务社会工作服务的先行者,逐渐探索出一套具有政策导向、医院风格、人文特色的医务社工服务经验模式。以"专业发展,互助互促"为指向,为省内乃至全国医疗机构做出示范,以点带面推动医务社会工作服务的区域性发展,达到社会工作基础更扎实、组织建设作用更明显、模范作用更突出、资源整合更优化的目的。

(二)完善医务社会工作人才培养机制

目前,我国社会工作人才培养过程中存在过于注重规模扩张,理论与实践脱离,课程体系中的教学、服务等关系失衡等问题。广东省第二人民医院应持续加强、完善广东省医务社会工作专业人才重点实训基地建设,建立医务社工专业共享平台,拓展省内乃至全国重点高校合作交流,邀请社会工作专家,面向社会工作从业人员、医务志愿者、临床心理治疗师开展专题培训及心理辅导,细化医务社会工作考核标准,创新医务社工服务模式,让医务社工对行业更有归属感。构建"政 - 校 - 社"三方协同人才培养机制,由政府制定落实育人政策,高校完善理论教学与服务实践,社会提供平台推广服务,结合地域性需要,凝练本土化医务社会工作服务模式,使人才培养紧贴社会需求,增强专业人才社会适应性。

(三)开展特色社会工作制度框架设计

中国社会福利、社会立法、社会服务时代的来临,让中国特色社会工作制度框架设计的必要性、重要性、紧迫性突出。制度框架设计成为中国特色社会工作制度与专业化、本土化社会工作服务体系建设重要的制度化途径,国家、政府在中国特色社会工作制度框架设计建设过程中扮演主角。广东省第二人民医院在探索医务社会工作服务方面积累了一定经验,但医疗机构凭借自身的实践和运用,在社会工作制度框架设计与社会工作服务体系建设上存在局限和难度。国家、政府积极探索中国特色社会工作制度框架建设,在制度框架设计、政策开发、财政资金保障、社工教育政策和专业服务资格等方面都有着重要指导作用,对医疗机构推广、普及医务社会工作制度框架设计和服务体系建设形成重要影响。医疗机构应顺应潮流,紧跟政策,逐步落实医院管理制度、医务社工绩效考核制度、医务志愿者激励制度、医院人才考核制度等制度的建立与运行。

第二节 医务社会工作者的培养体系建设

一、我国医务社会工作者培养工作开展的概况

随着医务社会工作的不断发展,我国医务社工数量不断增加,医务社工

培养越来越受到社会各界的重视。现阶段,我国并没有建立一套完善的医务社工培养体系,大多数社会工作院校较少开设与医学基础知识相关的课程,培养的医务社工常因医学知识的缺乏导致在医院工作中不能有效与医护配合及与患者的沟通,难以有效开展专业服务。另外,医务社工的入职要求相对医护人员入职要求而言较低一点,且在入职培训方面探索甚少。

二、广东省第二人民医院医务社工培养体系

1. 与高校合作共建　院方与院校双方基于优势互补、共促共建、资源共享、诚信协作的原则,联合搭建社会工作专业合作平台,在党建共建、专业合办、人才培养、课题研究、书籍出版等方面建立长期、紧密的合作关系,为社会工作专业的学生提供实习平台,推进社工人才队伍建设试点工作,建构了一套可复制延伸的新型人才培养模式及专业服务模式。医院和开设社会工作专业的院校共建医务社工专业,并把医务社工课程作为课程培养体系中的必修课,在日常教学中让学生对医务社工有基本的认知和了解,让医务社工领域实习的学生能够尽快地熟悉医院环境及业务要领,同时在未来择业时,学生也会有更多的职业选择空间。

(1)加强实习岗前培训,提高学生实习成效。学生、学校和医院三方共同设计实习培养方案,确保学生在进行专业服务时有一定的专业知识储备量,在专业实习开始前可根据此方案对实习学生开展实习岗前培训工作。结合学生已有的理论知识储备,加上实践规范的讲解与培训,提高学生的实习成效。岗前培训内容包括但不限于组织学生前往医院参观,提前熟悉医院的工作环境及工作流程,了解实习的工作职责与相关要求,对实习相关专业知识进行提前普及;课业之余给学生布置实习相关领域的阅读任务,增加实习专业领域的知识储备;安排实习工作坊,让已有实习经验的同学帮忙传授相关经验。

(2)提升实习带教能力,营造良好实习环境。院方为保证自己的实习承接能力与带教能力,以确保实习获得所期成效,提前拟定实习生接收安排表,计划好实习生承接数量及实习总时长,并提前安排好不同的带教方向。为保证实习带教的专业性,院方定期组织人员进行业务培训,提升专业素养的同时提升其带教能力。除了提供良好的实习资源,还创造良好的工作环境与氛围,例如提前与院内科室沟通交流,提前宣传告知实习学生的岗位作用;为实习学生配备专业的工作服与胸牌,便于实习学生尽快融入工作环境。

(3)加强实习督导体系,聘请专业督导辅助教学。院校聘请专业督导人员,专职用于在校学生实习的监督与辅导工作,帮助院校和学生了解在实习过

程中的不足与收获。院校督导需要与医院督导加强沟通联系,在实习前先了解实习生的基本情况,并进行全面测评,包括但不限于学生的专业知识储备、实务开展技能等等,之后再根据测评结果调整预先设计的实习方案。实习开展过程中,院方和院校的督导需要保持沟通交流,时刻关注实习成效,并及时给予指导性意见。

(4)注重学生的实习质量,加入双向评估机制。为确保在有限实习时间内学生能够达到教学计划的要求,院校和医院共同拟定实习学生的管理制度与考勤制度。此外,学生、学校和医院三方共同设计实习培养方案,全方面测评学生的各项能力,包括环境适应能力、理论运用能力、实务操作能力、与人沟通能力等等。在专业实习中加入双向评估机制,及时协助学生在实习过程中"查漏补缺",更有针对性地在能力薄弱处多学习。

2. 医务社工人员的继续教育 在我国医疗卫生体制改革的浪潮下,同时结合我国社工的整体发展趋势,医院从以下几点着重加强在岗医务社工的培养:

(1)健全继续教育体系,加强岗位技能训练。目前我国医务社会工作全民参与意识缺乏,教育理念、模式和方法落后,专业资源匮乏,保障体系、经费投入机制、相关法律制度等仍需改进和完善等。为了让医务社工不断进步与发展,医院组织开展继续教育学习班,课程设置包括以下八方面的内容,包括医务社会工作理论概述、实务分享、实务模拟、制度发展、志愿管理、医学知识、医患矛盾、医务社会工作能力提升相关的督导服务。从师资力量来看,医务社会工作理论概述部分一般邀请高校社会工作系的老师来教授;社会工作实务由各医院的一线社会工作者分享经验;在制度发展方面会邀请政府相关部门的领导分享,并介绍新出台的各类政策;从其他国家以及我国港台地区聘请资深医务社工以及督导来开展讲座。2018年医院开展了叙事专项治疗培训班,该培训班邀请到香港医院管理局屯门医院社区服务中心助理社会工作主任吴燕卿女士担任培训导师,培训学员认识到什么是叙事治疗,认识问题外化对话和重构生活故事对话两个技巧,采用了实操演示的方式,让学员们通过观看案例演示,从中理解与掌握前四天所学的技巧帮助学员真正的学以致用。

(2)广泛开展社会宣传:营造有利于医务社会工作能力发挥的社会氛围。在我国,医务社会工作才刚刚起步,资金及专业人员都相对匮乏,因此对社会资源进行全面整合,调动社会各界力量进行参与,并打造一支综合业务能力强、专业水平和技能高的人才队伍,才是确保医务社会工作健康发展的必由之路,这就需要社会从提倡全民健康、社区健康、医疗整合、团队合作等方面营造出有利于医务社工能力发挥的社会气氛。

(3)加强常态化交流:为了促进医务社会工作和志愿服务工作的开展情况,医院组织常态化的主体交流,和行内领先单位沟通交流,共同积极探索可复制可借鉴可推广的经验,打造医务社会工作的全国标杆。例如时任国家民政部慈善事业促进和社会工作司司长贾晓九一行曾莅临医院调研,考察医务社会工作和志愿服务工作的开展情况,并提出了进一步发展的建议。

(4)课题研究:院方组织临床科室与社工部合作共同申报课题,积极开展研究,为医务社工的发展出一份力。例如广东省第二人民医院曾经申报《现代医院管理制度背景下医务社工和医务志愿者人才队伍建设的探索和研究》的课题,在立项后医院积极开展研究,成功通过验收并获得了"资料详实、数据可信、思路清晰、论述充分"的高度评价。这对医院和医务社工而言,都是可喜的结果。

第三节　医务社会工作服务与医疗流程的契合

一、医疗流程概念

王思斌在《社会工作概论》中有提到,现代医学的主题部分是临床医学,临床医学主要代表和反映现代医疗技术的发展状况,代表和反映人类社会健康照顾能力。顾名思义,临床医疗是在医疗机构中对患病者进行的临床诊断、治疗活动。临床医疗的工作模式是疾病诊疗-临床治疗,实质是通过治疗解除生理疾病。临床医疗的范围和内容主要表现为医院的服务流程,由门诊、住院、治疗到康复出院等。医院中的社会工作干预和社会服务是医务社会工作的最早起源,也是传统上最主要的服务,在医院的门诊部、急诊部、内科、外科等业务科室均可介入服务。

过去的医疗流程主要以医护人员为主导,以疾病为导向,疾病照顾和治疗为目的,对患者的心理缺乏关注。在新时期"健康中国"重要战略背景下,医院更注重人文关怀的体现,会注重以患者为中心,注重团队照顾,尊重患者的生命质量,在医疗流程中嵌入医务社会工作服务,医务社工辅助医护人员开展医疗活动,能改善医疗服务的质量。

二、医务社会工作与医疗流程的需求方向契合

在医务社会工作"全人"服务模式中的全方位模式中有提到,医务社会工作服务涵盖疾病预防、健康管理、安宁疗护、哀伤支持四个层面。在疾病预防层面,医务社工运用专业的工作方法,从健康咨询、健康宣教入手,重点覆盖肿瘤、心脑血管、糖尿病等慢性疾病的健康管理,通过健康管理与医务社工相结合的模式提高全民健康意识,完善健康保障环境。在健康管理层面,协助病患制订院外康复计划,帮助病患完善院外康复期间甚至是未来生活中的健康管理体系。参与从医院到家庭的延续性护理,包括制订出院计划、转诊、患者回归家庭或社区后的持续随访和指导。除此之外,医务社会工作在完整的医疗流程里充当着好几种角色,也契合着医疗流程中的部分需求。

(一) 患者在"生理 - 心理 - 社会"全人康复理念的需求

患者入院后,医务社工力求满足患者身体、心理、社会各个层面的需求,实现生理、心理、社会全方位的健康管理。社工向住院患者发放宣教单张和社工简介,医疗团队中的医生、护士协助做基础评估,患者或家属主动求助、社工发现、团队成员转介的高危人群成为社工介入的服务对象。

社工在接案后首先评估服务对象的具体问题,包括疾病认知、家庭关系、经济资源及支持系统、法律协助、心理情绪问题、未了心愿、危机事件等方面,之后根据评估结果制订相应服务计划,运用个案工作、小组工作、社区工作等专业手法提供社会支持或转介到有对应服务的机构等。

在服务过程中,社工服务计划也会根据服务对象的新情况、新需求循环评估后进行计划的调整和更新,最终实现全人医疗服务。

掌握病患院外的基本情况并对其所处环境进行评估,结合病患社会支持系统进行资源整合与链接,协助病患制订院外康复计划,帮助病患完善院外康复期间甚至是未来生活中的健康管理体系。

参与从医院到家庭的延续性护理,包括制订出院计划、转诊、患者回归家庭或社区后的持续随访和指导。社区健康照顾,医务社会工作的工作范围由医院延伸到社区体现了系统服务的理念。

针对临终期的患者,医务社工在安宁疗护阶段给予患者心理、情绪方面的支持,让患者增加对死亡的了解与认识,回顾生命的意义和价值。当患者离世后,对于高危哀伤者,医务社工适当提供哀伤辅导与情绪支持。

(二) 临床科室在诊治过程中的需求

1. 医患沟通　现代医学临床实践的发展不仅要求各类专业技术人员的

密切合作,更需要医患之间的密切合作。在患者的治疗康复过程中,医务社工是医务人员可靠的专业帮手,是医患双方医务活动的主要合作者和配合者。医务社工能够在"助人自助"的专业理论指导下,通过专业的"个案、小组和社区"工作方法,设计和实施各种人文项目或活动,配合医务人员对患者的治疗。

就医过程中,医务社工是医患关系障碍的沟通者和协调者,弥补了临床医护人员由于自身工作繁忙而忽略的人文关怀工作,在医患之间搭起了一座沟通的桥梁。医学本身就是一门沟通的艺术,美国医生特鲁多说:"有时去治愈,常常去帮助,总是去安慰",医务社工在医患之间,通过信息收集、传递和反馈,以及全过程的随访与服务,及时发现和化解医患矛盾,促进医患沟通。

2. 科室公益项目的打造 结合科室不同的病种、不同的情况,医务社工通过资源的链接,助力科室的品牌公益项目打造,为相对困难的患病家庭提供经济上的支持与帮助。同时协助品牌公益项目制度化、规范化的操作与流程,促进与基金会、爱心企业的合作,形成可持续发展的品牌项目,打造属于科室的公益项目文化品牌。

医务社工成为慈善基金与医疗救助之间的桥梁,通过寻求慈善组织、公益企业和爱心人士帮助,明确救助服务对象,建立多元慈善基金,实施一系列救助项目,帮助患者筹集看病资金,解决燃眉之急。在救助资金的管理上,社工秉持"专款专用"原则,协助科室符合条件的困难患者申请相应的公益项目资助。

3. 疾病知识科普与病友会相结合 以科室为单位,医务社工组织患者形成同质性群体,针对共同的需求提供小组工作的服务,开展相应的病友会活动,同时结合患者及患者家属的需求,链接医护人员为其提供疾病知识科普、饮食注意事项等宣教主题活动。

帮助患者及其家属了解更多相关知识,更好地配合临床治疗。营造科室温馨良好的就医氛围,提供更优质的服务,促进病友会主题活动常态化发展,规范化发展,以优质服务与良好秩序形成科室病友会服务品牌。

(三)医院打造优质医疗服务的需求

1. 医务社会工作与社区分级诊疗 医务社工在为院内患者整合社会资源的同时,还注重各项院外延伸公益服务,广泛组织医务人员深入社区、小学等单位,针对性开展健康讲座、教育科普、义诊咨询服务。医院社工整合优质医疗资源传递社会,运用专业社区工作方法对居民做简单教育培训,促使居民意识觉醒,减少资源下沉阻力,以实际行动助力分级诊疗。

医务社工拓展多方资源,搭建公益救助平台,实现优质资源的分享与互补,发挥医社联动、互助网络高效作用。医务社工可以帮助居民评估和处理卫生保健服务中的问题,主要包括健康知识宣教和健康档案管理、社区疾病的预防和控制工作、居民慢性病的预防保健和康复工作、健康生活和科学锻炼方式的指导工作、转诊过程中的沟通协调指导工作、因病致困家庭的社会救助工作等,自上而下,自下而上。

2. 院内外志愿服务资源调动　医院志愿服务落实"员工、义工、社工"三工联动的志愿者服务模式,结合临床需求策划志愿者服务项目,调动院内院外志愿团队资源为病患及其家属开展志愿服务,秉承以"患者为中心"的宗旨,紧密贴合医疗过程,为患者提供人文关怀服务。

"三工联动"协作模式中,志愿者的工作具有公益性、辅助性与支持性。由此可见,医务社会工作为志愿者的管理和发展提供了新思路与新方式。志愿者具有服务短暂、流动性大、约束力低的特点,导致服务延伸性不强,易与服务对象出现感情断层。专业医务社工所拥有的职业化、固定化与专业化弥补了这一缺点。

由医务社工组织志愿者开展服务,对形成志愿者管理长效机制、拓宽医护人员和志愿者服务的范围和空间、提升医护人员和志愿者服务水平都有着重要意义。

因此,创建并运作"三工联动"协作模式,培育一支专业医务社工带领下的全民志愿者队伍,是对医务社工、医护人员和志愿者这三种服务资源的有效整合,是推动医院人文服务建设,提高病患就医感受、改善医患关系、创造良好医疗环境的必经之路。

3. 加强医院人文关怀氛围,提高患者满意度　医务社会工作的设立和实施,能够创新医学人文关怀模式。发挥医务社工的作用,真正实现医学人文关怀的专业性、广泛性、协作性。人文关怀可以有效提升患者的满意度以及治疗依从性,为医疗工作的顺利开展提供有力的支持和保障。

在患者无陪床人员的情况下,带领住院患者做医院允许非亲属陪同的检查;带领需住院患者办理住院手续;为有需要的患者根据其提出的要求寻找养老照护机构、转介下级医院;帮助医生了解患者的家庭基本信息、心理状况,着重发现患者对医疗服务中的隐性需求以及其面临的困难。

开展符合患者需求的服务,为他们提供精神慰藉、提供就医指引,缓解就医过程中的不适感,加强医院人文关怀,建立良好和谐的医患关系。

医务社工和志愿者对患者群体的介入,能够因足够配合缩短反复沟通时间,能够给住院的病友群体提供积极的关注和耐心,满足患者心理被关注的精神需求。医务社工介入是对医疗团队服务强有力的补充,不仅为患者提供优质的服务,也能协助医生较好地完成医疗流程,让医患双方专心地扮演自己的社会角色,提升就医效率及满意度。

三、医务社会工作与医疗流程的契合实践应用

医务社会工作和医务社工的存在改善了之前医院单纯的治疗"身体疾病"的模式,让患者在医院能够得到身心各方面的照顾。医务社会工作的主要职能是辅助医疗活动的开展,介入医疗管理、改善医疗质量以及独立进行社会心理诊疗活动。

医务社工和医疗流程的契合主要体现在患者入院前、住院中和出院后的服务,但这并不意味着医务社工参与医疗流程中的所有内容。医务社工需要有侧重,在患者经历医疗流程的过程中处于弱势情况时,医务社工能及时地提供心理情绪支持、资源链接等服务,能很大程度地促成患者就医的依从性,提升其主观能动性和增能。主要包括以下内容:

应用所学专业知识对患者开展社会心理治疗;对医务人员、实习医生、护士等进行社会、人文科学的教育,营造人文精神氛围;从患者及其家属处获取有关医疗服务质量的反馈信息,提供给医院管理者,促进医院服务质量的改进;向患者及其家属介绍医院或社区的医疗设施并引导他们妥善利用这些设施;参与医院有关医疗服务质量的各项调查;开展与医疗有关的家庭及社区的调查研究。

医务社会工作与医疗流程的契合将分成微观层面、中观层面来进行阐述,用以说明医务社工在个案管理中、项目孵化的作用和服务内容。

(一)微观层面:个案管理

医院开展医务社会工作,即医务社会工作"三参与"(病区查房、教学讲课、病情讨论)、"三服务"(患者情绪指导服务、家属照顾支持服务、慢性病自我管理服务),重点关注 4 类个案情况:经济贫困的患者、无家属陪伴的患者、依从性较差的患者、情绪不稳定的患者。

医务社工作为资源链接者,发挥在医院中承上启下的功能,衔接起不同医院不同部门之间的、社区间的社会工作服务,包含住院期间的服务及回归社区后的服务。

1. 院前服务 医务社工定期招募院内或院外志愿者为门诊或急诊就诊的患者和其家属提供就医指引和情绪支持的志愿服务,系统性对志愿者进行

招募、培训和管理。

医务社工可进行线上就诊咨询,公益项目资助情况咨询,帮助患者在来院就医前准备好所需材料,提高工作效率,也为患者来院就医前提供针对性的咨询服务。

2. 院中服务　医务社工与科室医生、护士、志愿者共同组建个案管理团队,定期进行个案会议,由社工获取患者有关社会、行为和心理等方面的信息,结合患者治疗方案商讨,能够有针对性地为患者制订更有效的后续服务计划;跟医务人员一起完成查房,检查并完成服务对象相关治疗信息和心理情况信息。

首先,医务社工为服务对象提供个案管理,发现服务对象的需求,同时告知患者家属,促使他们更好地配合医务人员开展治疗活动。患者属于相对困难家庭时,医务社工充当资源链接者,为其寻找救助途径,如基金会、众筹平台、媒体报道。治疗过程中服务对象对自己的病情不了解或是不理解医生表达时,医务社工可以充当沟通的桥梁,促进医患之间沟通顺畅。

其次,医务社工通过个案服务帮助服务对象转变健康理念,邀请服务对象参加科室每月的健康讲堂和病友会。社会工作科联合医护人员,通过病友分享、情绪支持和相互讨论开展病友会。以广东省第二人民医院为例:

广东省第二人民医院社会工作科在开展科室相关的病友会服务中,以血液科进行试点,尝试运用病友会的服务模式为血液病患者提供服务。广东省第二人民医院病友会实行"3+X"服务模式,"3"包括健康宣教、主题活动及志愿服务,"X"指依托科室及病友需求开展具有科室特色的服务。在设计具有科室特色、社工风格的"X"服务活动时,医务社工可根据科室医护团队学术建议,结合病种与群体,对"X"服务进行专业化、人性化、特色化打造,如医务社工会根据血液科病友住院周期长、娱乐内容少的特点,为其开展周末影院和美术课堂的病友会服务。

3. 院后服务

(1)医务社工发挥联动志愿者的作用,提供社区服务等信息,协助服务对象在出院时制订出院计划、提高自身照顾能力、完成出院时的就医指引和社区相关的服务指引,提供出院后随访服务。

(2)衔接社区的健康服务,引导进入社区家综社会工作的管理体系,如某社区家综开设的公益义诊,服务对象可以免费测量血糖、血液、饮食管理、药物使用相关指导,或者困难患者的家庭可以参与社区家综开展的工作、就职相关的培训或活动。

（二）中观层面：项目孵化

在医务社会工作服务开展中，会进行多个项目的孵化，将服务项目进行优化与延伸，拓展与社区衔接的部分，将优质服务进行项目化打造，形成规范化、制度化、专业化的管理模式。以广东省第二人民医院"常春藤行动"——脑卒中公益筛查与防治项目为例：

1. 项目概况   为了有效预测脑卒中的发病风险并及时进行干预，响应国家"脑卒中筛查与防治工程"，进一步贯彻落实国家健康扶贫的战略方针，2018年9月7日，广东省第二人民医院联合广东省国际生命科学基金会正式启动项目，以患者的综合干预服务为试点，将各级医疗结构中或社区有脑卒中预防、治疗健康服务等需求的居民、患者进行集中与整合，旨在为35岁以上人群建立健康档案，实行个体化健教及预防方案，有效降低脑血管病发病风险。

2. 专业团队力量   项目建立"医院＋社会组织＋社区"的工作小组，创新性打造"党团组织＋专业医护＋社工＋志愿者"四方联合服务模式，充分发挥各方的专业优势。由基金会提供资金支持、临床科室为项目提供专业医疗保障，医务社工团队分工负责统筹精准推进和志愿者日常招募、培训、管理、前期社区对接和后期患者跟踪回访的工作。对于有就诊需求的居民，医院开启绿色通道，医务社工充当中间对接的角色，各司其职并有条不紊地推动项目运行。

3. 项目运作   医务社工联系对接社区、企业等进行筛查活动预报名，到达一定人数以后，社区进行场地安排、布置以及宣传等工作，医务社工统筹科室医务人员做好准备工作，筛查当天已建立健康档案的居民提供抽血、血糖血压、医生问诊、颈部彩超、心电图等筛查服务。

筛查结束后，居民可通过手机小程序查询个人检查结果，对于有就诊需求的居民，医院开启绿色通道，快速转诊治疗。

另外，面对住院患者或是已出院的病友定期开展"脑健康俱乐部"系列活动，利用小组工作的方法开设健康管理小组或是兴趣小组，帮助病患提高自我管理的能力。

医务社会工作除了整合医院内部现有资源外，医院外部的共同协作和统筹也至关重要。突破患者治疗时间以及跟进服务困难的局限，与社区或康复医院开展合作，转介患者出院可能面对的社会问题，链接更多社会资源，为个案的完整提供保障。

在患者出院后，医务社工转介患者至社区，协助患者对接社区社工，并引导其参与到社区脑卒中防治体系中，进行有效的社区管理，改善脑卒中保健和预防,提高患者的生活质量。各社区卫生服务中心根据自身情况开展社区的脑卒中综合服务内容,以脑卒中营养与运动综合干预活动为主,开展膳食指导和运动干预,提高患者脑卒中相关理论知识和日常生活实际技能操作水平,逐步改变不良习惯,形成健康生活方式,从而更好地做好自我管理。

第四节 医务社会工作于医院主体的 服务成效呈现

为全面、系统地介绍医院社会工作于医院主体的服务成效呈现情况,本节将从服务目标群体及其需求、服务成效及其重要性、服务成效呈现的方式及内容等角度尝试做出分析,为各医务社工、社会工作专业学生及相关人士提供关于医务社会工作于医院主体的服务成效呈现的参考建议。

一、目标受众是谁

在我国台湾学者关于医务社会工作的定义中,我们可以看到服务受众有"患者及其家属""医务人员"和"医疗卫生保健机构"等,结合本书主题,我们将目标受众定为"医疗卫生保健机构",即医院主体。

分析目标受众的特点有利于明确服务范围。医院是以诊疗疾病、照护患者为主要目的的医疗机构,同时也是医务社工运用社会工作专业方法介入医疗卫生系统提供服务的重要主体,医院的需求直接影响到医务社会工作的具体实施和服务成效呈现效果。北京大学刘继同教授将我国医院社会工作嵌入模式大体分为两类:一是医院自主聘任医务社工,其人员从属医院,享受和医院正式员工同等福利待遇;二是政府购买社会工作服务,医务社工以第三方形式通过政府购买社会工作岗位或项目入驻医院,后来发展为医疗卫生机构也有相对出资购买社会工作服务。对于医院主体来说,可能存在两种情况,一是医院自己出钱购买社会工作服务,二是政府或其他单位出资购买社会工作服务在医院推行。两者的区别会在一定程度影响到医院主体对于医务社会工作服务的需求。

二、目标受众的需求是什么

服务成效的呈现因对象而异,重要的是进行需求的界定,找准医务社会工作与医院主体的连接点,实现两者的融合是非常必要且重要的。

(一) 自聘自购型

如果是以自聘或自购的形式引进医务社会工作服务,那么医院主体对于医务社会工作的需求可能更多会体现在医疗服务的标准化文件的要求上。

根据国家卫生计生委和国家中医药管理局制定的《进一步改善医疗服务行动计划(2018—2020 年)》(以下简称《行动计划》)、国家卫生健康委员会制定的《进一步改善医疗服务行动计划(2018—2020 年)考核指标》(以下简称《考核指标》),医务社会工作制度作为医疗机构考核的一级指标被单独列入。《行动计划》在"医务社工和志愿者制度"部分提出,医疗机构设立医务社工岗位,负责协助开展医患沟通,提供诊疗、生活、法务、援助等患者支持等服务。有条件的三级医院可设立医务社工部门,配备专门的医务社工,开通患者服务呼叫中心,统筹协调解决患者相关需求。此外还建议医疗机构大力推行志愿者服务,鼓励医务人员、医学生、有爱心的社会人士等,经过培训后为患者提供志愿者服务。这要求医院在治疗患者疾病和恢复患者生理功能的同时,还要兼顾到患者的多层次需求,关注患者心理及社会等方面,实现"全人健康"发展。

从中梳理,自聘或自购型医院主体对于医务社会工作的需求大体包含四个方面:一是促进医患沟通,和谐医患关系。医务社工需充分发挥"桥梁"角色,明确医患双方的权利及义务,及时处理医疗过程中医患之间的不良人际关系,促进医生与患者及其家属之间的良好沟通。二是满足患者多元需求,体现医院人文关怀。医务社工需协助患者及其家属预防、缓解和解决因疾病所导致的情绪、心理和社会等问题,提高治疗效果。三是推行志愿服务,弘扬雷锋精神。医务社工需积极推行医院内外志愿服务,规范医院志愿者管理,推进志愿者服务常态化、专业化、制度化、可持续发展;积极引导医疗服务向社区延伸,发展医疗机构的社区关系。四是整合社会资源,拓宽服务渠道。医务社工需以患者实际需求为出发点,通过拓展、整合、运用和协调社会资源,强化患者社会支持网络,为患者、医院发掘更多社会资源,不断拓宽服务渠道。

(二) 政府购买项目型

如果是以政府或其他单位出资购买社会工作服务在医院推行的形式引进医务社会工作服务,那么医院主体也会遵循与相关部门的合作契约,对医务社会工作服务的需求更多可能性会体现在政府设定的相关规范性文件要求上。

2014 年,中华人民共和国民政部发布的《社会工作服务项目绩效评估指南》(MZ/T 059—2014)(以下简称《评估指南》),标志着我国社会工作标准化迈出了实质性的步伐。2015 年,全国社会工作标准化技术委员会提出了社会工作标准化体系建设的基本原则、总体目标、推进措施和框架结构等,勾画了今后我国社会工作标准化的路线图。《评估指南》在"项目成效"部分主要突出三个部分:一是目标实现程度,评估内容包括服务目标达成情况、服务数量完成情况、服务对象改善情况和服务组织及其专业团队从项目实施中得到成长发展的情况。二是满意度,包括评估服务对象、购买方、项目执行方对社会工作服务过程与成效的满意度。三是社会效益,包括社会反响(奖惩情况、宣传报道、研究成果)、决策影响(对项目可持续发展的思考与建议被相关部门采纳)和资源整合(组织参与、社会捐赠、志愿者参与)等。

综合来看,医院主体对医务社会工作的需求可能包含医患沟通、患者多元需求的满足、志愿服务和资源链接等方面,在这其中还要做到服务目标的实现、所实施的服务得到各方认同以及能够对社会产生一定的影响。

三、服务成效及其类型

程序逻辑模式认为,服务成效是指活动和服务为个人、家庭、组群、社区、机构所带来的益处和转变,甚至是一些较长远的影响;其中所产生的转变,可分为短、中、长期的成效,这些成效所带来的转变可以是增长或减少的。短期成效是期望参加者能掌握的有关知识、态度和技巧,并引发他们对某些议题的醒觉和关注,以增加他们对有关议题关注的动机和改善的期望。中期成效是指参加者能就有关议题做出具体行动或行为的转变。长期成效是指当参加者持续实践所学习的,并将它持之以恒,便会带来整体的转变和深远的影响。短、中、长期成效之间必须有逻辑关系。

学者吴显连认为服务成效是指服务对象在其接受社会服务方案的过程中或接受服务方案后,所产生的正向改变程度;成效是通过服务对象正向改变的程度来测量的。而服务对象的改变,主要包括受服务者在行为、技能、知识、态度、价值观、状态或其他方面的改变。具体包括:一是行为变化:如环保行为的增加,关心弱势群体行为增加;二是技能变化:如电脑使用技能提升,就业技能提升;三是知识变化:如老年健康知识的学习,防诈骗知识增加;四是态度变化:如居民从对社区公共事务的冷漠到关心的态度变化;五是价值观变化:如只关注自己利益最大到看重团体的利益的观念变化;六是状态变化:如通过服务,服务对象从失落、无希望状态变得更加积极,热爱生活,充满希望。

社会资源研究所的学者张帆把服务成效分为产出、成果和影响三类。资源投入和干预活动得到的是产出,这一部分属于管理区,即项目可以控制的,工作者需要确保投入到位,活动按时、按量、按质完成;目标的实现情况对应的就是成果,这是评估的重点,工作者既要关注预期中的成果,还应对预期外的成果保有敏感,加以分析研究,从意外的成功中学习成长;而影响则是长期的社会变化,这里提出了一个"想象区"的概念,是指对影响的预期更多是基于理论推导,以及类似的就已发生的长期变化所做过的实证研究。

可见,成效是服务对象或群体在接受服务中或接受服务后所产生的一系列正面改变,成效的类型按时间可划分为短期、中期和长期;按内容可划分为行为、技能、知识、态度、价值观和状态;按结构可划分为产出、成果和影响。另外需要注意的是,服务成效高于服务产出与服务满意度,服务产出与服务满意度是服务成效的其中一部分,但不等同于服务成效。

四、为什么要呈现服务成效

在医务社会工作迅速发展的当下,"服务成效"成为衡量一个医务社工服务质量的重要评价标准。服务成效是对项目服务目标达成情况、项目服务成果、项目策略的自我检视,是对项目成果的一种认证,是社工服务经验的积累和沉淀;我们可以通过服务成效呈现出医务社工的工作价值,也可以通过服务成效呈现项目的亮点和重点。

服务成效在一定程度上影响着服务的发展与延续。有成效的服务是对患者及其家属等相关人群或组织的实际需求的回应,相对而言会更容易获得资助方及服务使用方的青睐,包括医院主体的关注及重视,从而保持服务的生命力,使之能够持续发展,不断提升服务水平。

五、服务成效怎么呈现

负责多年社会工作服务评估的朱静君老师提到,部分购买方认为社会工作服务仍然停留在表层,其中一个原因在于社会工作者不善于与购买方沟通交流,未能及时将服务思路、服务过程和服务成效告知对方,购买方不知道社工到底做了什么,只看见个案、小组、活动的形式简单重复,过程冗长,不了解的情况下对社会工作服务误判,没有看见即时成效。服务成效的呈现方式直接影响到目标群众对项目及服务的了解程度。医院的忙碌程度可想而知,对于医务社会工作于医院主体的服务成效呈现方式,更是要抓重点抓关键,贴合医院实际需求,主动、精准地展现成效。服务成效如何呈现?我们可以从呈现思维、呈现渠道和呈现内容三个方面来思考。

（一）呈现思维

不管怎么样呈现成效，都需要有一定的呈现思维。思维是人用头脑进行逻辑推导的属性、能力和过程；对于服务成效的呈现思维，可以结合目标受众的需求作出分析。

1. 多视角呈现思维

（1）从群体视角、服务视角和资源链接视角对服务成效进行呈现。学者李佩馨认为如果想使项目成效更加立体，可以采取多维度视角呈现；群体视角是跳出单个领域，从个人、家庭、社会层面去挖掘服务对象所在系统所引起的连锁效应。服务视角是把社工在开展服务时如何灵活运用个案、小组、社区三大专业手法开展服务的思路进行展示，并从中找到服务中的联结，以及项目如何被培育，培育后又是如何运作的，运作后如何能够长期发展。资源链接视角的关键是链接资源后如何进行整合，使得"1+1>2"，社工如何把资源运用到服务中，服务对象是否享受到该资源等。

（2）从微观层面、中观层面和宏观层面对服务成效进行呈现。相对微观的层面，是对直接受益人群的变化（知识、态度、行为、生活方式、精神状态）之后的中期或长期生活、工作的影响。

例如一个糖尿病患者参加了医务社工组织开展的病友会活动，他在病友会活动中学到了饮食对于疾病治疗的重要性，也掌握了相关饮食管理的有关方法，然后他开始关注哪些食物是适合糖尿病患者食用、哪些食物是不适合糖尿病患者食用，并长期按照相关方法管理自身饮食，后来慢慢地发现血糖和血脂达到或接近正常值，防止或延缓了并发症的发生，这对患者的后续治疗产生了积极正面的影响。

相对中观的层面，是对群体、社区等的影响。如果说微观层面是对直接受益人群的影响，那么中观层面则可以体现在对直接受益人及其家属等群体方面的影响，覆盖面包括未直接受益的群体、受益人群社会关系网络中的关系群体和一些关注这些群体的其他类型群体，影响覆盖面相对扩大。相对宏观的层面，则是对社会层面的影响，具体表现有改变群体观念、推动群体福利、推动政策变革等等。

（3）从产出类、成果类和影响类导向对服务成效进行呈现。产出类是具体可以看得到的事物，例如项目基本服务数据、相关文化产品和经验总结类文章等。成果类是结果导向，例如病友及其家属掌握疾病相关知识、病友形成社会互助支持网络等。影响类是指会产生深远影响的事物，例如社会大众对病友群体关注度及志愿服务参与度提升、媒体报道和社会捐赠等。

2. 对比呈现思维　为准确突出服务效果,社会工作者可以采用前后测量法,即基线测量法。基线测量法是在介入开始时对服务对象的状况进行测量,建立一个基线作为对介入行动效果进行衡量的标准,以评估介入前后的变化,并以此判断介入目标达到的程度。基线测量法可以应用于对个人、家庭、小组或者社区的工作介入评估,通过对服务对象介入前、接入中和介入后的观察和研究、比较服务提供前后发生的变化。

就如北京大学深圳医院介绍的成效对比。该院 2008 年引进了医务社会工作服务对医院医疗投诉纠纷进行介入,2009 年评估该院医疗投诉及纠纷由每年的约 1 100 例,减少至约 760 例,投诉纠纷有递减的趋势。这样的数据对比呈现,一定程度上凸显了医务社会工作介入的服务成效。

学者周秀清在残障社会工作服务领域中明确感受到前后对比测量不仅方便理解和操作,更具有一定的科学性和系统性。在她介绍的一个案例中,社会工作者的目标是提高服务对象的沟通能力。起初,服务对象在与他人沟通时,理解能力较弱,十次对话中只有两次能够理解别人所说的话。通过对服务对象进行持续的、多形式的沟通能力训练后,社会工作者发现服务对象在十次对话中至少有四次能够正确理解别人说话的意图,说明服务对象的沟通能力得到了提升,社会工作服务也取得了一定成效。

其实在医务社会工作领域服务中也会经常使用前后测量法对比突出服务成效。例如想提升某一类患者对疾病的认识程度,在服务开始前医务社工通过调研问卷和访谈等方法了解患者对这一疾病的认识程度并以百分比或具体数据体现,然后提供疾病讲座、主题科普活动等针对性服务实施介入,再对患者的各项疾病认知程度进行测量,前后数据对比往往就能体现服务是否具有成效,从而给医务社会工作服务提供参考经验。

3. 有形化呈现　对服务的预期产出和服务效果进行具体化描绘、有形化呈现。清晰确定服务目标、服务内容、服务产出以及预期的服务效果,并予以量化的描绘,将服务目标的完成情况、实际开展的服务内容、实际完成的指标数量、最终达到的服务效果等等均予以可视化呈现,让目标受众对服务有一个清晰直观的认识,便于理解服务开展情况和最终成效,从而达到将无形服务有形化之目的。

(二) 呈现渠道

成效呈现渠道的选择也尤为重要,根据目标受众的不同特点来选择服务成效呈现的渠道,有的放矢,提升对目标受众的吸引力。

1. 直接和间接　按照呈现主体来看,成效呈现渠道可以分为直接渠道和间接渠道。简单来说,直接是不经过中间事物,直接与目标受众进行关联,即医务社工直接与医院主体介绍、反映服务成效,不经过第三方;间接是在与目标受众发生关联的时候,需要借助中间媒介才能产生关联,即医院主体通过第三方事物,侧面了解到医务社会工作的服务成效。例如体验式服务,以目标受众为目标,通过邀请其参与体验,使其亲自处于某种环境而对服务产生认识,进而传达服务价值。

2. 线上和线下　按照呈现路径来看,成效呈现渠道可以分为线上渠道和线下渠道。线上主要指代利用互联网等虚拟媒介而实现的一系列没有发生面对面交谈交互的情况与动作;线上渠道包括旧媒体(报纸、杂志、广播、电视等)、新媒体(数字杂志、数字报纸、数字广播、手机短信、移动电视、网络、数字电视、数字电影、触摸媒体等)和自媒体(博客、微博、微信、百度官方贴吧、论坛等网络社区)。线下与线上相对,指非互联网,泛指现实生活中。线下渠道包括活动、会议、宣讲、面谈等可以面对面沟通交流的方式。

3. 说、写和做　按照呈现类型来看,成效可以通过说、写和做三个渠道呈现。顾名思义,"说"是表达,通过表达将服务成效展示出来;"写"是运用语言文字符号反映客观事物、传递知识信息,展示服务成效;"做"是从事某种工作或活动,通过实实在在的行动去呈现成效。

(三) 呈现内容

医务社会工作服务成效,最重要价值在于呈现的内容。结合医务社会工作的特点及医院主体的需求,成效呈现内容可以从以下几个方面思考。

1. 服务资料

(1)实务数据:如服务人次统计、服务次数统计、服务群体的覆盖率等等;在服务的过程中,医务社工可以统计提供的服务覆盖了哪些群体,开展了多少次个案、小组、活动等服务,共服务了多少人次,还可以将服务群体加以分类分析,结合项目目标,以数据突出成效。

(2)服务文书:如项目计划书、服务方案、服务记录及与项目相关的各类管理制度档案等等,服务文书的记录不仅可用作服务成效展示,还有助于促进专业反思和成长。

(3)志愿服务:如志愿者档案、志愿服务章程、相关服务次数及人次等等;志愿服务是一种社会工作形态,是对现代政府社会管理和公共服务的有益补充,已成为文明社会不可或缺的一部分。在医院开展志愿服务是推进公立医院改革的内在要求,是加强医院管理的有力补充,更是和谐医患关系的重要抓手。医务社工在大力推行志愿服务的同时,要记录好志愿服务的相关服务资料,以作为一项重要的服务成效之呈现内容。

2. 影像资料   影像又称图像,指各种图形和影像的总称。图像分为静态图像(图片、照片)和动态图像(影片);与文字资料相比,影像资料在直观的表现下,更能给予目标受众冲击力和震撼力,进而加深对医务社会工作服务的认识。

广东省第二人民医院医务社工通过自编自导自演的形式,将服务案例拍摄成微电影《心桥》,讲述了白血病患儿的感人故事,以此向大众呈现广东省第二人民医院医务社会工作服务通过影像,不仅能将服务可视化呈现,还能加大对外传播力度,提升服务影响力。

3. 相关方评价   一是服务对象的反馈及认可,如个案反馈表、服务对象满意度问卷、给予医务社工的感谢信和表彰锦旗等等;二是各个利益方的正面评价,如购买方、使用方、开展项目服务的相关人员等对于医务社会工作的评价。相关方的正面评价,有利于提高目标受众对服务的认知。

4. 案例书籍   如服务经典案例、实务经验的总结、服务心声、对于某一类服务的提炼梳理手册、书籍等等;医务社工可以将这部分案例手册等以文章形式进行投稿、出版,让服务成效有形化。

由广州市政府购买医务社会工作专项项目组撰写,广州市社会工作协会、广州市红十字会医院、广州市同心社会工作服务中心联合于 2017 年出品的《广州市医务社会工作实务工作手册》是对广州市红十字会医院医务社会工作实务项目的成效展现。

5. 链接资源   如医务社工帮助患者链接的医疗救助资源、为医院链接的社会资源等等;社会工作者作为资源链接者,动员和整合社会中蕴藏的各类资源,才能为有需求的个人或群体提供更有效的服务。

疫情期间,广东省第二人民医院社会工作科成功链接到医用口罩、防护服、护目镜、呼吸机等总价值超过 100 万元人民币的物资,链接爱心基金会募集慰问金超过 40 万元人民币,均发放给战疫一线医护人员,这是可呈现的关于资源链接方面的成效之一。

6. 媒体报道   各大媒体平台对服务的关注及报道,也可汇总展示。

7. 搭建平台   如服务中所搭建的宣传平台、合作平台、转介平台和管理平台等等,将平台搭建的作用结合项目目标进行展示,突出医务社会工作服务的成效性。

8. 探索模式   医务社会工作经验中探索出的服务模式、服务流程体系。

如危机干预介入,医疗纠纷调解介入,临终关怀服务介入,三无人员跟进介入等,以服务对象的需求为导向,探索服务思路,经过服务的实践及验证,形成可行的服务模式或服务流程体系。

六、医务社会工作于医院主体的服务成效呈现的建议

综合上述对于目标受众、成效、呈现方式及内容的分析,笔者提出以下几点关于医务社会工作于医院主体的服务成效呈现建议。

1. 找准需求,立足服务。找准目标受众以及了解目标受众的特点及需求,以需求为出发点,搭建多层次服务框架,提供促进医患沟通、推行志愿服务、整合社会资源等相关服务。

2. 创新思维,多样渠道。除了文字资料外,还可考虑运用图片、影片等方式进行展示,图文并茂,使成效呈现更为生动形象。另外结合直接与间接、线上与线下各渠道优势,提升对目标受众的吸引力。

3. 有的放矢,突出亮点。对于呈现内容要区分常规与重点,整合项目重点或亮点成效,突出展示,赢得目标受众的认同。

第五节　医务社会工作的职业发展路径建议

(一) 医务社会工作职业发展路径概况

1. 国外医务社会工作发展概述　医务社会工作最早起源于英国,随后在美国、法国、瑞典、日本等国家得到迅猛发展。发展过程中,不同国家结合自身特色,对医务社会工作改进和融合。美国、加拿大采取协会促进模式,瑞典、日本等国家采取政府主导加私人社会服务机构相结合的方式。

美国不仅根据医疗机构的规模按比例配备医务社工,而且有严格的资质审核。是否成立社会工作服务部门已成为衡量美国医院合格与否的一项重要指标。目前,美国医务社会工作发展阶段已从传统的医院内社会工作走向健康照顾阶段,医务社会工作场所已从传统的医院扩展至社区卫生服务、妇幼保健、公共卫生防控等领域,服务对象扩展至临床医疗、疾病防控、公共卫生等。

从 20 世纪 80 年代开始,日本便建立了社会工作执业准入制度。日本根据不同等级的医疗机构而对医务社会工作制定了不同的工作职责。在大型公立医院,医务社会工作除了开展传统医院内服务,还要负责联络下级医疗

机构和协调各方福利机构;在疗养院,医务社会工作除了掌握一般照料知识,还需要掌握专业护理知识;在社区服务机构,以患者康复治疗为主,但是医务社工还需要帮助患者处理婚姻、家庭、就业等问题,要求医务社工调动各方面资源。

从美国、日本等国家医务社会工作发展路径看,其工作领域已从协调资源扩展至护理、医疗、心理治疗等专业服务,工作场所从传统医院扩展至家庭、社会、社区,使医务社会工作从单纯的医院服务变为健康照顾社会工作。

2. 国内医务社会工作发展概述　我国的医务社会工作始于北京协和医院,之后在山东、四川等地开展,中断了一段时间后,随着改革开放的深入又重新启动,走过了三十多年的恢复重建与艰难发展的历程。第一批社会工作者上岗后进行个案工作和小组工作,为 2 000 名左右的残疾患者解决了家庭问题与社会问题,在多家媒体进行了宣传报道,但只有少数人了解这份工作。近年来,我国医务社会工作在沿海发达地区发展较快,主要是政府购买社会工作服务的运作模式。在各级各类医疗机构中引入医务社会工作的相关项目,培养出了一大批优秀的医务社工,对于建设医务社会工作人才培养和服务体系奠定了坚实基础。医务社工是我国现代卫生系统中必不可少的专业技术人员之一,虽然与发达国家和地区相比,我国的医务社工仍然处于起步阶段,但当今医院的医疗模式已经发生了深刻转变,以患者为中心和主体的医疗行为方式正在孕育,医务社会工作有利于缓解医患矛盾、提高医院服务质量和完善医疗服务体系,有着广阔的发展前景。

(二) 我国医务社会工作发展路径中存在的问题与挑战

近年来,中央及一些地方政府相继推出发展医务社会工作的指导方针。2009 年国务院出台了《中共中央国务院关于深化医药卫生体制改革的意见》,明确提出开展医务社会工作。2012 年上海市卫生局联合相关职能部门共同发布了《关于推进医务社会工作人才队伍建设的实施意见(试行)》。文件提出将医务社会工作人才纳入专业技术人才管理体系,同时给出了医务社会工作人才评价的指导性意见。我国三级以上医疗机构也开始了不同程度的探索,但整体上我国医务社会工作在卫生医疗领域的推进工作仍然发展缓慢,在开展的一些试点工作中,虽取得了一定成效,但也面临以下问题:

1. 缺乏统一的政策指导性文件,医务社工发展难以得到保障。2018 年国家卫生健康委员会公布的《进一步改善医疗服务行动计划(2018—2020 年)考核指标》中,明确要求医疗机构建立医务社工制度,并大幅增加了该制度在医院考核中的权重。这份文件的发布较大程度推动了医务社会工作的发展;

但由于我国医务社会工作进入医院服务并未形成一定的规范体系,关于医务社工工作职责、工作内容以及对于医院购买社工服务等尚未出台全面规范的法制法规以及相应的配套政策,大部分医院并未成立专职部门管理社工。管理者对医务社工的职责定位及服务内容不清晰且没有系统规划,又缺乏政策及相关理论指导下,很难界定医务社会工作服务内容。晋升制度与薪资制度又没有明确法律规定,岗位设置、工作职责缺少统一的规章制度和评定标准,医务社工进入医疗机构开展医务社会工作的实践和探索较为困难,且由于缺乏监督机制,某些医院为节省成本和满足地方行政指标要求,直接将医护人员经过简单培训补位医务社工,这样的方式并不能有效推动社会工作发展,很容易将医务社工行政化和排外化。

2. 缺乏完善的职业培养体系,医务社工专业队伍基础薄弱。除了缺乏政策扶持外,我国医务社工由于起步晚,行业发展还处在初级阶段,医务社会工作内容涉及医学和社会工作两大学科,对社会工作者的专业知识要求较高。医务社工不仅要熟练掌握社会工作专业知识,还需掌握一定的医疗知识及熟悉医院的相关制度才有利于融入医院体系开展日常工作。但在医务社工人才培养上,目前国内并没有配套的关于医务社工从业职业资格考核,现有的医务社工主要持证依据是全国社会工作者职业水平考试证书,专业从事医务领域服务的持证社会工作者少之又少。

在高校专业人才培育上,虽然我国高等院校中开设社会工作硕士点已有155家,但是高等医学院校中开办社会工作本科专业仅有十多家,而这是医务社会工作人才培养的最重要模式。以山西医科大学开设医务社会工作本科专业为例,虽然设置了社会工作通识课程、临床/预防医学概论、护理基础、健康管理等社会工作和医学特色课程,但也存在医务课程教学比较浅、医务实践相对欠缺、医务社会工作实习体系及督导制度不健全等问题,没有系统化的人才培养方案导致医务社工发展受限;加上医务社工教学队伍的专业资历、规模并无统一标准,导致医务社工的教学质量参差不齐,实习体系以及医务实习督导制度都不完善,并不能达到培养全面的医务社会工作人才的要求。

3. 缺乏广泛的宣传渠道,医务社会工作职业认同度低。医务社工由于发展时间短,社会公众对于医务社工的职业性质和专业特征的认识依然非常模糊,在网络、媒体及报刊的宣传上投入较少,使得人们缺少渠道了解医务社会工作的相关内容,公众目前还没有对医务社会工作建立起普遍的职业信任和社会认同,大部分人甚至未听说过医务社会工作。再加上医疗卫生服务领域和卫生保健系统相对封闭的特征,医院工作都有标准化流程,门诊、急诊、住院等流程都基于患者身份建立,在服务过程中,医院的业务流程占主导,社会工作的服务流程处于被动状态。且由于双方秉承不同的价值观念和视角,在患者问题的处理上也会存在分歧,在以循证为本的医疗机构领域内,医务社会工作专业效能也会受到质疑,使得医院相关部门和人员对医务社会工作信任感不强,很容易将医务社工行政化和排外化,医务社工很难得到医院配合开展工作。

4. 缺乏完善的保障体系,医务社工支持不足。我国医务社会工作的发展路径是自上而下推动发展,医务社工的主要服务领域是医院,特定的服务人群决定了医务社工很大一部分专业工作在于协助患者链接社会救助资源,解决其面临的身心及社会问题。但从目前的情况看,我国福利制度尚不完善,可供利用的资源有限,医务社工作为资源链接者在很多情况下却不能为经济困难的患者提供更多的经济帮助。面对病患急需的大额经济救助需求,医务社会工作可以对接的医疗救助资源也很有限。没有充足的社会支持体系,医务社会工作就会功能受限,难以发挥作用,造成这一工作的开展步履维艰,发展缓慢。

机构支持层面,大部分医务社工主要通过项目购买方式以第三方的角色到医院开展服务,承接服务的社会工作服务机构未建立完善的专业服务工作支持体系,在实际工作过程当中,难以对一线医务社工提供即时的支持,也难以充分发挥社会工作解决问题和服务患者的应有功能,服务能力与医院的实际期望值之间存在明显差距。

(三) 我国医务社会工作未来发展路径的建议

1. 加强医务社工政策指引,完善医务社工岗位建设。加快推进医务社会工作队伍的专业化、职业化建设,健全政策制度是医务社会工作可持续发展的根本保障。

在现有的社会工作职业水平评价制度、政府购买社会工作服务制度等政策基础上,相关政府部门可以进一步研究完善医务社会工作发展制度。加快制定医务社会工作资格准入、职业规范、服务标准、薪酬标准、质量评价、绩效考核、职称晋升等职业制度,对于采用岗位购买或项目购买方式的,应对机构准入、购买流程、项目运营、财务监管、成效评估等建立制度规范,并研究建立政府购买医务社会工作服务的财政支持体制和科学的激励保障机制。

同时也应把医务社会工作服务经费列入财务预算,逐年逐级增加投入,建立资金投入的长效保障机制,保障医务社会工作人才的合法地位,增强职业吸引力。并结合相关试点工作的成果向全市三级医院推广,开发设置增配医务社会工作人员,充实服务内容,覆盖更多服务人群,实现更大服务成效。

2. 完善医务社会工作教育体系,加大专业队伍培养力度。完善学历教育制度,探索在省内部分高校社会工作专业下设立医务社会工作方向,培养兼备一定医学知识的社会工作专业人才。推进有条件的高校开展医务社会工作研究生教育。建立和完善医务社会工作实习基地,建立学校和医疗机构联合培养平台。

开展岗位培训和继续教育,按照医务社会工作岗位设置要求,对于尚未取得社会工作者职业水平证书的实际在岗人员,通过分层、分批培训,鼓励其考证及进修社会工作专业学历学位,使其掌握社会工作知识和技能,提升专业服务能力。对取得社会工作者职业水平证书的从业人员,将医务社会工作作为专业系列纳入社会工作继续教育体系,落实常规继续教育,不断提高专业素质和业务能力。鼓励有条件的民办社会工作服务机构在政府指导下开展相关培训和继续教育工作。

3. 加大宣传普及力度,提升医务社会工作者社会认知。要支持推动国内医学院校开设专门的医务社会工作课程,增强医学生对于医务社会工作的认知认同,鼓励医疗卫生机构开展医务社会工作专业培训,提高医疗卫生机构管理人员、医护人员对医务社会工作专业知识的认知,促进日常工作中与医务社工的相互协同,积极向病患推广医务社会工作服务。

另一方面,要充分发挥社会舆论宣传作用,相关管理部门以及医务社工需要借用大众传媒的特点积极宣传,展示医务社会工作丰富的职业内涵、社会价值及职业风采,积极引导社会公众充分认识医务社会工作是医疗卫生服务大众的重要环节,争取社会、医患双方及相关部门的支持,积极配合开展医务社会工作,努力营造全社会关心医务社会工作发展、尊重医务社工的良好氛围。

4. 整合多元力量,加强对医务社会工作的支持体系建设。建立医务社会工作督导常态化机制,开展医务社会工作服务的医院和社会组织应建立常态化的督导制度,增强对医务社工的支持,促进医务社工专业能力和服务质量的有效提升。医务社会工作督导也必须由社会工作专业毕业、具有多年医务社会工作从业经验等相应资质的督导作为标准。

加强医疗保障体系建设,医务社工作为医疗救助的"第三方",运用医务社会工作专业方法实施的救助行为更加精准,也有助于提升慈善医疗救助系统的公信力。医务社会工作的发展是基于政府医疗保障体系的建立,政府承担医疗救助的主要责任。同时,也可以借鉴国内外经验和做法,寻求媒体宣传和动员,鼓励外资、民营等企业及社会力量支持医务社会工作慈善事业,广泛动员更多的社会有识之士投入到医务社会工作慈善事业中来,拓展医务社会工作的资金来源,建立一个政府主导、民间参与的大而全、广覆盖的救济体系。日益完善的社会救助体系是医务社会工作发展的基本条件,是医务社工施展作为、提供及时的救济服务的关键。

本章小结

本章主要以广东省第二人民医院的医务社会工作服务开展情况作为本土案例进行展示和分析,包括组织架构与运作、内容特色、社会工作者的培养体系,服务中与医疗流程的契合以及成效呈现的方式和职业发展路径的建议等;归纳了实践成果有"四个一"社会支持系统、医务社工专业人才实训基地和"双工联动"协作服务模式。

在人才培养体系中,提出可注重与高校合作,在岗前实习、实习带教、实习督导和实习评估等4个方面进行发展,另一方面加强医务社工人员的继续教育,包括加强岗位技能训练,广泛开展社会宣传、加强常态化交流和课题研究等。此外,以实际案例介绍医务社会工作与医疗流程的需求方向契合,个案管理推行"院前-院中-院后"全流程服务;项目孵化突出运作。服务成效可从呈现思维、呈现渠道和呈现内容三个方面思考等,最后对于医务社会工作的职业发展路径给出了建议。以服务模式梳理、特色提炼和案例介绍展示本土经验。希望读者通过本章的学习,能够对本土的医务社会工作服务有更多一些了解。

（田军章   杨 哲   姚孟冬   张雨萍   汪 星   王瑞洁

李嘉玲   梁曾钰敏   罗 赤   罗 婉   陈燕婷）

参考文献

[1] 杨哲,邱艳,姚孟冬."双工联动"协作模式在病友会服务中的应用——以广东省第二人民医院为例[J].中国医院,2020,24(6):75-77.

[2] 王思斌.社会工作概论[M].北京:高等教育出版社,2014:25-25.

[3] 张自力.论健康传播兼及对中国健康传播的展望[M].北京:新闻大学出版社,

2001: 26-31.

［4］王思斌 . 中国社会工作的嵌入性发展 [J]. 社会科学战线 , 2011 (2): 206-222.

［5］井世洁 , 沈昶邑 . 医联体模式下医务社会工作服务路径探析——以上海市为例 [J]. 社会建设 , 2020, 7 (01): 16-24.

［6］李松珊 , 于慧玲 . 我国医务社会工作困境及发展路径研究 [J]. 中国医药导报 , 2019, 16 (33): 154-157.

［7］陈哲 , 龚志成 , 郝徐杰 , 等 . 中国医院医务社会工作的现状调查 [J]. 中南大学学报 (医学版), 2019, 44 (07): 818-822.

［8］齐建 , 周文姣 . "大健康中国" 背景下医务社会工作的现状及对策 [J]. 卫生软科学 , 2018, 32 (12): 22-26.

［9］柴双 . 医务社会工作将成为医疗机构的 "标配" ——《进一步改善医疗服务行动计划 (2018-2020 年) 考核指标 (医疗机构)》解读 [J]. 中国社会工作 , 2018 (34): 4-6.

［10］郁延安 . 医务社会工作在医院文化建设中的作用 [J]. 人人健康 , 2018 (18): 286.

［11］周月蓉 . 医疗救助项目助力医务社会工作嵌入医院体系 [J]. 智库时代 , 2018 (23): 45-46.

［12］葛燕清 . 医院在医务社会工作嵌入过程中的行动及影响因素分析 [D]. 华中师范大学 , 2018.

［13］韦建瑞 , 袁清惠 . 医社合作 , 全人关怀 : 广州市医务社会工作服务体系构建 [J]. 中国社会工作 , 2017 (27): 12-19.

［14］本刊编辑部 . "全人健康" 发展模式下的医务社会工作角色透视 [J]. 中国社会工作 , 2017 (18): 1.

［15］郑兴东 , 柴双 , 代文瑶 . 综合性医院医务社会工作实务模式探索——以上海长征医院的社会工作实践为例 [J]. 中国社会工作 , 2017 (18): 24-29.

［16］马芒 , 邓金叶 . 医务社会工作介入的路径及其发展前景——基于 H 市 J 医院心脏外科重症病人的实证调查 [J]. 四川理工学院学报 (社会科学版), 2016, 31 (01): 30-42.

［17］秦安兰 , 吴继霞 . 医务社会工作学校、医院与社会合作模式 [J]. 医学与哲学 (A), 2014, 35 (02): 47-50.

［18］刘继同 . 改革开放 30 年以来中国医务社会工作的历史回顾、现状与前瞻 [J]. 社会工作 , 2012 (01): 4-10.

［19］吉琳 , 欧景才 , 田军章 , 等 . 突破我国公立医院 "主体改革链" 难点的探讨 [J]. 中国医院管理 , 2009, 28 (01): 26-27.

［20］王卫平 . 试论我国医务社会工作的若干问题 [J]. 福建论坛·人文社会科学版 , 2004, 05: 118-120.

［21］刘继同 . 中国医务社会工作十年发展成就、主要挑战与制度建设路径 [J]. 社会政策研究 , 2017, 03: 66-76.

［22］刘继同 . 改革开放 30 年以来中国医务社会工作的历史回顾、现状与前瞻 [J]. 社会工作 , 2012, 01: 4-9.

本章导读：

　　医务社会工作是社会工作者运用社会工作专业知识和技术于医疗卫生机构，从社会心理层面来评估并处理服务对象的问题，以医疗团队一分子共同协助病患及其家属排除医疗过程中的障碍，是促进疾病早日痊愈，病患达到身心平衡，提高治疗效果的工作。本章主要介绍医务社会工作常用理论以及在实务中的应用，共分为3个小节：第1节从理论渊源和学科的角度讲述了医务社会工作；第2节论述了医务社会工作理论对于实务的意义和积极作用；第3节叙述了十二个常用的医务社会工作理论及其在实务中的运用。如图 4-1 所示：

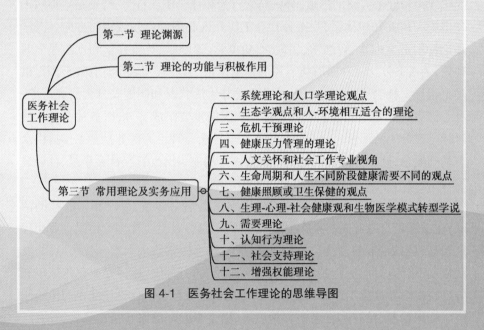

图 4-1　医务社会工作理论的思维导图

第一节　医务社会工作的理论渊源与学科角度

医务社会工作理论为医务社会工作实务提供理论指导。在西方国家,医务社会工作理论渊源多样,贫困救助理论、心理学理论、健康照顾理论、社会福利理论、社会学理论等是其主要思想理论渊源。理论是人们对特定领域的问题状况、结构功能和组织运作的系统性描述说明、分析解释。专业知识体系通常以系统性、逻辑性、概念化和抽象化的理论体系和理论观点的面貌出现,因此专业理论体系、理论观点和理论框架对直接的医疗社会工作服务具有特别重要的意义。与其说是人们通常从不同学科角度,不如说是从不同理论的角度看待疾病和健康照顾议题。

医务社会工作最古老的力量渊源是贫困与健康的关系,主要是医疗救助和生育救助等服务,医疗救助可以帮助人们理解生理疾病、心理疾病、家庭环境、贫困和社会环境之间关系的问题。心理学理论侧重于解释人类内心世界变化规律和健全人格的形成,分析异常行为和社会偏差行为,特别是精神病干预措施和相关知识体系,为医务社会工作介入心理健康领域指明方向。医学理论特别是生理学、解剖学、病理学、免疫学、诊断学、传染病学和预防医学等理论,为医务社会工作最直接有用的理论体系,为健康领域及时有效干预提供理论指导。社会福利理论以人类幸福美好生活状况和制度安排为研究对象,身心健康状况是个人福利和社会福利状况的重要组成部分,医务社会工作的目标是改善生活质量。社会学特别是医学社会学理论为医务社会工作提供众多基础概念,例如身份认同、患者角色、医疗功能、社会治疗、社会康复、社会过程、社会资本等,有助于理解社会因素的影响。

医务社会工作的思想理论传统特别注重临床诊断、治疗和医疗救助活动,注重患者身心健康和家庭生活状况,说明医务社会工作理论体系专业化程度较高,且日趋成熟多样。长期以来,医学致力探索致病因素与发病原因、发病机制、临床诊断、医疗技术,以实现治病救人的目标。这种专业化传统也充分反映在医务社会工作的理论体系建设上。医务社会工作理论建设的传统侧重于临床诊断、治疗和社会病理学思维,侧重于心理健康和精神疾病的治疗,侧重于医疗救助服务和个人化服务等,其临床诊断和医疗化思维模式的色彩较为浓厚,而且不同理论体系从不同角度出发,通常只关注身心健康的某个层面,缺乏整体系统感。在医疗技术日新月异、疾病和医学分类日益专门化的背景下,更加需要全面、整体、系统的观点。20世纪80年代以来,美、英等国家出现了"新型"医务社会工作模式,医务社会工作理论发生结构性变化,各种有关疾病预防、群体健康、社区卫生和公共卫生、环境卫生和社会结构的理论大量涌现,微观取向的临床治疗和宏观取向的疾病预防,贫困群体的医疗救助与普通公民的健康服务并存共生,医务社会工作的理论体系、理论观点、理论框架越来越多。

第二节　医务社会工作理论观点的基本功能

医务社会工作理论观点对医务社会工作实务具有特别重要的意义和多方面的积极作用。

第一,理论观点为我们观察、描述、分析和理解特定的疾病、健康现象、现状提供概念工具,有助于我们从不同学科、不同理论视角、不同分析层面去全面、系统、客观地观察目标事物。

第二,理论观点为特定服务领域提供某种衡量标准和评价体系,人们可以借此衡量和评价目标服务体系,确定目标服务体系所处的发展阶段、现存的主要问题和未来发展方向。

第三,理论观点为全面、系统、客观描述服务状况,发现现存主要问题和探究问题的主要成因,明确解决问题的基本思路,提出政策建议,设计科学合理的制度框架与选择适宜的政策模式,提供多方面的理论、政策支持,有助于科学决策,提高政策设计和目标服务质量。

第四,理论观点可以为横向国际比较研究和纵向的历史比较研究提供比较标准和参照体系,有助于发现不同制度和服务体系的主要差距所在,明确未来发展方向和改进工作的基本思路。

第五,理论观点可以为我们正确评价和评估服务质量、服务效果提供基本原则和衡量标准。按照服务结果付费和满足服务对象需要的原则,我们可以科学合理评价服务质量与社会效果。

第三节　医务社会工作常用理论及实务应用

　　医务社会工作的主要理论体系与基本视角众多,主要包括系统理论和人口学理论观点,生态学观点和人 - 环境相互适合的理论,结构功能主义和多视角系统整合的观点,健康危机干预和压力管理的理论,消费主义、增权和生活质量观点,人文关怀和社会工作专业视角,生命周期和人生不同阶段健康需要的观点,健康照顾或卫生保健的观点、生理 - 心理 - 社会健康观和医学模式转型学说、女性主义和社会性别理论观点等。这些理论观点为医务社会工作实务提供理论指导、概念框架、分析工具、知识体系和看待问题的基本视角。各种不同理论体系从不同方面或角度看待疾病与健康的关系,为医务社会工作者在不同健康照顾处境下处理不同的健康问题提供理论指导和行动指南,其功能是多方面的。

　　需要强调的是,这些理论观点与视角是以不同形式出现的,如理论体系、理论取向(approach)、理论观点(perspective)、概念框架(concept framework)等。本节采取宽泛定义,交叉混合使用这些概念,泛指所有适用于医务社会工作实践的理论。这些理论观点是以不同学科专业为理论背景的,每种观点基本假设与关注点有所不同。这就要求医务社会工作者因地制宜、灵活运用各种不同的理论,有效改善各类目标群体的身心健康状况与福利。需要特别强调的是,各种不同取向的理论体系并无优劣好坏之分,而只有"适合"与否的问题。不同的健康处境和不同目标的人群可能需要不同的理论分析框架,以科学的揭示现象,并且健康干预过程和不同发展阶段需要不同的理论,医务社会工作应善于综合应用不同的理论。

一、系统理论和人口学观点

(一) 主要内容

　　系统理论(systems theory),是研究系统的一般模式,结构和规律的学问,它研究各种系统的共同特征。

　　人口学(demography)是研究人类出生、死亡、迁移的一门学科。同时借由这些人口的增长或缩减之现象,进一步探讨人口增减变动因素的影响或原因。

系统理论和人口学观点是医务社会工作的主要理论和观点之一。系统理论和人口学观点主要关注点是社会结构因素与人的疾病和健康的关系,以及人口结构变化对人的健康状况的影响。这种观点的主要思想是,社会体系和个人都是完整的体系,一旦某部分出现问题,就势必影响整个系统,系统和个人就会出现病理症状。

(二)实践应用

系统理论和人口学观点主要适用于社会发展规划、卫生发展规划和宏观层次的健康干预。卫生发展规划和宏观层次的健康干预,主要表现为国家把规划重点放在全国人民总体健康水平的提升方面,从注重疾病诊治到对生命全过程的健康监测、疾病控制,把重心放在预防工作上,医治未病。

系统理论和人口学观点主要应用于为国家卫生发展战略规划制定,政府在当前和今后一个时期卫生工作的行动纲领、疾病预防和健康促进的决策提供理论和技术支持。例如,国家通过合理规划,创造良好宜居生活环境,增加公共体育设施,全面提升人们健康生活环境;国家通过提倡理性消费,改变人们生活方式,改变人群中危险因素的分布,如减少亚健康、高血压、糖尿病等;或者通过采取政策措施,提高烟酒销售税收,全面实行禁烟等,减少吸烟或酗酒危害。

"健康中国"是一项系统的社会动员工程,必须建立在完善的社会支持系统和人口学研究的基础之上,以系统理论和人口学观点为理论基础的医务社工模式,是国际通行的医疗服务辅助支持系统,对于医疗服务的系统化、人文化,尤其是老龄社会医务社工服务的全面拓展,也是通过卫生发展规划突破人口健康素质全面提高的有效途径。

二、生态学观点和人 - 环境相互适合理论

(一)主要内容

生态学(ecology)是研究有机体与其周围环境(包括非生物环境和生物环境)相互关系的科学。目前已经发展为"研究生物与其环境之间的相互关系的科学",有自己的研究对象、任务和方法的比较完整和独立的学科。

人与环境适应理论,认为自然环境与人类活动之间存在互相作用的关系,以及地理学应当研究人地关系中人类对自然环境适应的观点。人与环境适应理论是社会生态学解释人类健康状况的有力的理论框架。

生态学观点和人与环境相适应理论主要关注社会环境与健康状况的关系,特别是健康状况空间结构的分布不规律。生态学的主要观点是人与自然

的和谐平衡,社会与自然界相互依存和相互依赖,特定地理环境与社会空间结构产生特定的地方疾病,人与环境关系的变化会直接影响人的健康。生态观点既包含了个人和群体在改变自身健康行为中的积极作用,也囊括了人与环境互动理论,以及对健康促进方案的成本效益和社会影响评估的重要性。这些理论主要以生态学、社会生态学、社会医学和社会卫生学等学科为基础,主要关注社会环境与健康状况的关系,特别是健康状况空间结构的分布规律。

(二)实践应用

以生态学观点和人 - 环境相互适合为理论基础的医务社工,是以人为本,能促进人与人、人与社会、人与自然和谐相处的医务社工。正如生态医学的提出。就是以提高全社会人自我健康的意识和自我健康的能力为目标的健康医学,强调人是大自然中的一部分,而不是大自然的主宰。不以改造人体自然环境或对抗大自然为目的,而是强调人与环境互相适应的过程。

在"健康促进"的生态环境改善策略实践中,环境不仅是病原体、毒素和安全危害的潜在来源,而且也是健康信息和社会支持的提供者。

生态和社会环境改善干预措施至少要考虑五种"环境"或影响健康的物质和功能有关社会环境:①生态和社会环境可以作为疾病传播的媒介;②生态和社会环境可以作为一种压力源,对人们的情绪、表现和生理产生有害的影响;③生态和社会环境可以作为安全或危险的来源;④生态和社会环境可以作为健康行为的促进因素;⑤生态和社会环境可以作为健康资源的提供者。[①]

按照生态学和人 - 环境相互适合理论的观点可知,人的健康与生态环境的健康息息相关,生态环境保护是医务社会工作不可或缺的一环,保护生态环境其本质是在为人的健康福祉服务。环境如水,发展似舟,水能载舟,亦能覆舟,我们不能只顾着发展,忘却环境保护。青山绿水是金山和银山,但金山银山却买不来青山绿水,这是习近平总书记早在 12 年前在福建工作时就提出的理念,近些年来,在国家执政理念中多有体现,不求量的发展,追求有质量的发展。政府对于环境保护日益重视,强化环境治理工作,治理海域河道,并加大了对于环境污染的处罚力度,在招商引资时着重引进环保型企业,将重污染企业拒之门外,减少经济发展对于环境的影响。

除了政府在环境保护中发挥作用外,各类社会组织也发挥自己的职能为环境保护做出贡献。在中国发展简报上搜索非营利组织名录,从事环境保护

---

① Stokols,D.Translating social ecological theory into guidelines for community health promotion. American Journal of Health Promotion.1996,10﹔282-298.

服务内容且登记在册的社会组织有 914 家。社会组织在服务过程中发现污染源,督促减少污染物排放,监督达标排放,除此之外,通过政策倡导,向公众宣传环境保护理念。毕竟环境保护人人有责,需要公众的参与,如果仅仅靠政府和社会组织的努力,其效果微乎其微,环境保护需从生活细节做起。

除生态保护之外,这个环境还指人生存的社会环境,人生存于社会,与社会发生物质交换,必然受到社会环境的影响,人的许多问题是由这个社会环境引起的,所以医务社会工作在干预过程中,对于案主生活的社会环境进行改善和介入也是必需的。

案例：亲爱的客栈 [1]

人们在出外远行时便会找地方投宿,而供人暂住的这些地方就称为客栈。

我时常会忘记我是在医院里工作,只有某一时刻我看到担架上一个满脸鲜血的患者被送往急诊室时我才突然想起,啊,原来我是在医院里工作啊。

这确实不能怪我,我负责对接的科室是血液科,每周都会去科室一次进行例行的个案探访,我与案主们彼此熟悉的程度让我经常以为我是在进行社区探访。我更愿意说我是在一个温暖的客栈里工作,而不是在冰冷的医院里。之所以这么说,是因为我有一群可爱的案主们——他们基本上都是患有白血病的大朋友或小朋友,年龄从 3 岁到 50 岁不等。他们都只是在这个特殊的客栈里暂住的旅行者,和普通人并无区别,只是他们旅行的时间比较长,有时候会略显疲惫。

大多数时候,我都是跟案主的妈妈们接触,她们会拉着我话家常,会说哪家的孩子好调皮,会相约一起去买菜,会向隔壁房借柴米油盐。当然,在这客栈里是不允许做饭的,不过仍然有人会偷偷做,像避开游击队一样的偷偷行事。但是没办法,客栈的费用比较高,尤其是小白这一种类型房间。为了省钱,为了让孩子的旅行能顺利结束,妈妈们总会做出各种努力。

某一天,我们的一位住客小画家永远地从这客栈里退房了。小画家在客栈里住了五年,这五年里进进出出我们客栈很多次,每次看着有希望了却又突然会让人陷入沉默。这个消息在客栈里引起了"讨论"——每位家长都说着,太好了,他终于可以好好休息了,心里又担心着自己的孩子会像小画家一样,落下父母,自己一个人去更远的地方旅行了。

---

[1]　李嘉钰,女,广东省第二人民医院社会工作科医务社工。

2017年12月12日，在这个大多数人都忙着疯狂抢购的日子，"小暴龙"（我的个案）妈妈跟我说了之前她想过带"小暴龙"离开客栈的想法。因为"小暴龙"的情况很糟糕，就算继续留在我们客栈，可能意义也不大。不过幸好，她带着"小暴龙"继续留下来了。虽然"小暴龙"的情况仍然时好时坏，但总能看到继续旅行下去的方法。我问她，以前有没有想过有一天自己居然懂这么多医学名词，会跟这么多医疗器械打交道。她说，我根本就没想过我自己会这么倒霉，我要的明明很简单，一个疼我的丈夫和平凡的儿子。

是啊，我又何曾想过写个案记录的时候要查找这么多医学名词呢？

曾经我也特别迷茫，医务社工的存在对于患者来说到底有没有意义。直到有一次参加机构日，我们总干事说的一段话，让我第一次有了醍醐灌顶的感觉——患者们无论有没有遇到我们，他们该离开终究是会离开的，该痛苦的还是会痛苦的，而医务社工是在这苦闷的旅途中让他们感受温暖的存在。

我也曾跟"小暴龙"的妈妈说过，我希望我的存在能让他们觉得有那么一刻没有那么苦，她说，遇到你的每一刻都是甜的。后来也有其他家长跟我说过，他们的旅途很长很累，而我们医务社工伸出的援手让他们感到温暖。

所以，在小画家离开的时候，我很快就释怀了，我相信他是因为这边的旅途太苦闷了，想去更加无忧无虑的地方好好地游玩一番。我相信他是带着美好的回忆离开的，而这美好的回忆里有我们。这就是我们医务社工存在的意义。

在人们的印象里，医院是一个冷酷的代名词——高昂的药费，可怕的病魔，起码是一个没有人愿意进来的地方。但与此同时，它难道不是一个让你重拾健康的地方吗？所以我更愿意当它是一个客栈，当远行的旅人感到身心疲惫时就会来这里短住。当然，我也遇到过一些"客人"是不愿意留在我们客栈的，他们会想与其把钱花在这里，还不如拿去真真正正的游玩，他们宁愿要短暂的快乐，也不想要有疲惫的旅行，这种情况也是十分可以理解的。最理想的状态当然是在客栈休息够了就健健康康地回家，如果最终不能回家的话，也只是去了一个更加遥远的地方旅行罢了。

三、危机干预理论

（一）主要内容

1. 危机的概念

（1）危机一词可以拆分为理解为"危险"与"机会"，美国学者吉利兰和詹姆士将危机定义为对一个事件或一个情境的一种感知或体验，该事件或情境是一个不堪承受的困难,超出人们现有资源和应对机制的范围。罗伯特则认为危机可以是个体性的(如一个所爱的人去世)也可以是公共性的(如一场重大火灾)。[①]我国台湾学者廖荣利则指出,危机一般指的是个人的生活危机,是一种严重的扰乱事故,是个体料想不到的情境。

(2)美国学者布拉莫尔将危机分为三种类型:①发展性危机,又称成长性危机,主要是指人的生命周期不同阶段转换过程中所遭遇的危机。②意外性危机,是指无法预料的各种危机情境。具体包括:人际关系的危机、环境的危机、死亡的危机。③存在性危机,是指伴随着重要的人生问题,如关于人生目的、责任、独立性、自由和承诺等出现的内部冲突和焦虑。

2. 危机干预　　国内外学者大都认为危机干预就是及时帮助处于危机中的人们恢复心理平衡,不同之处在于一部分学者强调案主的自身潜能与优势,一些学者则更加注重外界的帮助与支持,还有一些学者则视危机干预为一种助人的技术手段。例如,学者季建林认为危机干预是给处于危机中的个人或群体提供有效帮助和支持的一种技术,通过调动他们自身的潜能来重新建立和恢复其危机前的心理平衡状态。[②]在学者翟书涛和胡泽卿看来,危机干预是对处于困境或遭受挫折的人们予以短期关怀和支持,使之恢复心理平衡的过程。学者樊富珉则认为危机干预是对面临危机的人们采取迅速且有效的应对措施,使其能够在避开危机的同时,达到进一步适应该危机所运用的治疗方法。综上所述,我们认为危机干预理论模式是案主与社会工作者共同参与、共同努力的助人自助的过程。社会工作者在帮助案主的时候,应充分发现案主的力量、挖掘案主的潜能、提高案主解决问题的能力。

3. 危机干预理论的发展阶段　　美国学者亚诺希克将危机干预理论概括为三个不同的阶段,即基本危机理论、扩展危机理论和应用危机理论。

(1)基本危机理论主要是指林德曼和卡普兰早期根据其研究所提供的一种对危机的理解,即将焦点集中于帮助危机中的人认识和矫正因创伤事件引发的暂时性的错误认知、情绪和行为扭曲。[③]该理论主要把求助者所表现的危机反应当作异常或病态进行治疗。

(2)扩展危机理论,扩展危机理论的发展是因为基本危机理论完全基于心

---

① 马尔科姆·派恩［英］.现代社会工作理论［M］,冯亚丽,叶鹏飞,译.北京:中国人民大学出版社,2008:110。

② 季建林,徐俊冕.危机干预的理论与实践.临床精神医学杂志,1994(2):116-118.

③ 宋丽玉,曾华源,施教裕,等.社会工作理论——处遇模式与案例分析.台北:洪叶文化事业有限公司,2005,164.

理分析的方法,没有适当地考虑到影响危机产生的社会、环境和境遇因素。[①] 因此,扩展危机理论更为注重从一般系统理论、适应理论和人际关系理论中汲取养分。

（3）应用危机理论更为强调危机干预者必须将每一个人和造成危机的每一个事件都看作是独特的。

危机干预理论模式运用了来自心理分析的自我心理学中的元素,该模式是从短期心理治疗的基础上发展起来的理论,它是对危机情境中的个体或群体给予短暂帮助和关心的过程。一般来说,在案主无法通过自身的调整处理自身危机的时候,就应该及时进行危机干预,以制止不良后果甚至恶性事件的发生。

（二）实践应用

危机干预理论在社工实务工作中的应用主要有以下几种模式:

1. 平衡模式   根据影响个体心理平衡的因素:对事件的知觉、有无情境支持、应对机制是否充分,美国学者阿吉莱拉总结出危机干预的平衡模式,按照平衡模式的观点,危机状态下的案主,通常都处于一种心理情绪的失衡状态,他们原有的应对机制和解决问题的方法不能满足当前的需要。因此危机干预的工作重点应该放在稳定案主的情绪,使他们重新获得危机前的平衡状态。这种模式在处理危机的早期干预时特别适合。在危机早期,个体处于极度茫然、混乱和自我失控状态,这一时期的干预目标应主要集中在稳定个体的心理和情绪方面,在其达到某种程度的稳定之前,不宜采取其他干预措施。

2. 认知模式   美国学者贝克提出认知模式（cognitive model）。在他看来,危机导致心理伤害的主要原因在于,案主对危机事件和围绕事件的境遇的错误思维,而不在于事件本身或与事件有关的事实。该模式要求社会工作者帮助案主认识到存在于自己认知中的非理性和自我否定成分,重新获得思维中的理性和自我肯定的成分,从而使受害者能够实现对生活危机的控制。认知模式较适合于那些心理危机状态基本稳定下来、逐渐接近危机前心理平衡状态的案主。

3. CISM 和 CISD 模式   近年来,国外学者们将关键事件应激管理（critical incident stress management, CISM）和关键事件应激回溯（critical incident stress debriefing, CISD）两种危机干预模式大量应用于团体工作中。具体地说,关键

---

① Janosik, E., Crisis counseling: A Contemporary approach. Monterey, CA: Wadsworth Health Science Division, 1984.

事件应激管理模式(CISM)强调在危机中将家庭看作全面干预的重要成分之一,重视对家庭的服务,并概括案主所面临的应激阶段与时间线、不同阶段的不同情感状态,针对每一阶段提出不同的干预策略。关键事件应激回溯模式(CISD)产生的最初目的是维护应激事件救护工作者的身心健康,后被多次修改完善并推广使用,现已开始用来干预遭受各种创伤的个体。CISD 的主旨是为防止或降低创伤性事件症状的激烈程度和持续时间,迅速使个体恢复常态。[①]

4. ACT 模式 ACT 模式是由美国学者罗伯特于 "9.11" 恐怖事件后,针对事件罹难者的干预而提出的,是一套连续的评估和干预策略,其中,A、C、T 分别指评估(assessment)、危机干预(crisis intervention)和创伤治疗(trauma treatment)。[②] 其中评估(A):治疗主要评估、对公众安全和财产的威胁评估;干预(C):灾难救济和社会服务的交付、关键事件应急报告的执行(CISD)危机干预步骤的实施、强化观点和应对支持;治疗(T):创伤应急反应、创伤后应激障碍(PTSD)创伤和应急管理的十步治疗草案、创伤治疗计划和康复策略的应用。

5. 任务模式 近年来,美国学者们对来自心理学、临床咨询、医学以及社会工作领域的 10 个代表性模式进行了内容分析,将多样的危机干预过程、环节和措施拆解、归纳为三个连续任务和四个焦点任务,初步构建出危机干预的任务模式(task model)。[③] 三个连续任务(continuous Task)分别是评估、保障安全和提供支持,这三项是需要持续不断或者多次反复进行的任务。它们是危机干预的基础性任务,既相互区别又相互联系,并且没有特定的实施顺序,可以在干预过程的任何时候进行;而有些任务是需要在某个阶段集中进行的,即四个焦点任务(Focused Task),主要包括建立联系、重建控制、问题解决和后续追踪。[④] 综上,危机干预理论实务应用中的处置原则可概括为:

1. 危机干预理论模式在实务工作中的主要目标在于帮助案主克服危机,再建心理平衡,重新面对生活。这就包含三个层次的目标:一是帮助案主减轻情感压力,降低自伤或伤人的危险性;二是使其心理平衡,恢复到危机前的

---

① Naser F.Overcoming the effects of disaster:A rationale for the Kuwaiti CISM program. International Journal of Emergency Mental Health,2001,3(1):11-13.

② Roberts, A., Assessment, Crisis Intervention, and Trauma Treatment:The Integrative ACT Intervention Model, Brief Treatment and CrisisIntervention,2002,2(1):1-22.

③ Myer R,Lewis J,James R., The Introduction of a Task Model for Crisis Intervention [J].Journal of Mental Health Counseling,2013,35(2):95-107.

④ 高雯,董成文,窦广波,等.心理危机干预的任务模型.中国心理卫生杂志,2017(1):89-93.

功能水平,避免出现慢性适应性障碍;三是提高案主应对危机能力,使其更加成熟。依据这些根本目标,产生相应的处置原则。[①]

2. 综合近年来实证研究成果,危机干预理论在实务工作中应遵循以下基本处置原则:原则一,社工应尽快与案主建立信任与委托关系,协助案主减少其负性情绪的影响;原则二,危机干预是短期进行的,社工应聚焦案主的问题;原则三,通过澄清与咨询商议过程来处理案主的核心问题;原则四,不断评估案主潜在受到的伤害,进而提供保护性措施;原则五,拟定干预计划,帮助案主恢复自理能力;原则六,社工应扮演积极性角色;原则七,运用案主个人与环境的资源来处理危机。

从实践应用和原则分析可见,危机干预理论的主要优势及影响是:

1. 危机干预的主要目的在于排解案主的不良情绪及心理,同时包括调适其面对危机时的生理和行为反应的强度。它还强调帮助案主回到危机发生前的状态。通过制定新的应对方式,使得案主超越其自身对危机的承受能力,即是说,改善并提升其应对危机的能力,以便案主更好地应对未来人生道路上的种种困境。

2. 危机干预理论是一种描述特定过程的理论模式。通过这一过程,人们开始思考突发事件给其自身带来的情绪反应及影响,还为社工的实务工作提供了一个颇为有用的基础,帮助人们处理和应对严重的情境事件。它的优点还体现不把危机个体化以及问题化,对危机有着更为积极和正面的态度,也强调了个体在应对危机时的差异性,是一种更具有弹性和动态的助人自助的理论模式。

3. 当今社会,危机四伏,人们的工作生活压力也日趋增加。如何更好地应对突发事件,是一个刻不容缓的问题。作为一名专业的社会工作者,在实务工作中,常运用的技巧包括自我肯定训练、面对现实、改善环境等。与此同时,危机干预理论的实务工作对社会工作者提出了更高的要求。它要求社会工作者具备更加专业及丰富的相关知识及技能。因为在危机期间,案主可能会随时出现新的状况,新的障碍等,这就要求社会工作者拥有较好的应急及应变能力。[②]

---

① 宋丽玉,曾华源,施教裕,等.社会工作理论——处遇模式与案例分析.台北:洪叶文化事业有限公司,2005:167-169.

② Knox KS,Roberts AR.The Crisis intervention model.In N.Coady,P.Lehmann(Eds.),Theoretical Koweszko T,Gierus J,Wiédéocha M,et al.,An Introduction to the Model of Crisis Intervention Procedure for Borderline Patients(CIP-BP):A Case Study,Archives of Psychiatric Nursing,2017,31(3):324.

案例：疫情中的别样守护

——医务社工对重症慢性病患者及其家属的就医个案支持 [①]

（一）服务对象与背景分析

2020 年初，一场突如其来的新型冠状病毒肺炎疫情袭击全国，各行各业都全力投入到抗击疫情工作中，与时间赛跑、与病毒较量，坚定信念打赢疫情攻坚战。

在医疗机构里，除了新型冠状病毒肺炎患者，还有一群值得大众关注和守护的人——重症慢性病患者。在新冠疫情下，重症慢性病患者的正常就诊、治疗秩序被打乱，但与此同时，他们的疾病发展进程不会因为疫情而延缓，反倒他们会因为年龄大、体质弱、伴有重疾慢性病，而增加了新型冠状病毒的感染风险。如何在安全防护状态下保障恒常治疗和规律用药，成为了重症慢性病患者及其家属的重大挑战。

在春节后复工初始之时，医务社会工作者逐一致电访问在案的 200 多名患者，开展关怀问候和防疫知识宣教工作，进一步掌握服务对象在疫情当下的具体需求，为患者排忧解难，在疫情中为重症慢性病患者提供着别样的守护。

其中，慢性肾衰竭尿毒症期患者家属 A 小姐的情况引起了医务社会工作者的关注并开展个案跟进。

1. 服务对象基本资料及支持系统

A 小姐是父母收养的孩子，现年 31 岁，单身未婚，是父母多年来重要的经济和照护支持来源。父亲于 2019 年因癌症去世，与前妻、儿子、弟弟关系不和，因此父亲的亲戚能为 A 小姐母亲提供的支持不多。A 小姐的母亲是父亲的第二任妻子，自幼患有轻度腿疾，30 年前孤身一人从外地农村嫁到佛山，自此甚少与娘家人联系，故娘家几乎无法给予 A 小姐母亲实质支持。父亲离世后，A 小姐与母亲互为至亲，相依为命，没有其他依靠。唯一能支持的，就是一两个热心邻居、远房的一个表亲戚，但又受困于疫情和正值中国传统农历新年，A 小姐母亲病危时，热心邻居和远房表亲均无法到院探望和支持陪伴 A 小姐母女，由此可见，两人家庭和社会支持系统薄弱。

2. A 小姐母亲疾病情况

A 小姐母亲现年 56 岁，于 2019 年 6 月确诊为慢性肾衰竭尿毒症期患者，开始进行恒常血液透析治疗。2020 年 1 月初，A 小姐母亲因肾衰竭引起

---

① 崔艺萍，女，佛山市南海区启创社会工作服务中心、广东省中西医结合医院医务社工项目负责人。

心肺功能衰弱,初次病危住院救治,因家庭情况特殊引起肾病风湿科医务人员关注并转介至医务社工部,作为重点关注对象。1月23日,A小姐母亲病情稳定出院回家过春节,但1月30日再度病危,身体内多处器官衰竭,令人担忧。2月5日医务社工线上复工后,立刻致电A小姐母女开展关怀工作,得知A小姐母亲再度病危、多次抢救,随时有生命结束的可能。作为唯一的至亲,A小姐整个春节期间一直守在母亲的病床边,独自面对至亲生离死别,孤立无援,情绪近乎崩溃。

(二)服务模式与需求分析

1. 服务模式 医务社工初次接触服务对象时,正值新冠肺炎疫情,全社会陷入人心惶惶、岌岌可危的压抑氛围。A小姐表现为孤独彷徨,焦虑不安,情绪失控,无法面对当下状况,无法理性做决定。母亲表现为身体虚弱,疼痛不适,依从性差,不配合治疗,接近无意识状态,二度病危,存在12小时内随时生命结束的风险。为此,医务社工采取了危机介入的个案服务模式,通过个案服务解决服务对象面临的紧急危机,降低其伤害。

2. 服务需求分析 由于A小姐母亲病危处于昏迷状态,无法面谈辅导,故医务社工重点围绕A小姐开展个案支持服务。医务社工与A小姐建立服务关系,初步梳理得出A小姐目前的需求有情绪安抚、建立母女间合适的对话互动模式、输入正向思维以更好地理解母亲的某些行为以及加强社会支持网络。

(三)服务策略与服务计划实施过程

根据服务对象面临的危机情况,医务社工围绕及时处理、限定目标、输入希望、提供支持、培养自主能力五大服务策略,进行了五个阶段的个案介入服务,采取了相应的干预措施。

第一阶段:主动介入,及时处理。

2月5日,复工初始之时,医务社工当即开展致电关怀工作,了解A小姐母亲出院4天后因肺积水病危二次入院救治。凭借着专业触觉判断,医务社工评估A小姐母亲可能会面临生命危机,唯一至亲A小姐未必能冷静面对和接纳此状况,有出现情绪失控的可能,于是作开案决定。自此,医务社工每日定时与A小姐保持联系,了解A小姐情绪状况与其母亲的病情。对A小姐提出不能理解母亲拔掉呼吸机、轻易放弃生命等行为,医务社工运用同理技巧,共情A小姐这一路的不容易,稳定A小姐情绪,提醒A小姐照顾母亲的同时,也应照顾好自己,注意适时放松减压。

2月6日,A小姐母亲突然出现危机值,医务人员在为其抢救,A小姐一人在病房外等候。为避免 A 小姐情绪崩溃,医务社工通过微信与其联系,陪伴 A 小姐。医务社工评估 A 小姐对于本次危机的心理预备程度与接纳度后,了解到 A 小姐对于母亲可能离世事件没有任何预备,甚至抗拒、害怕、不敢面对,近乎崩溃边缘。见状不妙,医务社工马上联系病房护士长进一步了解 A 小姐母亲身体状况,评估个案危机紧急程度,得到护士长回复 A 小姐母亲现时生命危在旦夕。考虑 A 小姐当时情绪状况不稳定,背负着工作、生活两重巨大压力,孤身一人缺乏支持系统,即将孤身面对至亲的生离死别,医务社工基于专业使命与责任,立即向护士长了解病区疫情安全状况,以及进入病区的准入条件、防护要求、注意事项,评估安全可入后,向机构管理层申请特批回病房开展线下服务。

第二阶段:梳理困惑,限定目标。

获线下服务批准后,医务社工立马奔赴回医院探望 A 小姐母女。医务社工运用同理与聆听技巧,鼓励 A 小姐一点点倾吐说出这些年来为了患癌症的父亲、患肾衰竭的母亲频繁跑医院的故事,道出了心里的恐惧、对父母的愧疚、对当下的无助、对生活的无奈、对未来的彷徨。叙述过程中,在医务社工的技巧引导下,A 小姐慢慢地找到了困惑的出口。经过近一小时的治疗性陪伴与辅导,A 小姐明白了当下最为重要的是陪伴母亲走好生命最后一程。

第三阶段:澄清理解,输入希望。

面谈过程中,A 小姐提及自己面对母亲不配合治疗,拔掉呼吸机的行为感到愤怒和情绪激动,在医务社工追问缘由下,A 小姐回应道:"她现在的状态一拔掉呼吸机就等于没命了,我这么努力和辛苦赚钱给她养病,她为什么要轻易放弃,破灭我的希望?"

意识到 A 小姐的非理性情绪源于不合理信念,医务社工通过发出提问,引导 A 小姐思考母亲拔掉呼吸机行为或许并非本意,而是谵妄综合征[①] 导致的后果,向 A 小姐科普谵妄的相关知识,澄清这是母亲无意识状态下的行为,并非故意与 A 小姐作对,现时的母亲更需要家人的接纳、关怀与支持。

此阶段,医务社工运用澄清技巧帮助 A 小姐处理不合理信息,理清 A 小姐对其母亲的重要性,让 A 小姐重获掌控感,感受到她并不是无能为力,她还有可以为母亲努力的新方向。

---

① 　谵妄,又称为急性脑综合征。表现为意识障碍、行为无章、没有目的、注意力无法集中。通常起病急,病情波动明显。该综合征常见于老年患者。患者的认知功能下降,觉醒度改变,感知觉异常,日夜颠倒。谵妄并不是一种疾病,而是由多种原因导致的临床综合征。

第四阶段：真诚关怀，提供支持。

此阶段主要任务为强化和肯定 A 小姐在第二、第三阶段愿意做出调整尝试。为让 A 小姐并非感到孤单一人，医务社工向 A 小姐送赠"防疫加油包"表示关怀，并告诉 A 小姐这段时间工作手机和工作微信全天为她在线，如若母亲有霾耗需要陪同面对，社工都会赶来一起应对，协助处理后事。与此同时，医务社工向 A 小姐传递病区一线临床医务人员的关怀与用意，表达他们也愿意陪伴 A 小姐左右，一起面对。医务社工运用无条件接纳与真诚关怀的技巧，让 A 小姐感到同伴力量，帮助 A 小姐重构社会性链接支持，让她更有力量和勇气往前走。

第五阶段：鼓励改变，培养能力。

前面四阶段的辅导工作触发了 A 小姐愿意改变的动机，此阶段则需要为 A 小姐"授人以渔"。医务社工通过分享鼓励、赞赏、披露等正向沟通技巧使用指引，帮助 A 小姐改善与母亲的沟通互动模式，并鼓励 A 小姐向母亲作自我披露，说出多年来的心中话。即使母亲依然处于昏睡状态，但或许她能够通过心灵感应感知 A 小姐的不舍情感与爱意，对于 A 小姐而言，做了这一步，能够为双方留下最后的美好回忆，也无遗憾了。最后，A 小姐听从了社工的建议，尝试与母亲坦露心里话，对此，社工给予了肯定和赞赏。

第二天，A 小姐激动地告知社工其母亲苏醒的消息。一周后，A 小姐陪同其母亲出院回家，恢复每周三天的回院血液透析治疗。随着疫情缓和，各行各业复工复产，A 小姐也回到了工作岗位，其母亲身体状况良好，能独立行走与自理，日常自行约车安排回院做透析治疗，调养身体。家庭中两人分工明确，A 小姐负责赚钱养家，母亲负责照顾自己，调养身体，回归往常生活。

（四）专业反思

面对类似个案，医务社会工作者首先要发挥专业优势，妥善处理伦理困惑，安全地回应服务对象需求；其次要推动关系建立，帮助服务对象从疫情物理隔离中重建社会性链接支持；最后，要给案主输入希望，激发内在防御机制，预防因疫而生的悲情事件。

四、健康压力管理的理论

（一）主要内容

1. "生理 - 心理 - 社会"健康观和医学模式的转型　关注点是确定病因、疾病分类和临床治疗，探索影响健康的因素，发现对改善健康状况最有贡献的因素，确定疾病和健康测量标准等。适用于各种不同的健康处境，成为医务社会工作的理论工作。

2. 健康危机干预和压力管理的基本问题 主要关注点是缩小医生和患者之间的距离,在健康处境中提供心理 - 社会干预,以适应生理 - 心理 - 社会健康观和医学模式的转变,提高医疗技术和健康照顾服务的质量和效果。适应于多种健康处境,特别适应于慢性病患者、亚健康状况和生活压力较大的群体。

3. 健康照顾或卫生保健的观点 主要关注点是对那些因各种原因处于健康风险,或处于不利状况的弱势、劣势群体给予人性化的特别关怀,照顾范围从生活、情感、家庭照顾到机构化照顾。普通适用于各种健康处境,它主张各类群体健康照顾问题放在特定健康处境下考虑。

（二）实践应用

健康压力管理的理论注重医务社会工作应对健康危机,这里的健康不仅仅是指生理健康,更是指"生理 - 心理 - 社会"全方位的健康。既然是健康压力管理,则强调及时和迅速,适用于突发变故的人群以及压力大和身体处于亚健康状态的群体,患者的心理、社会健康会影响生理健康,这类理论在医院和社区中开展社会工作服务时常用到。

在医院中以个案或小组的工作手法,开解患者因住院产生的不良压抑情绪,缓解其压力,积极配合治疗,可以早日康复出院。那么,患者出院后,可以在社区内进行继续康复,进入社会健康管理阶段。此时医务社会工作即通过个案、小组或者社区活动等手法,不仅仅可以对患者及其主要照顾者传授康复、日常医疗常识和养生信息等信息,帮助其提升在家康复治疗的效果;也可以是社区内部的普通居民,起到预防和增长知识的作用,以备不时之需。医务社会工作还可以整合社区医疗、志愿者等资源,为辖区内有需要的人提供探访以及义诊服务。

五、人文关怀和社会工作专业视角

（一）主要内容

以社会工作专业为基础,主要关注点是尊重人的价值,维护人的尊严,千方百计满足人的健康需要,使人们过上体面的生活。

1. 医务社会工作服务与人文关怀的关系 社会工作起源于西方的慈善事业,而慈善事业本身具有心怀弱者之心,充满着人文关怀的气息,社会工作的专业价值观强调对服务对象的人文关怀。人文主义理论强调以人为中心,为服务对象解决问题,促进其能力的提高。尹保华从人文关怀的起源、本质、寓意等方面论述了社会工作与人文关怀之间密不可分关系,提出"人文关怀是社会工作的本质"。一方面,从医务社会工作的内容来说,社会工作者在社会工作价值观的引导下帮助患者及其家属解决心理问题,寻求周围可利用的资源,帮助激发自我潜能,解决自身的问题。另一方面,从社会工作的专业方法来说,无论是个案、小组还是社会工作,都强调对服务对象人文关怀,在工作方法中运用同理、接纳、宽容等方法,让服务对象认识到社会工作者是真心愿意帮助他的,从而愿意接受帮助。医务社会工作从本质上说,是与人文关怀相辅相成,密不可分的。[①]

2. 医务社会工作者介入医学人文关怀的主要途径

(1)人文病历:人文病历就是依据专业的手段和方法对影响患者健康利益的心理、社会等人文因素进行认识、分析、判断与评诂而形成的一种临床人文诊断书。人文病历和医学病历一道构成患者整体的病历资料,是对患者进行医学诊疗、预防、康复、保健的重要医学文件。医务社工在人文病历上的介入从患者入院开始,由社工查房、患者随访、与医生交流、病历管理 4 个方面组成。

(2)住院指导:医务社会工作主要针对的患者是需要进行住院服务的患者,此类型患者有些对于住院流程不了解,造成在住院过程中与医务工作者发生冲突,面对这一情况,需要对此类型患者进行必要的住院指导,包括在住院期间需要的注意事项和住院的基本流程,并对期间患者出现的问题进行合理的解释。如由于需要住院治疗,一部分患者内心存在恐惧心理,这就需要医务工作者进行具体指导,必要时需要专人进行事实指导,打消他们的顾虑,提升他们的康复信心,保证患者在住院期间心理环境的稳定。

(3)健康教育:对患者而言,患病即意味存在着一定不健康的身体习惯。故而,一定程度的健康教育,有利于帮助患者形成自身生理健康体系。健康教育的内容包括,基本生活习惯教育、基本生产习惯教育及应急状态下的行为教育。通过这三项内容的健康教育,生理健康教育体系便得以形成,以此为核心的健康教育长效化机制便能够建设。

(4)心理咨询:患者在患病之后,其内心存在一定的变化,导致对治疗产生恐惧或者不切实际的幻想。在此过程中,医务工作者就需要对患者进行心理疏导,这就是所谓的心理咨询。具体而言,咨询过程中,医务工作者要向患者说明,其需要对治疗做好何种准备,治疗的基本疗程与基本效果,让患者对自

---

① 唐文.医务社会工作者.医学人文关怀的使者[J].医学与哲学,2006,12(5):40.

身情况有科学的认识。同时医务工作者也要向患者说明其疾病可治愈程度，以此消除患者心理紧张感，舒缓内心并且乐观面对治疗。

(5)转介服务：转介服务是依据患者诊疗、康复和保健的多层次需要，通过医院之间、医院与其他机构之间的合作，满足患者多样化的健康需要，促进医疗资源的合理配置，提高诊疗资源使用效率的活动。医务社工能让患者及时、正确的实现转介，并了解和掌握转介服务的资源与信息。

(6)临终关怀：临终关怀是对无治愈希望的患者提供保守性治疗与支持性的心理社会照顾，控制、缓解患者疼痛等相关生理症状，解除患者心理与社会层面的痛苦，让患者有尊严地、安详地离开。临终关怀是现代临床人文关怀的重要组成部分，主要内容有心理调适、社会支持、哀伤辅导。以医务社工为主体的临终关怀服务团队是由注册护士、营养师、义工师、音乐师、社会工作者、法律顾问组成多学科的合作小组。

(7)出院规划：出院规划又称为出院计划，它是指在患者康复出院以后为患者提供的旨在增进患者健康、协调患者家庭与职业人际关系，及时干预患者面临的困境和危机，加强患者的情感支持等一系列活动的总称，内容主要包括家庭健康指导、心理危机干预、社区人际支持、社会资源链接、家庭随访。医务社工介入体现在积极帮助患者及其家属充分认识出院计划的重要性、加强医务人员对出院计划的理解与协作、提高患者及其家属对出院计划的决策参与度、重点关注特殊患者的出院需要。

(二) 实践应用

人文关怀和社会工作专业视角下的医务社会工作强调工作者不以性别、职业、学历、宗教信仰、患病与否、伤残与否等条件为由，差别对待自己的服务对象，应一视同仁，认为任何人都有享受同等的医务社会工作服务的机会。其实在实务过程中，人文关怀一直贯穿医务社会工作者整个工作过程，但最能体现的文关怀之一就是针对特殊人群的医务社会工作，例如：针对吸毒人员戒毒康复、艾滋病患者以及精神障碍患者的社工服务等。他们都是这个社会上容易被遗忘且带有负面标签的人群，人们常常用"有色眼镜"看待他们，但是他们恰恰是需要帮助的人群，属于弱势群体。作为一名接受过专业教育和拥有专业素养的医务社会工作者，要深知虽然他们患病或者曾经犯过错，但社会工作专业视角和人文关怀共同倡导平等理念，我们应像平时接待一般服务对象一样平等对待他们，保障他们身为公民应享受的社工服务。开展医务社会工作本质上就是为他们提供心理—社会支持，在此基础上辅以相应的护理服务，除了给予基本的医疗照护外，更多的是帮助他们融入社会，撕去社会"污名化"标签,倡导社会平等和谐的接纳他们。

六、生命周期和人生不同阶段健康需要不同的观点

(一) 主要内容

1. 生命周期理论的发展   生命周期理论是在精神分析理论基础上发展而来的,其主要代表人是弗洛伊德和埃里克森。埃里克森在弗洛伊德研究的基础上将生命周期理论推进到人生的全部过程。

弗洛伊德发现,患者的心理困扰主要是童年时期压抑的性冲突,由此认为性是最重要的本能之一。弗洛伊德认为,随着性本能的成熟,性驱力的聚集区域从身体的一部分流到另一个部分,每一次转变都意味着性心理发展的又一个阶段。弗洛伊德将性心理发展大致分为五个阶段:口唇期、肛门期、性器期、潜伏期及生殖期,他认为童年的早期经验和冲突能够持续影响成人的活动、兴趣和人格。

埃里克森在弗洛伊德研究的基础上,提出了人格成长过程中的八个生命危机,成为其著名的生命周期理论。在埃里克森看来,人的一生要经历八个主要的危机或冲突。将人的整个生命历程按照不同的年龄阶段划分为婴儿前期(0~1.5 岁) - 信任与怀疑、婴儿后期(1.5~3 岁) - 自主与羞耻、幼儿期(3~6 岁) - 主动与内疚、童年期(6~12 岁) - 勤奋与自卑、青少年期(12~18 岁) - 角色统一与混乱、成年早期(18~25 岁) - 亲密与孤独、成年中期(25~50 岁) - 繁衍与停滞、成年后期(50 岁后) - 自我完善 - 失望、厌恶,每个阶段危机的产生是由于个体在生命中特定时期的经历和社会需求决定的,只有顺利地解决每一阶段所遭遇的危机,才能顺利地过渡到下一个人生阶段。[①]

2. 生命周期理论的核心概念

(1)生命任务:生命任务是个人在从出生到死亡整个生命过程中每个阶段所必须经历的生命事件和需要完成的阶段性任务,只有顺利完成此阶段的任务才能顺利进入到下一阶段。具体来说我们需要在学龄期完成相应的学习任务、健康成长,在青少年期要顺利完成学业并接受社会化,在成人期要进入婚姻、抚育子女、成就事业,在中年期要帮助子女顺利进入婚姻,完善事业,老年期回顾一生,享受天伦之乐。只有顺利并完整的经历这些生命事件,完成人生每一阶段的生命任务,个人才能顺利发展。

(2)阶段角色:从整个生命历程来看,人们在每个阶段将扮演不同的社会

---

① 桑宗艳 . 城市失独家庭之社会工作介入策略的探讨与实践 [D]. 中南大学,2013.

角色,只有成功地扮演好相应阶段的角色,个人才能在生活中获得成就感,顺利完成自己该阶段的生命任务。角色会随着个人生命周期的发展而不断地变化,个人在人生每个阶段扮演角色的成功或失败会影响他相应的生命感受,个人在每个阶段扮演着不同的角色并需要为扮演好下一个角色做好准备。

(3)时间和空间位置:生命事件的发生可以从时间和空间两个角度来分析,时间主要是指该事件的发生在个人成长的生命历程中所处的阶段位置,包括心理时间,文化时间、社会时间等。空间主要是指该生命事件发生的地域位置,地域位置与个人的关系将影响生命事件产生影响的分量。从宏观角度来看,大的社会环境中那些对个体生命历程产生重要影响的历史事件也将成为个人生命历程中重要的影响事件。个人出生的时代,经历的国家政策不同会在个人的生命历程中打上时代的烙印,对个人的思想,家庭,发展都将有所影响。

3. 家庭生命周期理论 一个家庭的生命周期如同人的生命历程一样,需要经历从形成到解体的发展过程。一个家庭的形成是以夫妻关系的正式确立为标志的,当一对夫妇正式结为夫妻那么我们可以说一个家庭开始诞生,每个新的家庭会随着孩子们的相继出世而逐渐扩展,随着孩子的成长逐渐成熟,同时又随着家庭成员的相继离巢而逐渐缩小,直至夫妇二人的相继离去而逐渐消亡,我们将一个家庭从形成到消亡的整个过程称为家庭的生命周期。[①]

杜瓦尔提出的对家庭生命周期的划分他将家庭生命周期的不同阶段依次划分为新婚期、育儿期、学龄前期、学龄期、青少年期、空巢期、中老年父母期、老年父母期八个阶段。正如个人的生命周期历程一样,家庭在每个阶段也有其需要完成的特定任务,在每个阶段将经历不同的家庭生命事件。

家庭生命周期理论将家庭视为一个整体,认为每个家庭在不同的时期需要经历相应的不同的生命事件,在不同的阶段每个家庭都有其特定的家庭任务需要完成,每个阶段生命任务的完成情况影响着向下一阶段的顺利过渡,家庭生命事件的发生顺序、家庭规范家庭秩序会因所经历的家庭生命事件的不同而发生变化。家庭要实现由上一个阶段向下一个阶段的顺利过渡必须保证上一阶段家庭任务的顺利完成,家庭在向另一个阶段过渡的时期往往是家庭事件的多发期,每个家庭成员可能会因为要适应不同阶段的任务而发生角色的改变,他们需要为接下来需要承担的角色而做好改变的准备,家庭意外事件的发生或家庭事件发生顺序的颠倒都可能会导致家庭失去原来运行的正常轨迹,给家庭成员带来难以适应的烦恼。

---

① 桑宗艳.城市失独家庭之社会工作介入策略的探讨与实践[D].中南大学,2013.

4. 家庭生命任务完成所需资源　家庭生活网络中的各种物质、精神、信息、服务等资源可以帮助家庭应对困难,走出困境,满足人们的生活需求,甚至帮助个人或家庭应对突发的情感或家庭危机。我们通常将家庭在生活中形成的关系网络所提供的资源按照形式的不同分为非正式的支持性资源和正式的支持性资源两种类型。

非正式支持性资源。非正式性的支持资源主要源于案主个人在日常生活中所形成的关系网络,他们之间的关系主要靠情感来维系,为了保持良好的情感关系,人们有时出于道义上的责任和义务也需要为他人提供相应的帮助和支持。非正式性的资源主要来自于邻里、朋友、亲戚、家庭等群体,这些群体往往能在自己陷入危机时给予及时的物质帮助和情感支持。

正式支持性资源。正式性的支持性资源主要包括来自政府和其他社会团体或机构的支持。社会团体、机构在为社会中的弱势群体提供相关帮助时也往往发挥着十分重要的作用,比较典型的社团机构包括一些慈善救助组织、志愿团体组织等。

(二) 实践应用

社会工作者在开展实务工作的过程当中面对案主,为案主提供服务解决问题时,从整个生命历程的视角来分析案主现在所处的生命阶段,从理论上分析在该阶段案主原本应完成的生命任务是什么,进而分析是哪些因素阻碍了个人在该阶段生命任务的完成,同案主一起分析可以帮助案主顺利完成这些生命任务的可利用资源。

这一理论对医务社会工作具有一定的指导作用。每一个个体成长的环境是有差异的,这就决定了其社会化过程中的角色扮演是千差万别的,因此,在对个体进行医务社会工作干预的时候,必须考虑服务对象的早年经历及个体差异,在进行医务社会工作介入时要根据服务对象的差异性而采取个别化的介入方式和方法。

──── **案例:基于生命周期理论以社工介入失独家庭为例** ────

1. 需求分析　失独父母的生命任务主要包括适应中老年生活的任务、适应丧子后生活环境的任务以及妥善合理规划老年生活的任务。面对家庭结构的突变,由于相当一部分失独家庭中,子女丧失的原因为疾病,这使得他们不得不面对丧子后家庭经济环境的改变;社会环境方面,子女丧失使得失独父母不愿意参加正常的家庭交往和社会活动,使得他们面临着家庭社交网络、社会社交网络和工作社交网络均发生变化的困境,这需要他们适应这种变化,重拾正常的社会、家庭和工作交流网络,这样才能重新转入正常的生活。

2. 失独家庭困境社会资源　失独家庭无论是在非正式性资源条件方面还是在正式性资源条件方面都存在不小的缺失。非正式性资源方面,失独家庭产生初期,虽然家庭亲属、朋友、社会网络等力量会给予感情上的慰藉和经济上的帮助,但这些支持是有限的,不具有持久性和系统性。在正式性资源方面,政府部门和其他社会性机构方面给予的支持多体现在经济上,在精神上的慰藉很少,并且经济上的扶持也十分有限,很难对失独家庭的生活、养老、卫生、医疗等重要方面形成有效的支持。

3. 社工专业方法介入失独家庭

(1)个案辅导:区域内失独家庭集中调查分析,选择情况突出的失独家庭进行个案辅导,使其正视意外的发生。个案辅导的对象应具有突出性、代表性和典型性。个案工作中要聆听服务对象的真实需求和困难,并进行评估,然后鼓励其主动参与、自主决定服务计划。

(2)小组活动:借助小组活动的优势,帮助失独家庭重新建立正常生活。失独父母在心理上都会存在封闭、孤独的特征,社会工作者可在社区或政府部门的辅助下,组织失独家庭活动,使他们彼此产生情感共鸣,相互理解,进而走出心理困境。

(3)社区活动:社区是失独群体最为熟悉的生活环境,鼓励和帮助他们重回社区生活是帮助他们走出心理困境的重要手段。基于社区服务的社会工作可从以下方面重点入手:①完善社区服务,提供日常照料,比如组织志愿群体对失独家庭开展长期帮助活动,提供日常生活照料,经常走进失独家庭陪他们聊天,陪他们过节等;②发展社区养老,满足养老需求,组织志愿群体为失独老人提供养老生活服务,或者提供专业的养老服务,服务的费用由政府和社区来提供;③丰富社区活动,提供社交机会,鼓励他们走出家门,积极参与到社会活动中来。

七、健康照顾或卫生保健的观点

(一)主要内容

健康照顾(health care)的观点主要以医学学科为基础,也称为"卫生保健"。其前身是医疗照顾(medical care),医疗照顾的基本涵义是有关医疗的服务活动,主要局限于临床医疗活动。而健康照顾就是医疗机构与社会组织有关健康议题所提供的健康服务活动的总称,包含医疗服务和健康服务。

健康照顾的视角基于身心健康状况是个人福利和幸福美满家庭生活的基础,营养食品、预防接种、妇幼保健和环境保护等活动有助于保持良好的健康状况,公共卫生、良好生活方式、和谐人际关系和优美自然环境是改善健康的最大贡献因素。

照顾(care)是健康照顾的核心价值和专业目标,其主要关注点是以关爱、关怀、专业精神和专业伦理,为那些因各种原因处于健康风险,或处于不利状况的弱势、劣势群体给予个性化的专业服务,照顾范围从生活、情感、家庭照顾到机构化照顾。健康照顾理论普遍适用于各种健康处境,它主张以人为本,尊重人的价值、尊严,满足人的需要,应将各类群体健康照顾问题放在特定健康处境下考虑。①

(二)实践应用

个人和家庭、社区、国家等社会层面的干预和直接服务都会遇到健康照顾议题,在满足人们的衣食住行用等基本生活的基础上,健康照顾成为社会工作面对的主要和基础问题。有关的健康知识和保障健康的方法技巧就成为当代社会工作专业服务的重要组成部分。健康照顾充分体现关爱和照顾理念,构建了现代健康社会工作实务体系,包括生殖健康、应对各类灾难事件、公共卫生、临床医疗、临终关怀等,生活中的方方面面我们都享受着健康照顾或卫生保健视角下的医务社会工作②。

健康照顾或卫生保健视角更多的是以人的生命周期和健康为依据,覆盖从出生到死亡整个生命过程。而且健康照顾是相对于疾病照顾来看的,在服务的过程中,需要充分体现关爱和照顾理念,社工要从人的健康的角度出发去开展工作,而非仅仅从病情的角度去分析,主张以人为本。比如,从疾病照顾的角度来说,患者其实是可以一直不停地治疗下去,直到死亡为止,但这样会为患者带来痛苦。但是从健康照顾的角度出发,则会更尊重患者本人的看法和选择。同时,健康照顾对于医护人员或者家属来说,就是可以帮助他们去理解这一理论,当他们了解这种照顾的方式,就会更容易去理解患者,给予患者更好的支持。

八、"生理-心理-社会"健康观和生物医学模式转型学说

(一)主要内容

疾病与健康观念是医务社会工作实践的理论基础,疾病与健康观念的变化直接影响医务社会工作实践,这是最基础和最核心的理论。人们通常运用生物与医学联系的观点去认识生命、健康与疾病。关于健康与疾病的认识,人

---

① 刘继同.健康中国建设与重构现代健康照顾服务制度[J],人民论坛,2020(8):56-59.

② 刘继同.中国健康社会工作实务体系范围与现代医生人文关怀型社会工作角色[J].人文杂志,2016(04):94-101.

们认为健康是宿主(人体)、环境与病因三者之间动态平衡,这种平衡被破坏便会诱发疾病。这种以维持动态平衡所形成的医学模式,即生物医学模式。而生物医学模式往往只注重生物医学方面的诊治,其主要缺陷是从单纯生理学角度进行界定,而忽略了心理与社会因素对人体造成的影响。

1977 年,恩格尔提出用"生物 - 心理 - 社会"医学模式取代现今的生物医学模式这一观点。恩格尔主张要从个体心理、生活方式、生物遗传、社会环境等多方面因素来考虑对于疾病和健康的重要影响,全方位探求影响人类健康的因果关系问题。这种模式认为人的心理与生理、精神与躯体、机体内外环境是一个完整的统一体,心理、社会因素与疾病的发生、发展、转化有着密切的联系,强调生物、心理、社会三因素是相互联系、不可分割的。因此在考察人类的健康和疾病时,既要考虑生物学因素,又要重视心理、社会因素的影响。

(二)实践应用

不同于压力管理理论中说到的"生理 - 心理 - 社会"健康观,这里提及的"生理 - 心理 - 社会"健康观更多地适用于一般状态,强调医务社会工作融入服务对象社会生活工作的方方面面,不仅追求身体无病,而且期望心理健康和社会角色功能都发挥正常的完美状态。近些年随着经济发展水平的提高,人们由最初的"吃不饱,穿不暖"的状态,转变为追求全方位健康。经济全球化发展和城市化进程,使得周遭的生活环境发生转变,生活节奏的加快,心理压抑、压力大是现代人的通病。并且随着人年龄的增长,在不同的生命周期扮演着不同的角色,就需要适当进行角色调适:调试得当,则生活平稳;若调适不当,则生活会出现危机。

这些新的健康挑战都给了医务社会工作发展机遇:不论何时何地,只要是与心理调适、社会角色调试以及生理健康的综合社工服务,都可算作为生理—心理—社会健康观视角下的医务社会工作。

———————— **案例:医疗救助个案故事**[①] ————————

(一)案主简介

案主 L,21 岁,广东省梅州市人。她的母亲在她小时候就生病去世了,父亲也在母亲去世后杳无音讯,没有弟弟妹妹。案主从小就在外婆的抚养下长大,跟外婆的感情也很好。刚在电商企业工作 1 个月的她,发现自己手

————————————————
　　① 陈燕婷,女,广东省第二人民医院社会工作科医务社工。

脚酸软无力,案主于今年8月份在广东省第二人民医院被诊断出系统性红斑狼疮、狼疮肾炎、急性肾衰竭、心肺功能不全等病症。在院期间大姨是主要的照顾者,因为要照顾案主,大姨也辞去了家里那边的工作。案主的住院费用主要靠亲戚朋友和社会人士的帮助,共筹集善款达23万元,但是因为病情变化太快,案主肺部功能损伤越来越严重,每天都要做雾化治疗,一天8瓶球蛋白就要5000多元。后来案主因为病情加重,要用呼吸罩和心率检测仪来稳定和检测病情,所以案主一直在普通病房和ICU间往返,在ICU一天的费用就要1万多元,住院产生的费用越来越多,案主和案主家属的心理压力也越来越大。

(二) 需求评估

社工跟案主接触过程中了解到,医患关系是很和谐的,医护人员会很及时地跟案主和家属说明案主的病情,因此案主对自身的病情也是比较了解的,也比较愿意积极治疗。综合了解到的信息,社工将从以下几方面来评估案主的需求,从而得出其真正的需求。

1. 生理因素

案主在入院的时候,医生就确诊案主系统性红斑狼疮、狼疮肾炎、急性肾衰竭、心肺功能不全等这些病症。平常去病房探访案主的时候也会发现案主常常是呼吸急促,处于极度虚弱的状态。她也表示身体会疼痛,几乎是每天失眠,因为反复如此,案主的精神状态愈发不好。有时候案主也会玩一下手机游戏,因为她说这样能暂时分散一下注意力,自己也会好受一点。医生也表示需要每天打球蛋白针才会缓解案主病症,但是病情的变化很难控制。

2. 心理因素

和案主接触的过程中发现,案主在面对自己的家庭和病情时,她所呈现的状态是"我"知道自己的家庭背景和病情,"我"去表述的时候也希望对"我"的病情是有帮助的。她的状态和我之前接触过的患者的状态是不一样的,案主她清楚自己的目标,很多事情都是她自己亲自去沟通,她自己承受了很大压力去面对自己的病情,她时常会问社工有什么其他的渠道可以去筹得治病的费用,在此过程中她表现得很独立。在生病和经济的双重压力下,案主常常会表现出焦虑、不安的情绪状态。

3. 社会因素

(1)家庭关系:父母亲缺失,案主L从小由外婆照顾长大,所以案主L和外婆关系很好。在案主生病期间,社工了解到案主外婆也生病了,案主大姨则到医院照顾案主L,家中外婆由其他亲人照顾。案主L的表叔和表姨在其生病住院期间也在家中积极张罗亲戚帮助案主度过难关。由此可见,案主L家庭关系的和谐给了其很大的支持。

(2)经济因素:案主L在生病住院期间是没有收入来源的,其大姨为了照顾她也辞去了家中的工作。案主外婆在其生病后,抵押房屋获得的几万块都用在了案主L的治疗上。从亲戚筹集的费用都用到了前期的治疗中,但是高昂的治疗费用让案主和家属一筹莫展。

(3)社会支持:社工了解到,案主L工作的公司得知案主入院治疗后,其领导召集公司员工为案主L筹款,共筹得善款一万多块。另外,案主L的朋友和同事在周末的时候也会过来医院探望案主,案主L也表示这是她每周最开心的时刻。

综上所述,治疗费用是案主L最迫切需要解决的需求。因为案主没有收入来源,单从亲戚朋友来筹得医疗费是不现实的,所以社工将以此为介入点,为案主L链接资金资源,缓解其经济压力。其次,案主L的情绪状态是不容忽视的,这对其病情也有很大的影响,社工在为其链接资金的同时也需关注案主的情绪辅导。另外,从优势视角出发,可以利用案主L的家庭关系优势和社会支持优势来为案主提供经济和情感支持,鼓励案主积极面对病情和治疗,使案主产生动力,缓解其焦虑不安的情绪状态。

(三) 介入目标及计划

1. 介入目标

(1)整合案主可用资源,为案主链接资金,缓解其治疗过程中所带来的经济压力。

(2)关注案主的情绪状态,让其了解到她并不是孤立无援,周围的人都在支持和帮助她,缓解她的焦虑情绪。

2. 服务计划

(1)了解案主的基本信息,及时向医生获取案主的病情以及费用治疗情况,与案主L及其大姨建立关系。

(2)评估案主的需求,为其制定合适的介入方案。

(3)从优势视角出发,为案主寻找合适的资金和媒体资源,协助其了解相关的救助信息以及申请流程;关注案主的情绪状态,为其提供情绪辅导和情感支持。

(四) 介入策略及过程

考虑到案主的病情变化较快,社工将计划增加与案主接触的频次,及时了解案主的情况,所以以下将呈现阶段性的介入计划。

1. 第一阶段

(1)介入策略:用1~2次的面谈与案主L和案主大姨建立关系,了解其基本信息,了解她们的需求和想法。

(2)介入过程:社工和案主接触的过程中了解到了其基本的家庭情况以及经济情况,也了解到了案主在刚入院的一两天已经在朋友的帮助下自行发起轻松筹平台的筹款,现阶段筹到了6万多元,社工也在部门工作机上进行了爱心传递,帮忙发布筹款链接。案主希望社工能协助链接其他相关经济资源,她也表示自己愿意尽力去配合一切可做的事情。在面谈的过程中,案主的语气比较坚定,愿意向社工描述自身的经历和家庭,是比较信任社工的。社工也向医生了解到案主因为病情变化快,肺部已经出现感染,需要治疗的费用也比之前治疗的费用高,经济问题的解决是案主的第一要务。

2. 第二阶段

(1)介入策略:用1~2次的面谈进一步评估案主的需求,为案主L制订合适的服务计划。

(2)介入过程

1)再次面谈时,社工评估到案主的焦虑情绪。根据案主描述,案主睡眠质量不佳,情绪低落,心跳加速;主治医生也表示,案主的身体状况也会导致心理状态的变化,两者是相互影响的。

2)评估结果显示案主的需求主要是经济援助和情绪支持。根据案主的情况,社工和案主一致认为众筹和媒体报道目前是案主最直接的筹款方式,相对于基金会申请,这两种方式是相对较快的。另外,社工也向案主及案主家属提供了医保二次报销的信息。

3. 第三阶段

(1)介入策略:用3~4次的时间为案主L链接可用资金平台,协助案主进行,协助其了解相关的救助信息以及申请流程,缓解其整个过程带来的焦虑情绪。

(2)介入过程

1)根据前面了解到,案主自行发起的众筹因治疗费用紧缺,社工协助其款项的提取,共筹得善款20万元左右。而且根据案主本身的意愿,社工协助案主L再次链接了轻松筹平台发起二次筹款,而且从轻松筹的工作人员了解到在一个星期内筹得的款项达1万元以上,然后再让案主家中的户籍所在街道居委会或村委会开具贫困证明,就可以把案主筹款链接推至首页,可以让更多的社会人士参与其中。另外,社工也帮案主链接了媒体报道。因为案主L的病情变化快,在每天都产生高额医疗费的情况下,这两种方式是比较合适,也是比较直接的,相对其他资金资源是较快的。

2)在为案主链接资金的同时也注意案主的情绪状态。案主知道病情状态,在每次聊到费用情况的时候,案主都希望能快点或是用其他方式筹得费用,案主表示身体的疼痛让她很难受,想快点有个结果。社工也向她表示同理,向她说明产生焦虑是正常的,生理和心理都有可能导致其发生,社工也引导她去探索自己焦虑的源头,让案主的情绪状态发泄出来。在面谈期间,案主很少去表达自己的情绪,有时沉默,在说到今后的打算时,案主按捺不住情绪哭泣了起来,社工也表示接纳和安慰。

(五) 介入结果与成效

1. 为案主家庭减轻了经济负担

案主L在社会人士的帮助下,第一次筹得款项20万元左右,款项提取后进行二次筹款过程中,案主离世了。二次发起筹款后,又筹得资金3万多元。另外,案主购买的医保可在医院报销60%。医生表示系统性红斑狼疮病种发病急,情况变化快,患者死亡率达70%~80%,且治疗费用是相对较高的。案主在对抗病魔的过程中,肺部一直在反复感染,一直往返于ICU和普通病房间。最后虽然案主去世了,但这些医疗救助资源在一定程度上减轻了案主家庭经济的负担。

2. 案主的焦虑情绪得到一定程度缓解

尽管谈及治疗费用和病情时案主常是沉默或是着急,希望经济援助的到来能立刻解决问题,但社工观察发现案主在有社工和朋友的陪伴和倾听时,心情状态会比较放松,案主也曾说过:"有人来陪我说话能让我感觉舒服一点,至少能转移注意力。"结案之后,社工通过对医护人员、案主大姨的回访,对个案服务效果进行评估。家属表达已经慢慢接受案主离开的事实,也非常感谢社工曾给予的帮助。

(六) 反思与总结

社工在做救助性个案的时候是往往容易陷入关注经济援助多于心理和情绪的支持,故此会有上述评估中出现的案主焦虑情绪在不断的反复。因此,社工在做此类个案的时候,不仅要注重经济援助,也要关注案主的身体、心理和情绪变化。尽管系统性红斑狼疮病症是危险的,但并非不可治疗。病患的心理压力比一般人都大,这也一定程度影响着病情的发展,社工今后若能注重此类影响,想必能更好地去帮助患者。

九、需要理论

(一) 主要内容

需要是指人们为了生存、幸福和完善所必需的物质的、精神的、文化的及社会的条件。需要是人类行为产生的动机。需要理论是社会工作的重要议题,满足不同患者的需要是医务社会工作实务的基本目标。人的需要是复杂多样的,因而,可以从不同角度对之进行分类。马克思曾把人的需要分为生存需要(自然需要)、精神需要和社会需要,并认为衣食住行是人的第一需要。恩格斯把人的需要分为生活需要、享受需要和发展需要(求知、理想、成就等)。西方心理学家对需要的结构也进行了不同的划分,其中具有代表性的理论有:①马斯洛提出的需要层次理论,把人的基本需要由低到高区分为生理、安全、社交、尊重和自我实现五个层次,只有低层次的需要得到满足,人才会追求更高层次的需要。②阿尔得夫的 ERG(existence,relatedness,growth)理论,把人的需要归为三类,即生存需要、关系需要和成长需要。③麦克莱兰提出的成就需要理论,把人的基本需要区分为权力、友谊与成就三类。

(二) 实践应用

在医务社会工作中,服务提供者根据需要理论,在具体的临床实践中可以做好以下几个方面的工作:

第一,识别服务对象的需要及对服务对象所造成的影响。马斯洛认为,人的一切行为都是由需要引起的,当需要得不到满足时,机体内部就会处于焦虑状态,这种焦虑激发其产生行为动机,导致某种行为的形成。医务社会工作者通过观察服务对象言行举止,以识别其存在的和潜在未满足的需要,通过医务社会工作的介入,从而满足其基本需要。

第二,确定优先需要和应优先解决的健康问题。马斯洛认为需要具有层级性,那么依据马斯洛需要层次理论将人的需要分为生理、安全、爱与归属、尊重和自我实现五个层次,唯有基础的生理、心理、社会和安全需要得到满足,人们才会追求自我价值的实现。因此作为服务对象,其需求也是具有一定层级性的,医务社会工作者在具体的实务工作中明确服务对象的不同需要,从而采取有针对性的需求服务。

第三,需要理论可以帮助医务社会工作者理解服务对象的言行,以平等包容的心态接纳每一位服务对象,并预测其潜在(未感到、未意识到)的需要,利用专业的工作手法,由低级到高级,逐步满足其需要,使服务对象回归正常状态。

第四,需要理论可以指导服务对象合理调整各个层级以及各种需要之间的关系,厘清主次,优先满足基础需要,消除焦虑与压力,切忌本末倒置,影响正常生活,避免生活陷入混乱。

从马斯洛理论的角度来审视医患关系,我们可以发现在医疗就诊过程中,患者在寻求医疗诊治的过程中,最大的需求是生理的需要,他们希望能够获得安全的医疗诊治,尽快地治愈疾病。由于疾病的困扰,患者也希望在疾病诊疗过程中能够得到足够的人文关怀,享受到贴心的关爱。此外,在医患沟通过程中,患者希望的是能够得到医务人员的充分尊重和理解,尊重患者的知情同意权,尊重患者的自主选择权,实现医患的平等对话。因此,社工在介入医患关系的问题时,需要从患者的需求出发,不仅需要考虑到患者的生理、安全需要,还需要考虑患者在关爱及尊重方面的需要。[①]

十、认知行为理论

(一) 主要内容

认知行为理论是由行为主义和认知学派整合而来的。行为主义的理论基础是巴甫洛夫的经典反射学说,20 世纪三四十年代,行为主义心理学崛起,成为人格和智力的主要测量工具。20 世纪 50 年代,行为治疗法同时崛起于美国、英国等地。20 世纪 70 年代认知行为理论成为极受关注的治疗方法。根据行为主义的观点,人的行为是由个体独特的环境所塑造的,而且人类行为的改变是一个连续的过程,个体之间具有很大的差异性。认知行为学派认为:首先,人在不断处理由本身内在和环境外在所获得的资讯,并将其解读作为如何适应生活情景和追求个人生存意义或生活福祉的因应策略及行动的依据。其次,个体的人格是有弹性的,尽管不免受到物质环境和社会因素的重要影响,然而仍可以决定如何塑造和改变其内在和外在环境,纵使人们不是自己生命或命运的主宰,但可以选择面对外部环境的姿态和应对方式。此外,他们认为许多情绪是人们思考、假定或相信他们自己本身及其所处环境的直接结果。若人们的思考和信念是理性的,则其情绪呈现正常功能的运作,反之,如果人们的思考和信念是非理性的或者扭曲的,则可能逐渐发展出非正常功能运作的情绪、情感和行为。最后,行为学派认为行为是可以学习而得的,并且可以被定义和改变。人们通过模仿周遭人的行为模式,继而形成属于自己的

① 龙杰,林生趣,刘乐,等.基于马斯洛理论视角的多元化医疗服务模式探究[J].现代医院,2017(8):1098-1100.

行为模式,那么人的行为就以此方法改变,通过不断强化学习,戒除原先错误的行为模式。

(二) 实践应用

认知行为理论视角下的实务干预应用是非常有限的,并且在很长一段时间都饱受争议,被认为缺乏人情味,非人性的。认知行为理论的实务技巧最常用于学校恐惧症和儿童问题,也被用于精神病机构,也可以用在轻微焦虑和抑郁症的治疗上,以及短期的单纯的个案或者门诊、住院患者的特定行为的治疗及干预上。这是因为临床心理学家以及精神病机构中的医生和护士,能为认知行为方法的使用提供相应的督导,并能够创造一个具有同理心的环境,以及以患者为中心的氛围,所以在一般的医务社会工作实务干预中很少使用该技巧。

这一理论技巧通常只是作为其他理论视角下实务技巧的补充,运用于一般医务社会工作中:艾利斯的认知行为理论最为强调人的内在认知与外在环境的互动,通过转变外在环境和内在认知可以转变人的行为。那么,除了给予人文关怀、社会支持、心理健康等干预之外,医务社会工作在实际工作的时候应用于患有焦虑症、抑郁症及不良情绪的患者及其家属中,患者及其家属的非理性认知影响他们的行为,导致其出现焦虑、抑郁等症状,医务社会工作者通过纠正其非理性认知,建立理性认知,改变其症状,使他们能够以积极乐观的心态接受患者的病情,勇敢面对病情,早日痊愈。同时,根据其症状的程度,运用不同行为疗法纠正不良行为,积极配合医护人员的治疗工作。

十一、社会支持理论

(一) 主要内容

社会支持研究起源于 19 世纪 30 年代,彼时的研究集中于社会支持和身体健康、生活压力之间的关系。自 20 世纪 70 年代以来,社会支持理论被运用到社会工作领域之后,该理论对于具体的社会工作实践的指导成效显著,主要理论观点如下:

首先,将人的生命通过不同层级的关系网络与他人之间产生了连接,这些连接分为七种类型:

(1)角色伙伴:关系的建立基于角色互补;

(2)生活协助:一方提供另一方服务以满足日常生活的需要;

(3)网络连接:通过另一方结识其他重要的关系人或朋友;

(4)肯定自我:关系建立的关键在于对自己珍视形象予以肯定;

(5)心灵安慰:关系的建立是因对方正处于生命挑战与困境时;

(6)现实确认:关系建立在对方支持自己对于社会现实的假定;

(7)目标一致:关系连接是基于彼此有一致的目标,共创未来。

社会支持理论认为人作为个体,一旦失去上述连接类型中的一些重要的他人,则意味着个人将失去部分的自我,将危害个人自我形象的维系,那么个人连接将会发生重组,因此帮助个人重新找回自我就显得十分必要。

其次,社会支持理论将社会支持网络从介入层次上分为四个层次,即个人网络、自助群体、组织网络联系以及社区联系。个人网络以血缘关系为基础,通过形成正式或其他非正式的渠道,为个人提供相关的社会支持系统并保护个人免受失调的影响。个人网络的大小对于其汲取社会支持具有非常大的影响,社会工作专业人员帮助服务对象识别有能力并愿意为之提供帮助的亲友接触,建立或强化他们之间的关系。个人网络的异质性越强,其汲取社会支持的能力就越强,但是在遭遇危机或失调需要网络支持的时候,社会工作者有义务帮助服务对象识别网络支持的可能性,挖掘服务对象潜在个人网络。自助群体在社会网络互动中,居于重要的地位,自助群体是个人基于共同的目的和彼此认同而自然组成的网络,自助群体有共同确认的问题和关注点,因此在社会工作中可以提供相互帮助以克服共同的困难。社会支持网络的第三个层次是构建网络联系,即将服务提供者与他们的组织结合成一个网络,构建服务提供者之间的资源共享平台,以便为服务对象提供更好的服务。社会支持网络的最后一个层次就是社区网络,通过社区网络,促进社区生活品质的提高,强化社区资源网络,最终达到自助与互助的目的。

(二)实践应用

社会学和医学用定量评定的方法,对社会支持与身心健康的关系进行了大量的研究。人们发现,除了自我防御这一内在心理系统能够抵御和缓解精神病外,个体所处的社会关系背景这一外在因素,对于精神病的防御与治疗也起着积极的作用。在具体的医务社会工作实践中,社会支持网络通常能够在三个方面发挥作用,即预防、治疗和康复。社会支持网络理论在应用于医务社会工作实践时,可以广泛运用于治疗和康复环节,例如:患者入院时与患者建立良好的医患关系,调动有效的社会支持来源,尽可能地让患者获得家属、朋友、同事的帮助和支持,并指导其充分利用社会支持,以促使患者采取有利的应对策略。在具体的医务社会工作实践中,由于患者暂时处于弱势的地位,服务对象的社会支持网络的挖掘、识别与建构对其疾病的康复具有十分重要的意义。一方面,社会工作者应尽可能地帮助服务对象寻找可利用的社会资源以便给服务对象提供直接的服务；另一方面，在服务对象个人资源不足的情况下，社会工作者应帮助其补足或扩展社会网络支持，提高其建构新的社会网络和利用社会网络的能力。

社会支持理论在医务社会工作预防层面：一个拥有强大社会支持网络的人，在遇到突发事件或者是危机事件时，它可以从家庭、亲属、朋友等各个层面获取支持，包括经济支持、情感支持和心理支持等。那么在一般的医务社会工作中，尤其是以生理-心理-社会健康观为指导的医务社会工作。在发生危机前，就着力发现潜在缺失社会支持的群体，作为资源链接者和使能者，医务社会工作者挖掘服务对象的无限潜能，积极为这些弱势群体构建社会支持网络。一方面，可以起到预防的作用；另一方面，即使面临真的危机，服务对象也可以利用这些社会支持网络，平稳度过危机。

案例：一只小暴龙的陨落

——个案工作在白血病家庭中的运用 [①]

众所周知，白血病是一个治疗费用昂贵的病种，严重的还可能导致一个家庭一贫如洗，对患者及其家庭会造成不可磨灭的影响。在治疗的过程中，医务社工通过开展个案工作在白血病家庭中能起到怎样的作用呢？

案主鑫鑫是广东揭阳人，23个月大时被确诊为急性淋巴白血病，此时案主的弟弟还有一个月就准备出生，属于主干家庭，低保户。案主的外祖父患有风湿性心脏病，外祖母患有甲状腺功能减退，需要长期吃药维持，案主的父亲为维持生计在亲戚家的摩托车店做维修工，母亲（以下简称"鑫妈"）独自一人带着案主来广州求医，一治就是3年。

医务社工通过重症儿童的病友会活动认识鑫妈，鑫妈求助医务社工时，案主被诊断为髓外复发，只能通过造血干细胞移植治疗来缓解病症。在初步面谈评估案主需求后，确定接案并与案主一家制订后续服务计划。医务社工联系医生进一步了解案主的病情，案主疾病属于急淋-高危组，此前做了12次化疗处于维持期，2017年3月因感冒引发左边面部神经炎（面瘫）。2017年7月，案主进行半相合异基因造血干细胞移植（父供子），移植后进入观察期，病情反复，于10月出现颈淋巴结肿大，淋巴结病理提示髓外复发，又进行局部放疗。同年12月，病情再次复发，抑制无果后在医生的建议下申请进入

① 李嘉钰，女，广东省第二人民医院社会工作科医务社工。医学指导：广东省第二人民医院血液科 主治医师谭友平。

CAR-T 实验组做最后一搏。2018 年 4 月,案主做完 CAR-T 后的 20 天,因脑出血不幸离世。

医务社工在跟进该个案将近 1 年的时间里,目睹了案主的病变以及鑫妈的转变。这个白血病家庭(由于其他亲人均不在身旁照料案主,因此这里的家庭只是医务社工跟进的案主及鑫妈两人)主要面临以下三个问题:

(一) 疾病适应问题

由于案主患病时过于年幼,对于自己的疾病其实不甚了解,身为科室有名的"小暴龙",打针的时候反抗是必然的事情,这些问题在其他白血病患儿身上其实也同样存在着,他们要么已经用时间适应了,要么就是比较年长早已学会了隐忍。

但"小暴龙"显然不会如此乖巧,医务社工在介入之初也有些苦恼。一是医务社工经验确实不足,二是现在的小孩并不好"糊弄"。因此,与案主建立好关系成为了医务社工的首要任务。医务社工每周至少一次会上病房与案主及主治医生积极沟通,了解案主的喜好,向医生了解案主的病情、治疗方案及治疗进展,治疗后对案主的情绪、身体有何影响,进而评估案主的疾病适应程度。医务社工会陪伴案主进行角色扮演,增加案主对自己的信任。采用给玩偶治病的游戏方式,让案主饰演医生,使其降低对打针和治疗的恐惧。经过了大半年的跟进后,案主对医务社工的信任明显加深。

其实,除了案主存在适应问题,鑫妈也同样存在适应问题。在刚得知案主的病情时,她只是一个慌乱无措的女性,而现在她是无所不能的母亲。在这一年,关于泊沙①、CAR-T、PET-T②、骨穿腰穿、放化疗……这些她从未想过人生会涉及的知识,现在都一一印在她的脑海里。当鑫妈看到自己的孩子正在经历痛苦的治疗时,这些困难和苦恼,都被她默默消化了。在医务社工帮助鑫妈的过程中,鑫妈的改变也让医务社工获得了成长。她让医务社工明白,人的潜能无限大,并不会轻易地被逆境击倒,甚至因逆境而强大,鑫妈就是一直以这样的形象出现在医务社工面前。

(二) 情绪问题

案主的情绪问题与他的疾病是息息相关的。在"小暴龙"所有的治疗阶

---

① 泊沙康唑口服混悬液,用于 13 岁和 13 岁以上因重度免疫缺陷而导致这些感染风险增加的患者。这些患者包括接受造血干细胞移植(HSCT)后发生移植物抗宿主病(GVHD)的患者或化疗导致长时间中性粒细胞减少症的血液系统恶性肿瘤患者。

② 最高档 PET 扫描仪和先进螺旋 CT 设备的一体化完美融合,临床主要应用于肿瘤、脑和心脏等领域重大疾病的早期发现和诊断,被誉为现今最高科技的 CT 技术,约 9 000 元一次。

段,每天他都必须要看见鑫妈,就连晚上入睡时都一定要抚摸着鑫妈的脸颊才能安然入眠,才会有安全感。虽然他已经四岁,但对于母亲仍然十分依恋,而对于父亲却相对疏远,这跟案主自小与父亲相处时间较少也有很大关系。

纵观案主整个治疗过程,他的情绪一般分为两个阶段,治疗期的"暴躁小恐龙"和观察期的"顽皮小恐龙",医务社工也对应这两个阶段制订相应的介入策略。治疗期的案主要忍受各种治疗带来的不适,又没有一个很好的宣泄出口,因此情绪喜怒无常,经常发脾气。这一阶段医务社工多以安抚陪伴为主,一方面鼓励案主积极接受治疗,肯定他敢于治疗的勇气,也邀请其他患儿与之相处减少他对疾病的恐惧;另一方面,尽量满足案主的愿望,这一点主要由鑫妈执,医务社工大多数情况下扮演着引导者和资源链接者的角色。而在观察期,案主基本上与一般四岁小男孩一样,顽皮又不失可爱。当医务社工举办绘本课堂、美术课堂以及一些节庆日的活动时,会邀请案主一同参与,不仅能让案主舒缓住院压力,也能使其不失去与社会的联结,感受到医院的温度。

至于鑫妈,虽然一直以一个外表坚强、云淡风轻的母亲形象出现,其实她的内心也会感到害怕和寂寞。当案主第一次发生不可逆转的病变时,她选择了放弃治疗,甚至出现了想要掐死案主的非理性想法。进入治疗后期,科室主任让案主回家见亲人最后一面时,她向医务社工展露出情绪崩溃的一面。这时,协助鑫妈倾诉自己的情感是医务社工的首要任务。鑫妈诉说自己内心的恐惧和担忧,医务社工给予同理与关怀,从而帮助鑫妈排解负性情绪。在将近一年的相处中,鑫妈对医务社工愈发信任和感谢,沟通方式就像朋友,始终心怀感激。

(三)资源链接问题

经济问题是所有白血病家庭必然会遇到的问题,白血病是需要长期抗战的疾病。对于一个普通家庭而言,化疗、放疗都需要承担巨大的压力,更别说是骨髓移植了。案主家庭是低保家庭,其祖父、祖母的疾病也需要医疗费用,这些问题足以击垮一个家庭。医务社工在此过程中充当资源链接者的角色,实行"四步走"策略以缓解他们目前的困境。

第一步,网络筹款。医务社工联系网络筹款平台的工作人员,让其协助案主家庭发起筹款开拓自己的社会支持网络。

第二步,联系基金会。医务社工链接了中国红十字基金会小天使基金等5家基金会资源,协助案主一家申请资源救助。

第三步,媒体报道。医务社工通过媒体采访登报筹款,目前有纸媒广州日报广爱同行、新快报、信息时报等,以及电视采访。

第四步,医保大病救助二次报销政策[①]。医务社工为案主家庭搜集相关福利政策的信息,让其到户籍当地政府自行了解申请流程,积极争取政策资源。

除了上述经济资源的链接,由于案主移植后的观察期阶段不需要治疗,可以出院休养,但为了方便做检查,鑫妈想要留在广州居住。因此医务社工协助案母寻找合适的房源,在很大程度减轻了案主家庭的经济压力。

医务社工通过开展个案工作给白血病家庭提供帮助,引导他们解决在治疗过程中产生的适应问题、情绪问题和资源链接问题,从而促使他们转变和成长。跟进的这一年里,笔者是看着这个小暴龙一天天地衰弱,最终离去的,这对小暴龙本身和案主一家来说可能也是一种解脱。在最后小暴龙离开的那段日子,鑫妈将医务社工协助她申请的剩余资助款项以案主的名义捐给了其他小白,回家以后,找了一份工作,也不时联系医务社工倾诉她最近的生活。鑫妈可以走出案主离世的悲伤重新投入到社会开展新的生活无疑是对医务社工帮助的最大回馈。

十二、增强权能理论

(一) 主要内容

增强权能(以下简称"增权")思想由来已久,而社会工作中的增权实践始于 20 世纪 70 年代,所罗门提出社会工作的介入应致力于增强受压迫种族的权力,以解除社会中的"制度性种族主义"所加诸的压迫与疏离,以增进服务对象个人的自我效能与社会改革的力量,标志着增权取向实践在社会工作专业中的诞生。此后,增权概念及观点逐渐被医务社会工作界所接受。

在社会工作领域,增权并不是"赋予"服务对象权利,而是挖掘和激发服务对象的潜能。增权的过程包括批判性地检讨关于自我及其对社会政治环境的态度与信念、个人经验有效化、增加用于批判性思考和行动的知识与技巧,以及为了个人和政治改变采取行动等。

所谓增权是指增强人的权力与能力。在社会工作中权力的概念一般包括三方面内容:①是权力通常等同于个人的适应能力或才能;②是个人的权力感是和作为人类的积极的自我概念、自尊、尊严感、福祉感等密切相关的个

---

① "二次报销"就是城镇居民医保或新农合的居民,如果去年看病有高额费用,除了正常报销之外,还能再报一次大病保险,而且不设封顶线。一般情况下,二次报销由公民所在单位予以报销。

体体验;③是权力是以一种循环的方式发挥作用。在现实中,个人之所以会出现问题或者需求得不到满足是由于环境对个人的压迫所造成的,不利的环境带来的压力给服务对象造成强烈的无力感。无力感的存在不等于个人没有能力改变处境,因为每个人都不缺少权能,只是受环境影响,权能被抑制。社会工作者相信受助人是有能力、有价值的,一旦影响其权能发挥的障碍被消除,受助者的社会功能就会得到正常发挥。此外,权能不是稀缺资源,经过人们的有效互动,是可以被激发出来的,而且权能是可以不断地被衍生出来的。权能一般发生在三个层次上:第一是个人层次,个人感觉到有能力去影响或解决问题;第二是人际关系层次,个人和他人之间的合作可以促成问题的解决,而且还可以不断复制解决问题的经验;第三是环境层次,指那些不利于个人权能发展的制度安排。

(二)实践应用

当服务对象患病,其家庭、工作、朋辈群体等都会发生变化,家人产生焦虑、抑郁等不良情绪、家人经济负担加大、服务对象可能失去工作、身边的朋友会带有有色眼镜而远离服务对象,服务对象的"社会环境"发生改变,对于服务对象而言,是一种压迫,服务对象认为自己没有能力应对环境,社会工作者在提供服务时,要重视倾听和激励,贯穿始终的是"增权"理论的支持。以个案、小组和社区活动的形式,为患者提供心理支持、情绪疏导、疾病预防等服务。在心理支持和情绪疏导层面,医务社会工作者及时察觉患者的不良情绪,利用专业手法带领患者解构非理性情绪,给患者输入希望,重构患者的理性认知,协助患者树立信心,积极面对生理疾病。在疾病预防层面,通过开展医学知识和养生讲座,给一般居民普及基本的预防技巧,学以致用,运用于日常生活中,预防患病。

以小组工作的介入模式为例,在增能理论指导下,可以为小组成员架起一座沟通、排解、安慰、支持的桥梁。互助网络的建构可以使患者在恢复自信、增加家庭权力等方面更快地接受和吸收,从而对服务结果产生巨大的正向推动力。一般情况下,社工首先要处理案主和家属的消极情绪,让案主对疾病带给自己的痛苦有正确的认知,看到自己的潜能与优势,为其构建病患的互助网络,提高案主的自信心;其次,帮助案主缓解因疾病带来的功能障碍,尽力改善案主与其家庭沟通甚少的现实状况和紧张的家庭环境,充分利用病房大家庭中病友之间发展的友谊,为案主及其家庭构建互助支持网络,尽力使暂时的联系变为长久的关系,使双方家庭能够互相支持,为长久的渡过难关做好准备,使互助网络能在案主病痛解除之前长久存在下去;第三,要通过小组活动,影响周边环境,帮助构建稳定的医患关系,努力减轻案主对医护人员的戒备,加深对医护人员的信任,从而使医护人员更好地开展工作,帮助案主顺利康复。

—————————— **案例:贫困重症家庭介入个案实例**[①] ——————————

(一) 背景介绍

1. 个案基本信息

案主姓名:L 先生　　　　性别:男　　　　年龄:38 岁

2. 个案背景资料

(1) 家庭资料:案主为低保户,离异,育有一女(17 岁),住院期间一直由前妻陪同照顾,与其他兄弟姐妹联系较少。

(2) 经济状况:目前经济来源依靠每月 500 元的低保金。案主患病前(2009 年)从事空调组装行业,冬季生意差,夏季生意稍好,年收入约 5 万元;案主从 2009 年患病,到 2017 年已花费约 39 万元医药费,家中积蓄全无,也向亲戚朋友借款约 7 万元,2018 年 1 月 2 日转到广东省第二人民医院接受治疗,截至 2018 年 5 月 22 日已花费 292 615.23 元,其中欠费251 115.23 元。

(3) 健康状况:案主 2009 年因结肠多发息肉行全结肠切除术;2011 年行腹腔脓肿清除术、输尿管造瘘术、输尿管吻合术;2017 年行腹腔穿刺引流术;术后腹腔带管出院 8 个月余。2018 年行剖腹探查、肠粘连松解、小肠部分切除术、吻合口修补及空肠造瘘术等。案主患病后体型消瘦,不便走动,不能进食需注射营养剂。

(4) 支持网络:家中兄弟姐妹较多(两个姐姐,一个弟弟,一个妹妹,均已婚),平日虽联系不多,但在必要时候亦会给予帮助,前妻也时常在院陪同照顾;另外案主有购买新农合医保,在 2017 年也成功申请了低保,患病以来(2009 年到 2018 年 5 月)获得三次当地民政部门大病救助合计 11 000 元,三次发起轻松筹提现 40 619 元。

(二) 需求评估

1. 对家庭的经济状况较担心,认为自己拖累了家庭。通过面谈了解到,案主从 2009 年患病至今进行过大大小小的手术不下 10 次,医药费也花费将近 70 万元,而目前家庭的唯一经济来源是每个月 500 元的低保金,收支严重

————————————

① 张雨萍,女,广东省第二人民医院社会工作科医务社工。

不平衡让案主对家庭经济状况比较担心。

2. 自我评价较低,对待疾病较悲观,存在不合理信念,影响康复。案主患病多年,治疗期间身体没有明显的好转,且手术过后需卧床调理,不能进食;在与服务对象的交谈中,案主多次出现"认为自己没用"的语句,认为自己现在除了花更多的医药费拖累家里之外什么事情都做不了,身体也没有明显好转,偶尔有放弃治疗的想法。

(三) 介入目标及计划

1. 服务目标　链接经济援助资源,提供支持协助案主申请相关医疗救助;解构案主非理性情绪,输入希望,重构理性认知,协助树立抗病信心,引导积极面疾病。

2. 服务计划　真诚、接纳、尊重案主,与案主建立良好的专业关系;通过与案主、家属及主治医生面谈,了解案主当前身体情况、心理状况及经济情况;了解案主的想法及需求,运用任务中心模式为案主链接经济援助资源,如众筹、媒体及基金会等,提供支持协助案主申请相关医疗救助;利用理性情绪疗法,让案主注意到自己非理性想法和负性情绪,引导案主重新思考,建立合理信念,树立抗病信心和提升应对疾病能力。

(四) 介入策略及过程

1. 第一阶段

(1)介入重点:了解案主基本情况及需求,建立专业关系,取得案主及家属的支持。

(2)主要内容

1)社工与案主面谈了解到,案主虽离异,但与前妻关系较好,住院期间前妻每天都陪同在身边照顾,女儿放假期间也会过来探望,家庭成员关系良好;案主患病将近十年,所花治疗费用较多,2018年1月2日住院以来已花了将近30万,而案主主要经济来源为每月低保金500元,所以目前最大需求是希望社工协助链接相关医疗救助资源。

2)面谈过程中案主语气温和,详细诉说自身经历,对社工比较信任。社工倾听案主诉说,不时点头回应,在收集案主信息资料的同时也向案主介绍社工服务内容及所整合的资源信息,案主了解过后非常积极地表示"只要有一点希望可以筹到钱的,我都愿意去试",行动意向较强。

2. 第二阶段

(1)介入重点:与案主进一步建立良好的专业关系,深入了解案主的需求,形成具体服务方案。

(2)主要内容

1)在面谈的时候,案主说出了自己内心存在的困扰,言语偏消极,"看了那么多年病,花了那么多钱,但还是这个鬼样子,治来有什么意思",案主向社工表示目前对家里的经济条件比较担心,感觉自己没有收入还要花费大量的医药费,且身体也不见有明显好转,对自我评价较低,认为自己无用,是家庭的负担。当社工问及其疾病状况时,案主并没有回答得十分清晰,其前妻补充"他就算哪里痛都很少会问医生的,过后自己又会烦躁",究其因,"老是问医生太麻烦别人了"案主对社工说。

2)通过对案主家庭状况、社会支持网络和疾病认知的了解,以及和案主前妻进行交谈,社工预估,案主目前的困扰有两点,一是由庞大的医药费造成的经济压力;二是对疾病认识不够深入,对自己长期只能躺着的现状产生不满,认为治疗的意义不大,存在自我评价低及认为治疗没有意义的非理性信念。

3)据面谈分析,案主的需求主要是经济资源的链接和非理性信念的改善;针对医疗救助方面的需求,社工拟运用任务中心模式及充权理论,针对案主资源不足的问题,发挥社工资源顾问的角色,为案主链接医疗救助资源,同时强调案主的优势及提高案主解决问题的能力;而在非理性信念方面,社工拟运用理性情绪治疗模式,让案主认识到自我的非理性信念,强调非理性信念对案主情绪的影响,帮助案主消除不适当的情绪反应,改善不良的非理性信念,引导树立积极抗病信心。

3. 第三阶段

(1)介入重点:为案主链接媒体资源,引导发现和发挥案主的潜能,协助案主进行相关医疗救助申请。

(2)主要内容:根据案主意愿,社工首先为案主链接到媒体资源,致电联系广州日报记者前来给案主做详细报道,案主在采访过程中能详细说出自身情况,清晰表达目前需求;其次社工根据案主疾病情况,查找筛选出符合案主现阶段申请的基金会,协助案主进行广爱基金及广东省一心公益基金重特大疾病医疗救助的申请,另外通过致电案主户籍所在地社保局及政府部门,查询关于大病救助及二次报销的政策信息,了解到申请条件及程序后提供给案主出院后进行申请;最后,联系了众筹工作人员前来指导案主进行众筹发起并申请推上众筹网首页,让更多人可以关注到案主的情况。

在进行相关医疗救助申请的过程中,社工观察到案主行动能力较强,但在说明自身情况时常常需要家属帮忙回忆附和,为了提高案主自述能力,社工积极挖掘和发挥案主自我表述的潜能,在救助申请中需要说明情况方面都鼓励案主去说，去写，引导案主梳理自身情况，亲自撰写自身事例，提高案主解决问题的能力，不断给予案主肯定，让案主看到自己的能力所在。

4. 第四阶段

（1）介入重点：引导案主看到自身优点及疾病好转的地方，从而减轻案主自觉无用的非理性信念，树立积极抗病信心。

（2）主要内容：在个案跟进过程中，社工倾听案主诉说，同理案主久病卧床的郁闷心情；基于案主甚少与医生沟通病情，得到案主同意后社工邀请主治医生前来为案主详细描述其目前身体状况以及后续治疗要注意的地方，让案主正确认识到自身疾病状况；医生表示相比于案主初入院时，目前案主身体状况已有好转且偏向稳定，医生非常赞扬案主的坚持，同时也鼓励其不要放弃，案主得到医生肯定，治疗信心有所增加。

医疗救助资源申请过程繁琐，耗费时间长，在申请材料的准备方面，社工强调案主的优势及网络资源的重要性，鼓励案主运用自身力量去准备所需的资料，如求助信的撰写；据家属所述，案主不太懂写字，但基金会申请所需的求助信案主写得非常认真，查找了很多求助信的撰写格式，在病床上架着桌子写得很专注，不断地请社工提供建议修改完善；在这个阶段，社工看到了案主的梳理能力有所增强，案主那种尽自身努力去做好这件事的精神让社工动容，社工及时肯定案主在整个申请过程中付出的努力，赞扬其书写的求助信内容充实，条理分明，通过肯定赞扬的语句让案主感受到自身具备着说明情况的能力，以此来增强案主的自我认识。

到跟进后期，案主身体明显好转可以下床走动时，社工邀请案主及其家属作为节假日活动的志愿者协助活动开展；案主担任志愿者角色在活动过程中引导参与者进行摊位游戏，耐心地向参与者说明游戏规则，后续在活动反馈中案主表示自己是第一次做志愿者，原来帮到人的感觉那么好，很新奇也很开心。社工邀请案主做活动志愿者，让案主从患者、消耗者的社会角色转变到支持者、服务提供者的角色，这是帮助案主建立自我效能感的过程，通过邀请案主参与志愿活动，帮助案主看到"我并非一无是处"，引导案主看到自身潜能，从而减轻其自觉无用的非理性信念，促进正向改变，引导积极面对疾病。

（五）介入结果及成效

1. 在情绪改善方面，目前案主与社工的交谈中较少出现消极的话语，不再频繁说自己没有用这类话语，另外也期待能够再次当志愿者帮助别人。根据案主家属反映，目前案主身体有明显好转，能走动也能吃饭喝汤，可以看得出来心情好了很多,看待事情也乐观了,现在的治疗方案主要是营养补给,让创口快点长好;可以下床之后案主经常与家属在医院内外走动散步,每次经过社工办公室时都会面带微笑地与社工打招呼。

2. 在经济链接方面,案主成功申请到广爱基金及一心公益基金医疗救助金合计 53 901 元;发起众筹筹得善款 22 757 元;经过广州日报报道后引起了社会爱心人士关注,爱心人士主动前来医院看望案主并给予慰问金 5 000 元;另外案主购买了新农合可在医院直接报销 60% 的医药费,出院后到户籍所在地政府还可将自费款进行二次报销 75%。虽然不能完全解决案主的医疗费用问题,但不可否认的是,这些医疗救助资源在一定程度上减轻了案主对于家庭经济的担忧,给予案主及时的经济援助,使其获得相应的治疗。

(六) 反思与总结

在此个案跟进中,社工主要介入工作是链接救助资源协助案主进行相关医疗救助申请、发挥案主的优势、引导案主看到自身的优点以及改善非理性信念,引导树立积极抗病信心。

首先,在资源链接方面,通过查找咨询,社工链接到轻松筹、广州日报、广爱基金、广东省一心公益基金会等资源,以资源顾问的角色向案主提供资源信息,尊重案主自决权,让案主自我选择合适的资源进行申请,同时在申请过程中,注意引导充分发挥案主优势,协助案主处理问题,感受自身能力,藉由完成撰写求助信等正面事件的建立来激发案主内在能力。

其次,在非理性信念的处理方面,社工积极倾听案主的忧虑,同理案主的心情,增加医患沟通的机会,让案主正确认识自身疾病发展状况,另外根据案主身体状况的好转,邀请案主担任活动志愿者的角色,让案主体验由受助者转换为助人者的感受,改善案主自觉无用的非理性信念,让案主树立积极抗病信心,引导积极面对。

此个案需求较为明确,且通过前期的专业关系建立,案主对社工较为信任,医疗救助资源申请过程中案主并没有一味地依赖社工,而是在社工的鼓励引导下不断地尝试实现增能;经济状况影响情绪状况,在经济压力颇大时,案主时常闷不做声,整个人的状态是偏低落的,而当经济状况有所改变,加上社工邀请医生为其讲解疾病情况,邀请案主在自己能力范围内担任活动志愿者后,案主的情绪有明显的好转;最后,在链接资源时期,社工发现适合 18 岁以上的非肿瘤疾病患者申请的基金会还是相对较少的,往后社工需积极发掘这类资源,了解更多医疗救助信息,更好地帮助有需要的人。

─────── 本章小结 ───────

　　本章主要内容为医务社会工作常用理论及其在实务中的应用,首先从理论渊源和学科的角度介绍了医务社会工作,而后论述了医务社会工作理论对于实务的意义和积极作用,最后结合实际案例叙述了危机干预理论、增强权能理论等十二个常用的医务社会工作理论及其在实务中的运用。随着传统的生物医学模式向"生理 - 心理 - 社会"医学模式转变,医务社会工作将在医疗卫生领域发挥愈来愈大的作用。这也对广大医务社会工作者提出了更高的要求,必须做到准确把握理论知识并将其合理运用到实务中。

（陈美招）

参考文献

［1］刘继同 . 中国医务社会工作十年发展成就、主要挑战与制度建设路径 [J]. 社会政策研究 , 2017 (03): 66-78.

［2］刘继同 . 改革开放 30 年以来中国医务社会工作的历史回顾、现状与前瞻 [J]. 社会工作 , 2012 (07): 4-8.

［3］张一奇 , 马凤芝 , 范斌 . 建立我国医务社会工作行业标准的现实基础和行业需求 [J]. 中国社会工作 , 2019 (36): 9-13.

［4］郑杭生 . 社会学概论新修 [M]. 北京 : 中国人民大学出版社 , 2003.

［5］张青 , 任小平 . 论社会工作理论在医务社会工作实务中的应用 [J]. 医学与哲学 (A), 2014, 35 (02): 43-46.

［6］刘继同 . 中国健康社会工作实务体系范围与现代医生人文关怀型社会工作角色 [J]. 人文杂志 , 2016 (04): 94-101.

［7］刘斌志 . 医疗照顾社区化与社区医务社会工作的发展 [J]. 中国全科医学 , 2008 (05): 451-452.

［8］史雪江 , 李雪 , 李鸿建 , 等 . 福利院院舍照顾儿童社会化问题研究——以太原市社会 (儿童) 福利院为例 [J]. 社会福利 (理论版), 2013 (11): 20-24+59.

第五章
医务社会工作方法的运用

5

本章导读：

　　本章节是呈现医务社会工作者在帮助服务对象或开展医务社会工作时所做的实务工作。第一部分为第一节至第五节，内容主要是围绕医务社会工作者在实务工作开展中的常规流程和过程，即关系建立 - 预估 - 计划 - 介入 - 评估进行介绍，期望让读者对医务社会工作服务开展流程有更清晰的了解和掌握，以更好推动医务社会工作的基础开展；第二部分为第六节，主要围绕医务社工的常规工作主题内容展开呈现，内容涵盖查房 - 个案开展 - 患者组织建设 - 健康社区工作开展 - 医院志愿服务开展 - 临终关怀服务开展 - 应急救护服务开展 - 危机事件介入 - 社会资源链接运用等结合丰富的一线实践案例进行深入浅出的介绍，务求令各大读者更好掌握社会工作方法在医务社会工作领域的实际应用和开展，让读者通过多元的一线实务案例提升对医务社工工作的理解和实务技巧的运用。除实务过程及案例实践分享外，第三部分为第七节，主要内容为"服务成效评估"，通过理论与实践案例的结合，期望让读者也能换种视角去了解医务社会工作服务的开展与效果评估，提升服务成效的呈现效果。在本章末特意整理有一些常用的评估量表工具以及编写组整理的学习清单，希望为读者带来更多的学习资源和支持，提升医务社会工作实践思维和能力。

第一节 关系建立

关系是一个庞杂的概念，也是一种复杂的社会现象，是指人与人之间，人与事物之间，事物与事物之间的相互联系。在东方哲学中，关系是生产力；在西方，关系是最稀缺的商业资源。关系的建立是有效工作的基础，医务社会工作者在服务推进过程中与相关持份者保持良好的专业合作关系是非常重要的，因为它不仅直接影响相关持份者的配合程度，而且对服务效果的维持也发挥着重要作用。正因为有了关系的存在，医务社会工作者在服务推进中会与不同的对象发生"化学反应"，这些对象也就是我们提及的持份者，又称作"利益相关者""利益关系人"；狭义的"持份者"是指于某公司或机构组织中，拥有相关利益的人；广义则是指利益将受到组织行为影响的人。这些对象包括服务对象、出资方、合作伙伴、政府有关部门、社会工作服务团队等。本章节，我们将着重分享与服务对象的关系建立与维系。

为了保持良好的专业合作关系，医务社会工作者在与服务对象的服务互动中需要做到以下原则：

（1）同理心：即医务社会工作者感知案主内心想法和感受的能力。同理心在不少的书本中会被描述为"穿上案主的鞋子，从案主的角度看待事物"的能力。医务社会工作者可以通过运用积极倾听的技巧表明自己理解案主的感觉和想法，以此表达同理心。

（2）接纳：即无论服务对象面临什么类型的问题，医务社会工作者都愿意去理解服务对象，我们不能仅关注服务对象的问题，而更需要关心问题背后服务对象的需求。在日常工作中，"接纳"大都是通过非言语交流来传达的，例如微笑、柔和舒缓的声线、放松又显得对谈话感兴趣的姿势，以及适当的眼神交流。

（3）无条件积极关怀：即在服务开展过程中医务社会工作者不评价服务对象，尊重服务对象的价值，并且相信服务对象是可以改变的。在专业关系中，医务社会工作者须停止对案主的道德判断。因为在实际服务工作开展中，我们不免会遇到因为经济原因而选择放弃家人治疗、为躲避付费家人集体"失踪"、有婚外情、赌博成瘾等情况，有时候这很难做到无条件积极关怀，特别是当服务对象违背了医务社会工作者自身捍卫的价值观以及道德原则时。如若遇到类似情况,医务社会工作者如果对服务对象产生负面感觉,医务社会工作者必须审视自身,积极进行自我调整,同时可向服务团队及督导寻求支持和帮助,以免对专业关系造成伤害。

(4)真诚:即医务社会工作者在服务开展过程中对自己的感受保持开放的态度,并且愿意与服务对象交流和分享自己的真实感受。真诚的医务社会工作者举止自然、言行一致。

值得注意的是,在关系的建立与维系中,也需留意移情和反移情的现象,特别是新晋医务社会工作者。"移情"是指服务对象将某些动机、目的和信念投射到社会工作者身上,这些动机、目的和信念往往缺乏现实基础,但一定程度上也是受服务对象过去经历的影响。移情的内容可能包括诸如喜欢、依赖、不满、愤怒或恐惧。那如何去判断服务对象是否发生了移情?此处列举一下迹象案例供参考,在医务社会工作者与服务对象的关系中,以下一些迹象可能预示着移情正在发生:案主变得过分依赖社会工作者,事无巨细地期待有医务社会工作者的参与;服务对象在谈话中暗示医务社会工作者是怀有敌意、冷漠无情或控制欲强的;服务对象认为医务社会工作者渴望与其发展浪漫关系;以及服务对象无法接受专业关系中固有的、正常的社会道德边界。

"反移情"是指社会工作者在服务过程中的情感需求、渴望,以及个人经历使其误解了案主的行为和目的。例如,当服务对象让社会工作者想起社会工作者已离世的家人、前任配偶等时,反移情便可能发生。对于如何预防反移情的发生,笔者建议医务社会工作者在服务过程中要注意运用专业督导支持资源,并不断努力加强自我意识,将有助于防止反移情的发生。

第二节　预　　估

一、预估的目的

社会工作的实务活动是为了满足需要和解决问题而进行的,解决问题的过程则是由系列有意义、有目的的探索问题和解决问题的行动构成。因此,预估在社会工作助人活动中非常重要,预估是收集资料和认定问题的过程,把所有有关服务对象的资料组织起来使其具有意义的专业实践活动,预估的目的是科学、有针对性地进行介入。

二、预估的任务

预估常规有两个方向的重点工作：服务对象有关资料的收集、服务对象问题的分析。

1. 服务对象有关资料的收集　医务社会工作者在收集资料时，既要关注服务对象的个人情况，又要关注服务对象所处的环境，也就是常说的"人在情境中"，把服务对象置于一定的社会环境中观察和分析两者之间的互动状况。个人资料包括但不局限于服务对象生理、心理和社会方面的情况，环境资料包括但不局限于服务对象所处的家庭、同辈群体、社区及学习和工作环境等。当然，资料收集的范围还包括个人与周围环境之间的互动情况，如环境给个人提供的机会和条件以及个人运用周围环境资源的状况。作为医务社会工作者在医院或相关领域开展工作，我们常规需要收集以下资料：病患的疾病诊断、治疗经历、治疗方案、对疾病的认知程度等疾病治疗相关情况，医保类型、家庭经济收入、医疗支出、就业情况等经济相关情况，家庭结构、家人对于治疗的态度及照顾者安排等家庭支持维度情况以及服务对象自我认为目前遭遇的困难和问题困境是什么等相关情况。

2. 服务对象问题的预估与分析　收集完服务对象的资料之后，医务社会工作者就需要依据收集的资料对服务对象的问题以及形成原因和发展变化过程进行分析，整理出服务对象问题形成和变化的逻辑。通常医务社会工作者需要从横向和纵向两个方面进行分析：横向就是分析服务对象问题形成的影响因素，涉及生理、心理和社会3个不同层面；纵向就是分析服务对象问题发展变化的过程，包括服务对象的问题从什么时候开始的、其中经历了哪些重要的影响事件以及服务对象曾经做过什么样的努力等，常规可通过绘制"生命线"等方式帮助获取。在服务对象问题的分析中，医务社会工作者只有同时结合横向和纵向两个方面的分析，才能对服务对象的问题作出更准确的判断。在完成服务对象问题的初步评估之后，医务社会工作者还需要给服务对象的问题或需要做一个判断，即从专业的角度对服务对象问题的成因做一个推断，并且就需要改善的方面提出建议。

三、预估的技巧要点

1. 对服务对象自身系统的预估，需要留意以下4点：一是服务对象的优势；二是服务对象自身存在的可能导致其困难的问题；三是服务对象解决问题的动机；四是服务对象生理、情感和智力方面的功能发挥。

2. 对服务对象家庭系统的预估,需要留意以下七点:一是家庭成员的基本情况;二是家庭的基本情况,如收入、居住环境;三是家庭成员的角色和互动情况,包括夫妻、父母、兄弟姐妹、子女的角色;四是家庭规则,包括如何解决分歧、冲突,家庭的权威关系;五是家庭成员的沟通方式,包括如何表达期望、需要、情感等;六是家庭关系,包括家庭内的次系统;七是家庭的决策和分工方式。

3. 对服务对象所处社会系统(包括同事、同学、亲友、社区及其他资源体系)的预估,包括社会系统中的优势和系统中可能存在的劣势。社会系统是服务对象的主要社会支持,它们对服务对象的社会功能及其发挥起着重要作用。对服务对象所处社会系统预估的主要内容如下:一是社会支持系统及其功能发挥;二是物理环境及对服务对象需要满足的程度;三是服务对象对环境资源的主观认知;四是服务对象社会网络环境;五是社会的体制和组织环境等。

第三节　计　　划

预估所带来的对服务对象与问题的认识和判断是成功帮助服务对象的基础,但是要实现帮助服务对象则需制订科学、周密的工作计划来指导介入行动。计划是为下一步的介入行动服务的,也是介入行动的蓝图。

计划包括制定介入目标及选择为了达到目标而开展的行动。下面将从计划的制订内容构成、制订原则、制订方法等维度进行介绍。

一、服务计划的制订内容构成

1. 目的及目标　　目的是指总体介入工作要达到的方向。制定社会工作介入目标时,可分为长期目标和短期目标,分阶段完成,最后达到改变的总目的。短期目标是指具体的工作指标。实现了一个个具体的目标,就能达到总体的目的。

2. 关注的问题与对象　　计划不仅要详细说明介入目标,而且要列明介入工作所关注的问题和对象。关注的问题是指介入工作要加以处理、改善的服务对象社会功能的问题。计划中明确和详细地写出在预估阶段医务社会工作者和服务对象所共同认定的问题,以便在介入阶段督促及支持服务对象为解决问题而努力。

关注的对象是指介入行动要改变的人和系统,包括家庭、群体、组织和社区,它是整个介入工作的核心焦点。由于在整个介入工作中要达到介入目的及具体介入目标不止 1 个,当中可能涉及不同的个人、家庭、群体、组织和社区,所以在每个具体目标中要详细列明关注的对象。

3. 介入的方法和介入行动　除工作目的和目标、关注问题和对象之外,计划中还要包括介入所要采用的方法和具体行动。介入可以采用个人辅导、小组活动、社区介入、网络建构和政策倡导等多种方法;而介入行动则可以是危机干预、物质资源支持、心理辅导、团体培育、关系调解、志愿者培育等多种行动。

二、服务计划的制订原则

服务计划的制订是一个科学的实践活动,以达到服务目标为导向,也需要社会工作理念、价值基础和原则。

1. 要注重服务对象的参与　在制订服务计划时,要注重以服务对象为中心,让服务对象参与计划的制订。如果医务社会工作者单方面制订计划会带来两个问题:一是服务对象没有机会对解决自己的问题作决定;二是妨碍服务对象在解决问题过程中的努力和贡献。如此一来,实际上是限制了服务对象自我成长、体验自尊和对解决问题作出努力的机会。

2. 要尊重服务对象的意愿　在制定目的和目标时,医务社会工作者要考虑服务对象的需要,要与服务对象分享及探讨对目的和目标的期望。双方出现不一致时,就要进行进一步讨论与协商,直到取得完全一致的意见。如果医务社会工作者助人活动出现无功而返的现象,那就要留意问题是否出在这个点上,这是一个很重要的影响因素。

3. 详细和具体　详细、具体的计划能够给医务社会工作者和服务对象提供行动的指引,促进改变的发生。同时,详细、具体的目标可以进行测量,使医务社会工作者和服务对象有看得见、摸得着的工作成果,知道是否实现了目标。详细、具体的计划包括要解决的问题、介入的对象、介入的方式方法等。

4. 要与工作的总目的、宗旨相符合　制订计划的意义在于,激发服务对象和医务社会工作者投入行动,朝共同的方向以获得改变和成长。对于服务对象来说,计划能够使他们明确行动的方向,督促及支持他们坚持不懈,寻找策略促使改变的发生。因此,制订计划时不能脱离工作的总目的,每一项具体的介入工作和所有介入策略都要围绕总目的而进行。

三、服务计划的制订方法

服务计划制订的科学性关系到服务目标是否能够达到,因此需要具备相关的方法和技巧。

设定目的和目标。制订服务计划的第一步,就是在分析与辨识服务对象的需要与问题的基础上,和服务对象共同设定工作的目的及目标。目标设定常规包括如下程序和作用:

(1)确定服务对象的需要和问题,不断深化问题以使计划切实回应需求;

(2)向服务对象解释设定目标的目的,从而让服务对象对目标产生认同和积极正向的行动反应;

(3)共同选择适当的目标,常规上,目标可以为服务对象最希望和最迫切改变的事情;

(4)目标陈述要明白易懂,将服务对象要做的有益改变和成长作为目标的界定重点;

(5)目标要可测量、具有操作性和现实性。目标应该是一定时间内能实现的,并且是服务对象容易理解、有能力达到、有资源支持的目标;

(6)与服务对象讨论目标的可行性和可能的利弊,适当的目标会增强服务对象行动的动机和信心;

(7)确定目标并决定目标的先后次序,使目标真正成为服务对象的目标。

第四节　介 入 行 动

介入是社会工作助人过程中的一个重要阶段,是医务社会工作者和服务对象采取行动按照服务共识落实社会工作计划的目标,帮助服务对象改变,解决预估中确认的问题从而实现助人计划的重要环节。从医务社会工作者的角度来说,介入是社会工作者运用专业的知识、方法与技巧协助服务对象系统达到计划服务目标的过程。因此,医务社会工作的介入可以界定为医务社会工作者为恢复和加强服务对象整体社会功能而进行的有计划、有目的的行动。社会工作实务介入阶段的工作需要医务社会工作者、服务对象及他们的社会支持系统一起合作采取行动来满足需要和解决问题。

一、介入的分类

帮助服务对象可以有很多不同的介入点,决定介入焦点则需医务社会工作者了解服务对象的个人情况、身体健康情况、家庭情况、社会网络、社会处境以及相关的社会政策等,而后对上述系统作不同类型的介入。介入类型可分为直接介入、间接介入以及综合介入。

1. 直接介入　指以个人、家庭和小群体为关注对象,针对个人、家庭和小群体采取的直接行动。直接介入的重点在于改变家庭或小群体内的人际交往,或改变个人、家庭和小群体与其环境中的个人和社会系统的互动方式。直接介入也指针对服务对象采取的行动以及直接服务提供和介入。

2. 间接介入　指以个人、家庭、小组、组织和社区甚至更大的社会系统为关注对象,由社会工作者代表服务对象采取行动,通过介入服务对象以外的其他系统间接帮助他们。间接介入通常也称为改变环境的工作,或中观和宏观社会工作实务活动。

3. 综合介入　从"人与环境"互动的视角出发,将介入聚焦在两个环节:一是增强个人的生活适应能力;二是增加社会和物理环境对个人需要的回应,包括环境的改变和政策的倡导与实施。这个介入的策略构成了将直接实务活动和间接实务活动结合在一起的综合介入行动,是对各种与服务对象系统有关的系统进行的介入,体现的是一种综合治理的理念。

二、介入行动的原则

社会工作的介入行动应根据预估阶段对服务对象的需要与问题的认定进行事先的计划,但很多时候也要根据变化的情况随时调整,需要调整变化时应遵循如下 6 个原则:

1. 以人为本、服务对象自决　介入行动要体现以人为本的原则,从服务对象的需要和利益出发,并且在决定介入行动时要有服务对象的参与。由服务对象决策和参与的介入行动将会使他们有更强烈的愿望去承担责任和完成任务。

2. 个别化　针对服务对象系统的特殊性采取介入行动才能有助于解决问题。

3. 考虑服务对象的发展阶段和他们的特点　对于个人,介入行动应集中在协助其完成相关阶段的生命任务上;对于家庭或者群体介入行动则要考虑与家庭和群体发展的特殊阶段相连的特殊任务。

4. 与服务对象相互配合　医务社会工作者不能单枪匹马地采取介入行

动,而要与服务对象紧密配合,双方共同合力介入行动,这样才能最大限度地发挥服务对象系统的积极性与能动性。

5. 围绕服务目标　介入行动应围绕介入目标进行。

6. 考虑效益产出　介入意味着医务社会工作者和服务对象都要付出时间和精力,介入行动的原则就是要量力而行,综合考虑投入时间和精力,从而以最少的成本投入获得最有效的改变结果。

第五节　评　　估

作为一个助人专业,医务社会工作需要对服务对象、工作机构、社会和专业本身负责。目标的实现与否是医务社会工作介入行动后的结果,需要通过系统地收集介入工作、程序和介入效果等资料来对医务社会工作的介入及其介入成果进行分析,以发现问题,改进工作,从而更好地满足服务对象需要。

一、评估的含义

社会工作评估是指运用科学的研究方法和技术,系统地评价社会工作的介入结果以及整个介入过程,检查社会工作的介入是否有效、是否达到了预期目的与目标的过程。

二、评估的目的

1. 考查社会工作服务介入效果、服务对象进步情况及介入目标的实现程度。评估的目的在于考查医务社会工作者提供的服务是否实现了计划的目标,测量服务对象的态度和行为是否发生了积极的改变、改变的程度如何。

2. 总结工作经验、改善工作的方法和技巧、提升服务水平。评估的目的是发现工作中存在的问题,促进医务社会工作服务质量的提高。

3. 验证社会工作方法的有效性　通过评估,在验证的基础上修改和完善医务社会工作的介入方法是评估的一个主要目的。此即"证据为本"的医务社会工作实务。

4. 进行社会工作研究　对评估过程系统性汇集的资料进行研究是积累知识和经验的有效方法,也是发展本土社会工作理论和方法的唯一有效途径。将社会工作介入经验进行汇总、检验、分析和研究是评估的重要目的。

三、评估类型

根据评估的功能可划分为需求评估、过程监测、效果评估。本章节着重描述需求评估与过程监测部分,成效评估具体见本章相关内容。

1. 需求评估 在开展医务社工服务前,面向病患及其家属、服务相关的医护人员、为医院服务的志愿者、医院中医务社工的管理者、所在地政府卫生健康系统的相关工作人员等就医务社工服务的开展进行调查研究,结合医务社工的伦理角色和服务范畴,了解调查对象期望医务社工能够提供的服务,满足的需要,参与解决或缓解的问题。

动态需求评估:在医务社工服务启动后,在服务的过程中持续收集上述相关对象的服务需求、期望,并与原需求评估的结果展开对比,关注新形成或新发现的需求信息。

2. 过程监测评估 在服务计划执行的过程中,对服务内容与服务计划的一致性、服务开展的规范性与服务质量的稳定性进行持续性的检查,以确保服务效果能够达到服务计划预期的一种工作手段。

3. 效果评估 在服务计划执行结束阶段,就服务计划执行后所产生的各种预期的正向变化,与服务计划中所设定的目标进行对比,衡量正向变化达到目标设定的程度。需要注意,效果评估的重要依据是服务计划的目标设定,若目标设定模糊不清,进行效果评估就难以客观、准确地给出评估的结果。

四、评估的过程应用

在整个服务评估的工作中,不同的评估主体、评估类型以及评估内容是密集交织在一起,共同发挥作用的,为了更清晰地呈现完整的评估过程,本部分将以医务社工服务的一个独立工作周期(年度工作计划周期或项目周期)梳理评估的要点,并结合实际案例解释说明评估的步骤(图 5-1)。

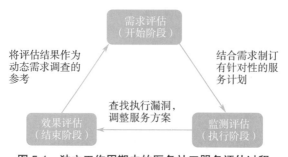

图 5-1 独立工作周期内的医务社工服务评估过程

本文将医务社工的工作周期分为三个不同阶段：开始阶段、执行阶段、结束阶段。在开始阶段，评估的主要工作是需求的调查评估，并及早结合调查评估的结果制订出目标明确、策略清晰的服务计划，随后进入执行阶段；在执行阶段，评估的主要工作转向过程监测，监督服务计划执行，查找并填补执行中的各种漏洞，根据突发事件、外界环境变化等因素的影响，及时调整服务方案，确保目标的达成；到结束阶段，服务计划执行基本完成，评估的主要工作则转向检查目标的达成情况和服务整体效果与预期的对比，总结经验，将评估结果作为动态需求调查的参考。

有两点需要注意的：一是工作周期的独立性是相对的，一般情况下，医务社工服务是一个持续不间断的过程，一个年度计划的完成也是新一年度计划的开始，上一工作周期结束时的效果评估结果也融入到了新工作周期的需求评估内容中，形成持续的循环。二是过程的监测评估中亦会呈现不同效果产出，特别是越往后期的过程监测结果与整体的效果就越接近，但过程监测的结果可能是零碎的、局部的、阶段性的，要通过一定程度的整合、加工、提炼，才能更好地呈现服务的整体效果。

1. 开始阶段——需求评估。开始阶段的需求评估以医务社工作为主要力量执行开展。医务社工以医院（或购买方）的主要期望作为方向，以医务社工的专业定位与技能优势为边界，制订需求评估的调查计划。需求评估涉及各类潜在的服务群体、合作伙伴，包括医务社工主管部门（管理者）、病患及其家属、即将展开合作的医护人员、志愿者等。

(1)医务社工主管部门（管理者）的需求评估：与医务社工主管部门的代表进行需求访谈，围绕其对医务社工在医院或治疗系统中的角色和功能期望、主要服务的群体（如哪一类或哪些类型病种的病患）、哪些问题期望医务社工参与缓解或解决（如医患关系紧张、导诊人手紧缺需引入志愿者资源等），以及期望医务社工提供服务、参与问题解决达到的程度或效果。

需要注意两点：一是访谈前建议医务社工根据需求评估方案设计提纲，以结构式或半结构式访谈的形式收集需求；二是在访谈中医务社工亦可就彼此理解存在差异之处进行澄清和沟通，尽可能找到共识和一致的服务方向。

(2)病患及其家属的需求评估：医务社工一般可以通过病历分析、需求调查问卷、典型潜在对象的访谈、焦点小组访谈等方法进行病患及其家属的需求评估，了解其个人及家庭的基本信息、疾病医疗情况、心理情绪状态、家庭关系与家庭支持、社区支持与社会网络等情况，以及期望接受的服务和得到帮助的地方。在收集好调查问卷和完成访谈后的数据和资料分析,提炼共性需求,并关注特殊病例。

需要注意三点:一是澄清医务社工的角色与作用;二是注意显性需求和引导隐性需求;三是结合病患及其家属的状态调整调查的方式。

【实例分享】

以下为××医院医务社工针对该院某肿瘤病区病患及其家属的需求调查问卷。调查计划分为两部分:第一部分是面向一般住院病患及其家属,通过派发并回收问卷进行分析。第二部分是面向参加该院病友互助团体的成员派发并回收问卷。

问卷一:　　××医院××××年度医务社工服务需求调查问卷

（面向某肿瘤病区病患及其家属）

亲爱的朋友:

您好! 过往,社工部通过院内探访关照患者,链接社会资源协助缓解经济压力,陪伴患者及其家属应对因患病而衍生的各类问题;于院内培育病友团体交流活动,抱团取暖,增进抗病信心;联动社区资源,以便居民在家门口能了解健康资讯与服务。

本年度,为更深入了解患者及其家属的服务需求与期望,合理规划医务社工服务新一年的发展方向,我们设计了本问卷。请您根据自己的实际情况作答,所有涉及个人信息资料,我们都遵循严格的保密原则。

谢谢您的合作!

××医院社工部

××××年××月

···················· **问　　卷** ····················

请将您的真实情况填写在横线上,或在相应选项前打"√"。

1. 您的姓名 ＿＿＿＿＿＿＿

2. 性别:□男　□女

3. 您的年龄:＿＿＿＿＿＿

4. 您所患疾病?　□乳腺癌　□结直肠癌　□甲状腺癌　□胃癌
□其他＿＿＿＿＿＿

5. 您曾接触医务社工服务吗？　□是　□否

6. 您曾了解过安宁疗护的资讯吗？　□是　□否

7. 本年度社工部将计划有以下服务,请选择您认为最需要的 3 项:

□个案服务(包括疾病资讯、情感支援、经济救助申请支持等)

□日常查房(病房关怀服务)

□健康宣教课程(饮食指导、健康操课程等)

□病友互助团体支持(茶话会、聚会、出游等)

□节庆主题关怀活动(春节、端午、中秋)

□辅具资源支持(租借、捐赠等)

□探访支持服务(院内、家居)

□社区支持服务(康复支持服务,如探访、辅具租借等)

□志愿者支持服务(服务能力培训、公益活动参与)

□其他＿＿＿＿＿＿＿＿＿＿＿＿＿＿＿＿＿＿＿

8. 除此之外,住院期间您最大的困难是什么?

＿＿＿＿＿＿＿＿＿＿＿＿＿＿＿＿＿＿＿＿＿＿＿＿＿＿＿＿

问卷结束,感谢您的宝贵意见!

问卷二：　　××医院××××年度医务社工服务需求调查问卷

(面向某肿瘤病区病友互助团体成员)

亲爱的朋友:

您好! 过往,社工部举办各类病友团体交流活动,抱团取暖,期望增进抗病信心,通过团体成员各类志愿服务参与,创造不同的平台展现团体风貌。

本年度,为更深入了解各团体成员的服务需求与期望,合理规划医务社工服务新一年的发展方向,我们设计了本问卷。请您根据自己的实际情况作答,所有涉及个人信息资料,我们都遵循严格的保密原则。

××医院社工部

××××年××月

·········· 问   卷 ··········

请将您的真实情况填写在横线上,或在相应选项前打"√"。

1. 您所在的团体:

□粉红之家   □结伴同行   □阳光快乐小站   □肾友会

□糖友会   □生命的蓝天俱乐部   □其他 _____

2. 你在本团体内的时间为:

□1 年以下   □1~2 年(含 2 年)   □2~3 年(含 3 年)

□3~4 年(含 4 年)   □4~5 年(含 5 年)   □5 年以上

3. 没有接触病友团体前,您认为病友团体能提供什么服务?

_____

4. 接触社工与病友互助团体服务后,您能获得的支持有:

□心理支持   □资源支持   □同路人支持

□能力提升   □院内外支持服务   □其他 _____

5. 2020 年度社工部可能有以下服务,请选择您认为最需要的 3 项

□参与日常查房

□多元主题活动(瑜伽、园艺种植、音乐学习等)

□病友互助团体支持(季度聚会、出游等)

□节庆主题关怀活动(春节、端午、中秋节日探访)

□辅具资源支持(租借、捐赠等)

□志愿者支持服务(服务能力培训、公益活动参与)

□其他 _____

6. 除此之外,您对团体发展的建议有哪些?

_____

感谢您的宝贵意见!

---

(3)医护人员的需求评估:医护人员的需求评估通过结构式访谈或半结构式访谈与医务社工合作(或潜在合作机会)科室的中层管理人员(如科室主任、护士长等)进行需求评估,同时抽取部分一线医护人员开展个别访谈或焦点小组,从不同的角度收集信息。

【实例分享】

以下为 ×× 医院医务社工面向部分合作医疗科室的医护人员开展需求评估的访谈提纲。

访谈提纲：　　××医务社工服务需求调研访谈提纲

（面向合作科室医护人员）

一级科室个别访谈

1. 医务社工就上年度服务进行总结与回顾,听取医护人员的反馈和评价。

2. 就来年本科室工作计划进行交流(了解科室初定工作计划,如是否有重点病种关注方向等)。

3. 就现时与社工部的沟通合作方式提出意见和建议,探讨未来契合与协作的方式。

4. 过去医务社工开展有很多人文关怀服务,结合科室及病患需要,是否有计划与社工部联合打造服务品牌?（如无,是否有哪些病患需求或科室需求是期望社工服务进一步介入的)。

二级与三级科室医护人员焦点小组访谈

1. 医务社工就上年度服务进行总结与回顾,听取医护人员的反馈和评价。

2. 从病患与医护人员的互动角度,探讨科室氛围改善服务的相关建议。

---

(4)志愿者的需求评估:开展志愿者的需求评估前,可先将志愿者初步进行分层分类,根据其不同的特点使用不同的方法开展需求评估。如面向志愿者骨干、频繁参加志愿活动的志愿者等典型人物进行个别访谈,深入了解志愿者群体的需要;面向志愿者队伍中的普通参加者派发需求调查问卷;亦可针对以企业或团体为单位参加志愿服务的对象设计定制需求调查方案。

2. 执行阶段——监测评估。服务执行过程的监测评估中,医务社工可以将评估的工作融合到具体的服务安排中,使其成为服务活动的组成部分。同时,配合医务社工主管部门的日常监测和根据资源与需要开展第三方专业评估机构监测,有效推进服务,及时查找服务中的漏洞,并根据新的变化调整服务方案。

(1)医务社工日常自查:医务社工可在建立一套规范服务流程的基础上,

针对不同类型的服务设定监测环节,如在个案工作中设定阶段性报告,关注阶段性效果及与个案服务目标的一致性;又如针对不同的主题活动设计参加者的满意度调查问卷,在活动后及时派发给参加者填写,了解参加者对活动的反馈,验证该活动的有效性,若发现问题或漏洞即可在下次活动马上调整。

【实例分享】

以下为 ×× 医院针对某名肿瘤患者开展个案服务的意见收集表以及面向肾病患者及其家属活动后使用的参加者反馈问卷。

个案服务意见收集表案例

(表格须根据不同个案工作目标进行调整)

您的意见将会被保密,且您给予的意见并不会影响你现时或将来所接受的服务。这份问卷的目的是收集您对我们服务的意见,以改善我们的服务,请如实填写,谢谢合作!

1. 在以下最能代表您意见的答案上打"√"

内容	非常不同意	不同意	同意	比较同意	非常同意
1. 社工提供服务后,我认为能获得支持					
2. 社工提供服务后,让我对疾病有更多了解					

2. 在以下范围,您觉得自己有什么不同?

内容 (对应具体个案服务各个目标)	非常不同意	不同意	同意	比较同意	非常同意
1. 对疾病有更进一步的了解					
2. 对于个人情况及护理方面有更全面的了解					
3. 了解户籍地的医疗救助政策					
4. 积极正向地面对现状及疾病					

问卷结束,感谢您的配合!

活动参加者反馈调查问卷

为保证服务质量,提供优质服务,现诚邀您抽空填写此问卷反馈感受和意见,您的意见将会被保密,且并不会影响你现时或将来所接受的服务。完成后请交予相关社工。多谢合作!

(一)关于您对本次活动的评价,请在以下最能代表您意见的答案上打"√"

内容	非常不同意	不同意	同意	比较同意	非常同意
1. 活动让我有更多机会与同路肾友交流,促进互动认识	1	2	3	4	5
2. 活动让我感受到肾友会组织的温暖,抗病路上不孤单	1	2	3	4	5
3. 活动让我与医护人员有更多的接触机会,感受治疗以外的医护关怀	1	2	3	4	5
4. 活动好玩又实用,让我从中学习到日常健康饮食知识和技巧	1	2	3	4	5
5. 我满意活动的安排	1	2	3	4	5
6. 我愿意继续参加此类活动	1	2	3	4	5

(二)如果满分是10分,总体而言,您会为此次活动打____分。

(三)您对本次活动的其他意见或建议:

_____

_____

问卷结束,谢谢参与!

---

(2)医务社工主管部门日常监测:医务社工主管部门可指定工作人员与医务社工进行日常的工作对接,通过定期听取医务社工的工作汇报、走访医务社工服务科室听取科室医护人员的反馈、随访医务社工服务的病患或其家属等方法,从管理者的角度收集意见与声音,给予医务社工肯定或工作调整的建议。

(3)第三方专业评估机构过程监测:过程监测中,第三方专业评估机构可以服务基础配备、服务规范与制度建设、服务计划执行与进度等内容作为评估的重点。

【实例分享】

以下为广东省 ×× 市医务社工第三方专业评估机构过程监测评估指标（部分指标）。该地区医务社工服务由政府卫生健康主管部门与当地医院联合出资购买项目，并由卫生健康主管部门指定第三方评估机构对项目进行过程监测及中期评估。

广东省 ×× 市医务社工服务项目中期评估打分维度表
（部分指标）

评估范畴	指标	具体内容
基本服务设置	工作站展示	工作站组织架构及服务指引：包括制定并清晰展示站点人员组织架构图，说明站点人员整体架构及问责关系；公布工作站的联系方式，社工服务的使用流程指引和相关标识； 工作站标识：包括服务场所外设置清晰的指引牌，引导服务对象到达服务点，并为服务点提供户外宣传栏或其他宣传途径；服务相关场室放置明显的医务社工标识。
	人员配置	执行机构人员数量配置：项目工作人员数量符合合同／计划书的约定； 执行机构人员资质配置：项目工作人员资质符合合同／计划书的约定； 院方专人配置：院方配备固定人员负责医务社工项目的沟通协调工作，工作人员熟悉医务社工服务开展情况。
	人员管理	专业督导支持：针对项目特性聘请合资格督导，制订督导计划，有完整督导记录，有工作人员反思和总结及督导批注签名； 培训支持：针对项目特性，对工作人员进行培训，培训内容包括由机构提供的业务知识培训，还包括由医院方提供的医务领域知识等，且培训计划的实施情况较好，有完整培训记录，培训记录有工作人员的反思和总结。

续表

评估范畴	指标	具体内容
基本服务设置	服务场地及办公设备	院方为站点提供具有开展医务社会工作良好、安全及必要的工作环境和相应的办公器材、设备,提供有专门的档案存储空间;执行机构对服务场地、办公环境进行维护,办公设备、物资收拾整齐,对档案存储管理得当。
制度建设	管理制度建设	专业服务制度:包括个案、小组、社区活动等专业服务流程工作指引及制度; 建立与服务开展相关的制度:包括服务质量监测制度、服务进度管理制度、服务转介制度、投诉及处理制度等;上述制度能协助项目规范化、系统化、有效地开展。
	制度执行	制度执行记录:专业服务制度和相关行政制度的执行记录,需要根据制度的安排进行实施并具有详尽的档案记录可查。

五、其他

(一) 评估的常用方法

社会工作评估是一个系统收集资料以对社会工作的介入过程和结果进行判断和初审的过程。

1. 收集评估资料的途径

(1)收集服务对象档案进行评估。主要包括对服务对象所填写的有关接受服务的资料和他们对服务效果的叙述进行研究评估。

(2)收集服务对象对介入过程和结果的意见和看法。具体方法包括访谈、观察和记录等。

(3)使用调查方法收集介入效果的数据和事实资料。包括让服务对象填写问卷以获取实务效果的客观资料,收集服务对象对介入效果的主观感受方面的资料。

2. 基线测量评估 基线测量是在介入开始时对服务对象的状况进行测量,建立一个基线作为对介入行效果进行衡量的标准线,以评估介入前后的变化,以此判断介入目标的实现程度,俗称"前后测"。

(1)应用范围:基线测量方法可以应用于对个人、家庭、小组或者社区的工作介入评估,通过对服务对象介入前、介入中和介入后的观察和研究,比较服务提供前后发生的变化。

(2)操作程序

1)建立基线:建立基线的方法有三种:一是确定介入的目标,例如行为、思想、感觉、社会关系或社会环境的变化及指标。二是选择测量工具,包括直观或使用标准化问卷、量表。三是对目标行为进行测量并记录目标行为(或者是感觉、社会关系或社会环境的情况)。这个过程建立的是基线数据,此过程也称为基线期。

2)进行介入期测量:建立基线后就开始对服务对象实施介入,并对基线调查中所测量的各项目标行为和指标进行再测量,作为数据比较之用。这个过程称为介入期。

3)分析和比较:将基线期和介入期的数据按测量时间和顺序制成图表,将每个时期的数据资料进行连接,呈现数据的变化轨迹和变化趋势,并将基线期和介入期的数据进行对比。如果数据的变化与基线期和介入期变化一致,一般可以认为是介入本身发生了效果。

3. 对服务对象影响的评估

(1)服务对象满意度测量:做法是由服务对象用口头或书面形式,包括填写问卷来表达对医务社会工作介入效果的看法。这种方法操作简单又不需要花费太多时间和资源,线上目前可用如问卷星、麦客等软件协助进行,线下则可派发纸质问卷等,但其局限在于测量比较粗糙,有时服务对象会倾向于给予积极的评价,评估有可能产生偏差。

(2)差别影响评分:差别影响评分是一种更有结构性的评估方法。首先由服务对象对介入影响进行自我陈述,报告呈现自己有哪些变化,然后分析区分出哪些是介入本身带来的变化,哪些是其他因素带来的变化。与满意度测量一样,医务社会工作者也要注意这种方法有可能带有服务对象的主观色彩。

4. 任务完成情况的测量评估　在实际工作中,服务对象的目标是被分解成许多具体的行动和任务的,因此,通过探究服务对象和社会工作者完成了哪些既定的介入任务也能确定介入的影响。一般来说,可以运用五个等级尺度来测量任务的完成情况:"0"没有进展;"1"极少实现;"2"部分实现;"3"大体上实现;"4"全部实现。将每项任务的最后得分加到一起,然后除以可能获得的最高分数,就能确定完成或者介入行动成功的百分比。

5. 目标实现程度的测量评估　这种评估方法是对介入目标的评估,其评估工具和测量方法包括目标核对表和个人目标尺度测量。这也是前文提及的目标设置需可衡量的原因,这样对比才能发现介入前后服务对象的行为变化。因为服务对象具有个体化差异,因而在评估中可运用一个大家均认可的等级尺度来测量。

(二)评估的注意事项

要做好评估,需要采用适当和切合实际的方法,才能实现促进医务社会工作服务的效果。因此,在评估中要特别注意如下事项:

1. 注重社会工作者的自我评估与反思。评估的目的在于总结工作经验、改善工作技巧、提升服务水平。所以,社会工作者在评估中注重对整个工作过程中的价值观、方法与技巧的反思,以便从评估中获得经验用来改善机构和自己的工作,提升工作能力,并带来个人和专业的成长与发展,从而更好地为服务对象提供服务。

2. 调动服务对象的积极性,让其积极参与评估过程。服务对象是服务的使用者,他们最知道服务是否符合他们的需要、哪里需要改进,所以他们在服务评估中应该是最有发言权的人。更重要的是,评估的终极目的是为了更好地为服务对象提供服务,而不是为了社会工作专业和医务社会工作者自己,因此,评估一定要有服务对象的参与。医务社会工作者要注意,进行评估时务必使服务对象参与其中,使评估真正达到改进工作、提升服务品质的目的。

3. 评估的方法要与社会工作的价值相吻合,并注意保密。社会工作是与人工作的专业,进行评估时所选择的方法、资料的收集等环节都要符合社会工作的伦理,不能因为评估损害服务对象的利益。

4. 要切合实际需要。评估是为了使社会工作的服务能够切实满足服务对象的需要,帮助他们解决问题。因此,进行评估时要从实际情况出发,选择的评估方法也要与评估目标一致,切实可行,而不是越复杂越好。

第六节　介入主题及内容开展

主题一　查房与病房探访

(一)查房与病房探访的含义

查房是医疗工作中最主要和最常用的方法之一,是保证医疗质量和培养医务人员的重要环节。医护人员通过查房可以了解患者诊疗情况、倾听病员意见、改进工作、密切医患关系。

在医务社会工作发展的过程中,病房探访已成为每家医院医务社工工作的"标配",医务社工通过主动接触患者,面对面与患者进行沟通,更快速、直接地了解到患者情况以及需求,及时提供相应的服务支持。

为了进一步体现医务社工服务的专业性,方便医护人员理解医务社工的工作,以及避免患者对医务社工身份的误解,病房探访也可称为查房。总而言之,在医务社会工作中,查房和病房探访的实质在工作实践中是一致的。下文统一以"查房"展开描述。

(二)查房类型

查房按照查房主体主要分为两个类型:社工独立查房和医社联合查房。

1. 社工独立查房　由社工与科室协商,可固定某一时间段由社工独立进行,不需要医护人员参与其中(下文的"查房"主要为社工独立查房)。

2. 医社联合查房　由社工与科室协商,配合医护人员查房安排,开展以医疗工作为主的查房,该类查房方式有利于社工了解科室患者的患病特征、基本疾病知识等。

(三)查房对象

1. 上次查房日期后新入院患者及其家属。

2. 科室或项目重点关注病种的患者及其家属。

(四)查房频率

查房频率不作硬性规定,一般每周至少一次,或根据科室和项目情况开展。

(五)查房前准备

1. 提前了解科室特殊病患标识含义及病情告知注意事项。

2. 基本物品准备　查房袍(工作服)、笔、查房记录表格、工作证、口罩(或科室要求的防护用品)、工作手机、便利贴、纸巾、项目宣传单(如有)、疾病宣传单(如有)、其他政策资讯类小册子(如有)等。

(六)查房流程

医务社工查房前需要先与科室医护人员打招呼,了解现时是否适合查房(科室不定期会临时接到检查任务,这时社工需要配合科室的安排,调整查房时间);如科室已放置社工服务宣传单,每次查房时需要及时整理和补充资料(图5-2)。

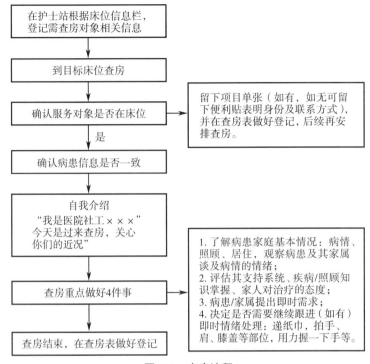

图 5-2 查房流程

(七) 查房注意事项

1. 查房过程要注意站位,要选择既能与病患家属谈话,也能接触到病患的地方,如感觉对方愿意详谈,可找位置坐下来。

2. 查房过程中不能答应让社工独自照顾病患的要求。

3. 由于病患免疫力一般,社工如感冒 / 身体不适,必须戴口罩查房,如已知流感、易传染的疾病,则应延期查房。疫情防控期间则需严格遵守科室及医院的防疫要求。

4. 医社联合查房过程中:

(1) 应以医生查房为主,社工注意倾听,从医生查房中收集了解病患的疾病情况。

(2) 站位:社工一般跟在医生团队后方或侧方,留意做好最后进入病房及提前撤离病房的准备。

(3) 如已与科室达成良好的合作关系,可以再参与到病患治疗的讨论中去,为医生提供病患心理背景及影响治疗方面的因素。

(八) 查房记录表格 (参考)

查房记录表

查房人：_____　　　查房日期：_____　　　所属科室：_____

序号	床位	姓名	年龄	性别	入院日期	诊断症状	接触对象	提供服务	后续处理	查房摘要 / 备注
				□男 □女			□病患 □家属 _____ （与病患关系）	□病房关怀 □疾病适应及照顾 □简单政策咨询 □其他_____	□结束跟进 □待跟进 □转为个案	
				□男 □女			□病患 □家属 _____ （与病患关系）	□病房关怀 □疾病适应及照顾 □简单政策咨询 □其他_____	□结束跟进 □待跟进 □转为个案	

（九）应用案例分享

节选自《长路漫漫亦灿烂》[①]

45岁的服务对象美姐就是众多癌症病友中的一个,社工与她的交集始于病房走廊尽头的那排空椅子。5个月前的某个周二,社工循例到普外三科(乳腺专科)进行查房。社工到达科室后先到护士站查看病历卡,用工作本记录一周内的新入院乳腺病友们的基础疾病信息,开展忙碌的接触访谈工作。当社工查房至走廊尽头那端的病房时,发现门外的椅子上坐着一位身戴乳腺压力绷带的中年妇女手捏着纸巾在默默地擦眼泪。凭着服务敏感度,社工判断她应该是乳癌病友。结合日常服务经验,社工部早备有一系列的乳腺疾病资讯单及小册子,这些都是社工查房中接触病友,与病友打开话题匣子的法宝,也是深受病友们欢迎的"宝典"。"自我介绍、病情了解、基础反馈、资讯提供",经过以上四部曲,社工与美姐的话题慢慢打开了。其实很多时候,社工与病友关系建立的第一步就是始于这些基本的入院信息,始于社工对他们疾病基础知识的了解,始于对他们细微动作的解读。

美姐边掉眼泪边告诉社工,自己曾被告知怀疑为乳腺癌,最终确诊并选择实施了乳房全切除手术。"这10天的经历好像做梦一样,孩子才刚上大学,新房子的首期债款也才刚还清,家里有3个老人需要我们照顾,现在突如其来的噩耗,未来路该如何走,真的不知道。谁人能告知我能活多久?别人都说癌症是一个无底洞,如果最后人去楼空怎么办?我要不要治疗啊?谁能够帮到我?"

其实,类似美姐的情绪担忧及表现不是特殊,每个癌症患者在面对疾病都具有相似的阶段性心路历程。癌症患者在确诊期阶段主要表现为对手术及疾病确诊结果的担忧和恐惧,患者大多情绪比较低落,暂时难以接受或拒绝接受更多的疾病信息。总结所得,大部分确诊期患者的忧虑源于对疾病信息的不了解,以致出现各种联想、猜想。为此,社工会携带相关资讯单张进行关爱查房,一方面以通俗易懂的方式普及疾病和健康相关资讯,另一方面通过查房进一步了解评估病患情况,为有需要的病患提供个案服务支持。

主题二　个案管理运用

（一）医务社工个案工作的定义

个案工作在医务社会工作领域里的运用则是对遭遇困难的患者和家属

---

① 吴淑婷,女,佛山市南海区启创社会工作服务中心 医务社工服务总主任。

提供帮助,了解他们与疾病相关的社会、经济、家庭、情绪等问题,协助他们发现并运用自身内在力量及家庭或社会福利与医疗卫生机构等社会资源,以重建其个人或家庭生活。

(二) 医务社工个案的来源

医务社工个案的来源常见有以下几个类型:①院内医务人员转介;②院外社会福利机构、老人院、基金会、社区等单位或组织转介;③患者相熟的病友转介;④患者或其家属、朋友、自行求助;⑤医务社工主动发现。

其中,院内医务人员转介是医务社工个案的主要来源,因此,医务社工部常规会设有转介表,便于双方了解信息及反馈。转介表里面涵盖患者个人基本信息、疾病情况、患者及其家庭的社会和心理诊断(包括家庭图)、医务社工跟进计划建议等信息。

(三) 医务社工个案工作常规问题类型及介入内容

问题类型	具体问题内容	相应介入服务
经济问题	1. 医疗费用问题 2. 家庭生活费用问题 3. 看护费用问题 4. 丧葬费用问题 5. 医疗辅具租借或购买问题 6. 救护车或治疗交通费用问题 7. 对收费有疑问 8. 信用还贷财务问题 9. 其他费用问题(日用品、伙食、住宿等)	1. 提供政府/社会基金会救助申请方式及相关资讯 2. 协助处理政府/社会基金会救助申请 3. 转介社会福利或民间团体跟进 4. 提供辅具租借服务 5. 探讨自身可运用资源
家庭问题	1. 照顾人力或能力不足 2. 家庭缺乏支持系统 3. 各类冲突(婚姻关系失调、婆媳/岳婿/亲子关系冲突、兄弟姐妹失和等) 4. 家庭关系冷淡 5. 家人关系病态联合,家庭成员无法独立发展 6. 重要成员死亡或伤残,家庭濒临解体 7. 家庭遭遇重大变故(如:火、风、水、震灾) 8. 家属治疗意见不一致 9. 无家属	1. 联系协调家属处理照顾问题 2. 情绪支持及辅导 3. 家庭会谈与辅导 4. 协调医护人员加强宣教 5. 转介其他相关福利机构或社会组织 6. 通过公安或民政单位寻找家属 7. 协助顺利就医

续表

问题类型	具体问题内容	相应介入服务
家庭问题	10. 因案主生病，家人缺乏照顾（如：子女教养、老人照顾等） 11. 患者遭恶意弃养 12. 其他，如非婚生子女问题、子女教养等	
疾病适应问题	1. 抱怨医疗处置失当 2. 要求特定治疗 3. 不配合或拒绝治疗 4. 无法适应疾病症状 5. 无法适应治疗或检查产生的副作用 6. 不合理医疗期待 7. 对疾病治疗不了解	1. 情绪支持及辅导 2. 协调及参与医疗团队解释病情和治疗计划 3. 协调同路人（病友）义工资源，开展探视，作应对经验分享和情感支持 4. 鼓励患者参加病友团体活动 5. 转介相关咨询辅导机构或组织
出院安置问题	1. 无主要照顾者（如：家属不愿意、无力照顾等） 2. 居家缺乏相应康复设备或环境 3. 患者情况不适宜回家，需暂时或长期转由照护机构照顾 4. 需要转介社区跟进，协助链接居家护理、家庭医生、家庭病床等社区康复医疗资源	1. 与家属讨论并评估患者日常活动所需要的帮助与照顾 2. 评估家庭的问题解决和适应能力，以及家庭支持系统 3. 与医疗团队讨论，提供社会及心理相关信息，以利于决策评估 4. 提供患者与家属关于疾病调适和危机处理方面的咨询 5. 联系社区机构，安排出院后的服务 6. 出院之后与患者、家属及社区机构电话联络
情绪问题	1. 因疾病、治疗、个人生活事件、医疗团队、病友之间、家人之间等引起的情绪困扰，包括无助、无奈、焦虑、紧张、沮丧、忧郁、哀伤、依赖、罪恶、自责、愤怒、害怕、恐惧、失望、绝望、否认等情绪 2. 攻击行为 3. 有自杀倾向或意念 4. 酒瘾、药瘾 5. 精神疾病或器质性脑症	1. 情绪支持及心理辅导 2. 哀伤辅导 3. 提供相关心理咨询资源信息 4. 提供病友团体信息 5. 告知相关人员注意案主身边危险物品 6. 建议精神心理科会诊 7. 提供戒瘾相关机构信息

续表

问题类型	具体问题内容	相应介入服务
医患关系问题	1. 对于医疗过程、处置及治疗结果有所抱怨、质疑或不满 2. 对医护人员服务态度不满 3. 医疗争议 4. 患者或家属态度导致医护人员不满	1. 安抚情绪 2. 患者及其家属意见搜集和反映 3. 参与病情解说 4. 与医护人员沟通 5. 协调医患沟通 6. 协调相关部门共同处理
其他问题,如: 1. 器官捐赠 2. 复健就业 3. 安宁照顾	1. 评估捐赠者社会心理状况及移植前后可能出现的问题 2. 患者需要职业训练、职业介绍 3. 末期患者需要安宁疗护	1. 情绪支持及心理辅导 2. 器官捐赠说明及申请协助 3. 提供职业训练、招聘就业等信息,及提供转介支持 4. 提供安宁疗护服务

(四) 医务社工个案一般工作流程

一般医务社工个案工作分为接案、问题评估、计划与跟进、结果评估与结案、文书记录归档等步骤(图 5-3)。

1. 接案

(1)接案前准备

1)查阅病历:通过病历,了解患者的基本资料,如姓名、年龄、床号、家庭住址等,以及疾病诊断、治疗计划、治疗进程、过去病史等信息。

2)与转介来源面谈:向转介人了解转介原因,其对案主的初步评估及建议介入内容,了解案主疾病状况、治疗情况、进度及后续身体、生活等影响。

(2)接案面谈

1)自我介绍:初次接触,工作人员自我介绍尤为重要,这可以帮助服务对象快速了解医务社工工作和建立专业关系,具体介绍内容包括工作人员自身的角色身份、姓名称呼、工作内容等,服务宣传单及关怀卡片是可利用的有效工具。

2)面谈场地选择:整体选用原则是保护隐私、安静、减少干扰、便利性,可以是病床边、家属休息区、治疗室、会议室等,专属的社工面谈室为更好的选择。在病床边等相对公共区域面谈时,可使用布帘、支开不相关及好奇的朋友等方式,保护案主隐私。

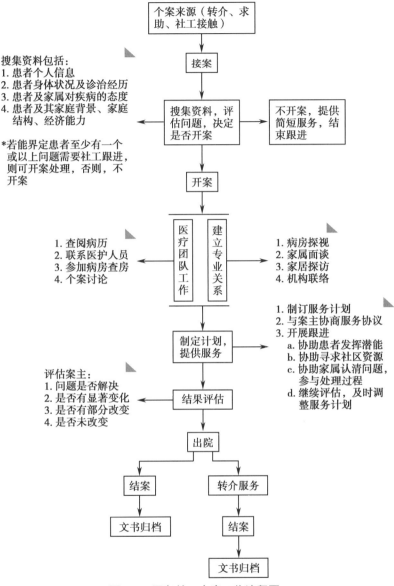

搜集资料包括：
1. 患者个人信息
2. 患者身体状况及诊治经历
3. 患者及家属对疾病的态度
4. 患者及其家庭背景、家庭结构、经济能力

*若能界定患者至少有一个或以上问题需要社工跟进，则可开案处理，否则，不开案

1. 查阅病历
2. 联系医护人员
3. 参加病房查房
4. 个案讨论

1. 病房探视
2. 家属面谈
3. 家居探访
4. 机构联络

1. 制订服务计划
2. 与案主协商服务协议
3. 开展跟进
　a. 协助患者发挥潜能
　b. 协助寻求社区资源
　c. 协助家属认清问题，参与处理过程
　d. 继续评估，及时调整服务计划

评估案主：
1. 问题是否解决
2. 是否有显著变化
3. 是否有部分改变
4. 是否未改变

个案来源（转介、求助、社工接触）

接案

搜集资料，评估问题，决定是否开案

不开案，提供简短服务，结束跟进

开案

医疗团队工作　建立专业关系

制定计划，提供服务

结果评估

出院

结案　　转介服务

文书归档　　结案

文书归档

图 5-3　医务社工个案工作流程图

3）接案面谈内容：除了关心、同理、建立关系、表明协助意愿外，还应收集下列有关资料：

①患者诊治经历；

②患者及其家属对疾病的认识与态度；

③患者的家庭背景、家庭结构、互动关系、经济和资源体系；

④患者和家庭目前所遭遇的问题,缘由是什么? 该问题对患者和家庭的影响情况;

⑤患者和家庭为解决该问题,曾尝试使用的方法,效果如何?

⑥未来计划使用的方法,主要执行者是谁?

⑦对医务社工服务的期待和要求。

2. 问题评估

(1)列出问题:由医务社工与案主共同列出问题,这些问题是案主所理解的和愿意谈的,需要以简易的语气来确认问题及详述问题。

(2)排定问题解决的优先次序:案主最注意的问题是什么? 最忧虑的问题是什么? 最急需处理的问题是什么?

(3)社会、心理问题诊断评估

1)案主家庭树、经济状况、家庭动力关系以及问题的评估;

2)案主改善问题动机、解决问题能力、可运用资源评估;

3)"4R"评估

①评估案主的社会角色(role):原有社会角色受疾病的影响程度,哪些角色必须维持或加强?

②评估案主的人际关系(relationship)

③评估案主的情绪反应(reaction)

④能协助案主解决问题的资源(resources)

(4)具体问题描述,可参考前文。

3. 计划与跟进

(1)制订服务计划:针对案主问题,结合现有资源,制订可行的个案服务方案计划。

(2)与案主建立专业服务关系

1)关系建立:与案主建立服务关系尤为重要,这将会影响后续服务能否顺利推进,服务能否深入开展。医务社工可通过病房探视、家属面谈、家居探访等方式对案主进行日常关怀,与案主建立信任关系。

2)商议服务内容:在社工专业里,订立服务契约是服务中的一环,是工作人员与案主对于介入问题、服务目标、服务计划,以及个人角色、任务的共同认定。但在现实的实务工作里,很少签订书面契约,多为医务社工与案主口头上的共识与说明。具体协议内容包括以下几方面:

①介入问题(一般不超三个);

②特定的案主目标;

③案主的一般任务；

④相关人员的一般任务；

⑤服务时间；

⑥跟进日程表；

⑦预期成效；

⑧其他相关人员或团体。

(3)服务开展

1)服务技巧：社工同理、支持、澄清、面质、资源运用等技巧。

2)服务原则

①助人自助——增强案主解决问题的能力,过程中鼓励案主积极参与,增强自我效能感；

②尊重案主——接纳案主,不因案主的行为、性别、宗教信仰、种族而产生歧视；

③案主自决——重要选择上,帮助案主分析不同方案的后果,鼓励案主自己做决定,为自己生命负责；

④保密——尊重案主隐私,让案主感到安全安心处理自己的困扰；

⑤保持中立——避免与医护人员、家属结为联盟而失去客观判断,需保持中立；

⑥弹性处理——避免冲突尖锐化,弹性处理问题。

3)具体开展服务内容可参考前文。

4. 结果评估与结案

(1)结案评估：当发生下列情况时,医务社工可结束个案服务：

1)案主主要问题已解决；

2)案主问题解决已告一段落,患者或其家属有能力可自行解决问题；

3)案主未解决问题超出医务社工服务范围,应由其他机构提供后续服务(此类型需作转介处理)；

4)案主离世、不再回院就医、无法联络等状况。

(2)结案处理：结案前,医务社工应就患者情况作详细评估,并事先与患者及其家属讨论,使其有心理准备。有以下三大讨论任务：①处理离别情绪；②梳理过去一段服务中所获得的改变、成长或成就,并给予肯定；③探讨未来计划。

(3)个案转介：一般个案转介有以下几步：

1)医务社工应提前与案主及其家属沟通,说明情况,询问转介服务意向,并获得转介同意；

2) 医务社工针对案主情况,联络可提供服务的机构 / 单位 / 组织,初步沟通案主情况及建议后续服务方向,并妥善整理记录,填写转介表交至接收机构 / 单位 / 组织,转介表应包括案主基本信息、疾病情况、家庭情况、社会关系、过往跟进情况、转介原因、后续服务建议等内容；

3) 组织案主与接收机构 / 单位 / 组织代表会面,进行服务交接。

5. 文书记录归档

(1) 个案文书记录的作用

1) 直接作用

① 作为服务资料；

② 作为评估服务效果的依据；

③ 保护个案服务过程中的各相关人。

2) 间接作用

① 作为转介和个案讨论的依据；

② 作为督导的依据；

③ 作为机构评价服务效能及制定政策的参考；

④ 作为社会研究、社会计划和教学的材料。

(2) 个案文书记录常用形式

1) 过程式记录,此类记录常用于个案研讨或督导,所需内容有:

① 基本资料: 案主资料、跟进(面谈)时间、参与人员、第几次跟进(面谈)；

② 本次跟进(面谈)目标；

③ 跟进(面谈)内容,如,用什么方法做了怎样的跟进 / 辅导；

④ 服务对象的感受与反应,包括语言或非语言行为；

⑤ 对面谈内容、服务对象的观察和分析性思考；

⑥ 评估性摘要,目标达成情况分析；

⑦ 后续服务计划。

2) 问题取向式记录

SOAP 是常用的一种记录方式。

S (subjective): 问题的主观陈述,即案主或家属对问题的看法和期待。

O (objective): 问题的客观陈述,即其他相关人士对问题事实的陈述。

A (assessment): 案主问题预估,即前文所提及的 "4R" 评估内容。

P (plan): 服务计划,即已提供的服务、未来的服务计划、对医疗团队成员的建议。

3)摘要式记录：常用于结案、个案转介，通过明确的大纲与标题，将收集的资料和对案主问题的探索、分析及服务概况等作相关记录。

注：具体个案文书记录套表格式，可见本章附件。

（五）其他注意事项

1. 医务社工从事个案工作所需的储备

(1)了解所需的医疗知识：了解医疗知识是医务社工岗前必须经历的一环，可以从阅读疾病资讯单张、医学书籍开始，了解人体各系统、疾病诊断与常规治疗方式，尤其是所服务专科的医疗知识。也建议单位提供相应培训帮助医务社工快速了解，坚持跟随医护团队查房，也是学习医疗知识的好方法。

(2)认识医院所在地区情况：无论是医院周边社区，还是医院所在的城市，医务社工均需大概了解，需了解地区的人口数量、人口结构、人口特性、健康状况等信息。此外，所服务的医院定位也需有所了解，了解医院是专科医院，还是综合性医院；医院的特色专科；医院所收治患者来源，如，村里的老年人、周边厂区的外来工、周边楼盘小区的居民等。以上信息将决定整体个案服务模式。

(3)了解相关政策：为了能对案主提供完整政策咨询服务，医务社工需熟悉地区适用的医疗救助、社会医疗保险、健康保险、低保和特困救助、大病救助、基金会专项救助等信息。

(4)学习人类行为知识：需具备心理学和社会学相关理论知识，以便运用到个案工作中，帮助理解案主行为、感觉、需要，以及提供介入依据和方向参考。

(5)提高自我察觉能力：医务社工需培养敏锐的自我察觉能力，发现自身对服务对象可能有的偏差及刻板化印象，并作出及时调整，避免服务中出现价值批判。

2. 关于服务对象的界定　医务社工所服务个案对象，不仅是患者，患者家属也可以是服务对象。

3. 个案跟进频率　由于医疗机构日常工作快速、高效，故医务社工个案服务频率也需跟随医疗工作节奏，遇个案转介需及时处理，新接个案需视其紧急程度安排每天/隔天/每周跟进。

4. 个案服务安全防范　个案服务须有危机处理机制，如个案服务中遇医患矛盾、家暴、虐待、自杀、意外死亡等相关危机事件，一线医务社工需及时向直属上司报备,启动危机处理工作。

(六) 应用案例分享

《从焦虑不安到坦然应对,陪伴车祸患者家庭走向康复》[①]

文姨,56 岁,四川人,丈夫在广州市某街道做清洁工,上班期间发生车祸被救护车紧急送往广东省第二人民医院,由于伤势严重,由急诊转入神经外科完成了脑手术,由于车祸导致突发失语,肢体偏瘫,意识不清,仍需要进行二次手术,本次事故交警判定车主全责,由保险公司与文姨对接赔付事宜,在与医生沟通不良、对丈夫的病情焦虑紧张情况下,科室发送医务社工服务申请,请求医务社工给予支持。结合文姨及家属的情况,医务社工提供个案服务,为文姨家庭提供情绪疏导、情感支持及多方资源协调等,促进文姨及家属度过本次危机。

1. 社工评估——掌握案主家庭资源,综合了解情况。

生理层面:案主丈夫由于车祸导致脑动脉瘤破裂,手术后意识不清,无法表达,术后恢复情况暂不明晰,案主需要贴身照顾。

心理层面:突发的事故导致案主对将要面对和处理的事情感到无措和焦虑,也担心丈夫后续的治疗以及独自照顾的压力。

社会支持网络层面:案主陪同丈夫在广州打工,除了与单位工友交好外,儿媳的爸爸也在广州,有一定的支持网络。

2. 社工介入——引导案主走出情绪低谷,提供支持协助解决事故后的家庭。

(1)建立关系:由于医务社工与科室之间联系紧密,且在社工服务申请上已有成套正规的流程体系,科室医生了解到患者家庭需要帮助后,向医务社工提出服务申请,社工通过电话与案主取得联系,介绍自己的身份后与案主约定了面谈时间。

当社工到达科室时,案主正为第二次手术费用与保险公司电话沟通,由于语言表达及案主对需提供资料的不明晰,导致与保险公司、主治医生之间沟通不畅,医务社工了解情况后,紧急协助案主进行处理。

首先与保险公司沟通,明确申请拨款需要医院开具的材料,与主治医生确定需要开具治疗费用说明,协助案主处理盖章并发送给保险公司等事宜。

[①]　李嘉玲,女,广东省第二人民医院社会工作科医务社工。

因为协助案主处理这些事宜,案主对医务社工及时帮助表达感谢,社工也就患者的情况进行综合了解,就目前待解决的问题进行梳理,与案主确定了服务需求。

(2)服务计划

1)心理支持:对丈夫治疗情况的未知、独自照顾的压力等导致的情绪压力需要得到专业医护人员的解答以及情绪的缓解和疏导。

2)相关政策解答:对丈夫治疗费用以及后期康复费用的赔偿需要与多方人员沟通,但案主对于相关政策知识的不了解以及语言表达的不畅导致处理问题效率较慢且超出了案主的处理范围,需要协助案主梳理如何应对需要处理的事宜。

3)专业资源联系:由于案主丈夫伤势较重,经与医生咨询,后期康复需要约一年的时间,预后效果也要看后期的康复训练,因此需要联系长期做康复训练的医院;此外车祸事故后续的赔偿也需要有专业人员处理对接。

(3)治疗辅导

1)情绪疏导:结合案主丈夫治疗情况,医务社工主要通过倾听案主对于丈夫的担心,同理案主的情绪,运用身体语言拍肩等方式表达安慰和支持;结合案主对于丈夫后续治疗的疑问及时与主治医生沟通,用案主听得懂的语言转述,缓解案主的紧张情绪。通过探访及时了解案主丈夫的状态,及时肯定好转的情况,让案主缓解紧张的情绪并鼓励丈夫配合医生做好康复训练。

2)政策解答:由于案主丈夫入院较急,在与车主、交警大队以及保险公司的对接沟通中案主也显得比较费力,关于后续治疗费用由谁支付还不清晰,社工通过与案主沟通了解本次事故的责任人,并找到与案主联系的相关责任人,协助案主电话交警大队、保险公司以及肇事车主等确定后续联络人。在协调处理案主与不同角色沟通时,社工也及时地向案主讲解相关的法律法规政策,并让案主有心理准备和对策应对接下来需要处理的问题。

3)专业力量协同促进案主找到方向:经过一段时间的治疗,案主丈夫伤势渐渐好转,积极配合康复能够尝试开口说话,从能坐起来到站起来再到能走一段路,看到丈夫的变化案主也更加有信心,笑容也多了起来,医务社工到病房时案主也主动向社工表扬丈夫的进步,与隔床的病友探讨康复治疗的方式,不厌其烦地鼓励案主可以用四川家乡话多说话。

医务社工对案主的做法给予肯定,并就后续的康复询问案主的计划,案主也向社工表示自己通过身份资源联系到了省工伤康复医院,出院后直接转去做康复。谈及到与保险的理赔,案主也主动向社工表示自己接受了交警大队的推荐,聘请了律师,后续的事情律师来处理,自己打算出院后找工作能赚一点是一点。社工也与案主就开始的状态与现在的心态转变给予案主肯定,也与案主就前期社工跟进情况进行总结,并通过案主的转介与律师进行了对话,就社工前期的跟进以及案主家庭情况、经济困境等与案主律师沟通,并协助律师在案主丈夫出院前将需要开具的证明及资料等与科室医生进行沟通,完善了后期需要收集的材料。

(4)回访与回顾,强化案主努力,重燃后续希望。协助完成出院办结后,案主在安顿好后给社工电话,表达完成了康复医院的入院手续办理,并多次表达对医务社工的感谢,社工也对案主未来的计划进行了解,案主也表示自己会继续工作,等丈夫出院后就准备回老家休养,虽然言辞中也表达出对丈夫即将准备退休却出现这种意外的感叹,但也对如今的恢复情况表示有信心,也与社工分享在这段时间,科室医务人员、社工以及自己的亲朋好友给自己的支持和安慰,让自己能够较快地调整好状态面对当下的生活。社工也结合与案主的接触表达自己对案主坚守的不易,虽然伤心难过,但也能够积极地面对突如其来的冲击,也给予了案主对未来生活的祝福。

至此,医务社工的跟进也将告一段落,但案主家庭出院并不代表结案,医务社工在案主出院后也通过线上、电话等联系方式了解案主及其丈夫的恢复情况,因为有专业康复医院的治疗以及专业律师的帮助,案主丈夫的预后效果也较好,律师也在后续的赔偿谈判中起到帮助作用,这次的事故也有了一个好的收尾。

附：个案文书记录套表

个案转介（转入）表

一、转介人资料

转介日期：_____年___月___日　联系电话：_____

□院内转介

转介人：_____　　职务：□医生　□护士长　□护士　□其他

转介科室：□肾病风湿科　□肿瘤内科　□其他_____

□院外转介

转介人：_____　　转介单位：_____

二、案主基本信息

姓名：_____　年龄：_____　性别：□男　□女　电话：_____

家庭住址：_____

紧急联系人：_____　电话：_____

入院日期：_____年___月___日　所属科室及床位号：_____

主治医生：_____　管床护士：_____

疾病诊断：_____

治疗状况：_____

三、期望社工跟进服务内容（可多选）：

□入院及住院适应　□患者及其家属心理情绪辅导　□疾病适应　□临终关怀

□社区资源链接　□经济救助政策协助　□家庭照顾支持　□家庭关系协调

□病友团体服务介绍　□危机个案跟进　□其他

案主本人是否明确知道病情：□知道　□案主本人不知道但家属知道　□不知道

案主是否愿意面见社工：□愿意　□不愿意　□不清楚

如有需要，敬请填写以上表格，致电 ×××× 联系社工。（服务时间：星期一至星期五 9：00—12：00，13：30—17：30，地址：医务社工部）

个案接案及计划表

一、个案来源

来源：□院内转介　□案主/家属主动求助　□社工主动接触　□其他转介_____

二、案主基本信息（□有院内转介表，无需重复填写此内容）

姓名：_____　年龄：_____　性别：□男　□女　电话：_____

家庭住址：_____

紧急联系人：_____　与案主关系：_____　电话：_____

入院日期：_____年____月____日　所属科室：_____

主治医生：_____　主管护士：_____

疾病诊断：_____

治疗状况：_____

案主本人是否明确知道病情：□知道　□案主本人不知道但家属知道　□不清楚

三、家庭情况（①结构图（常规）；②用文字；③请备注主要照顾者）

四、案主现时最关注的问题简述（或医护人员认为案主的需要描述）

五、社工评估与服务计划

评估项目	现况描述	跟进目标	跟进计划
1. 与疾病相关问题			
□疾病情况			
□案主对疾病的认识			
□案主对疾病的接纳			
□家人对治疗的态度			
□照顾支持情况			
□其他			
2. 其他需要			
□即时需要			
□救助政策申请协助			
□生活质量			
□心理状态			
□角色改变与家庭关系			
□社会关系及支持网络			
□其他			

案主是否知情同意并接受服务：□是　□否　□不确定

接案工作人员：＿＿＿＿＿＿＿＿　日期：＿＿＿年＿＿月＿＿日

直属上司审批:(请提供以下服务/跟进事项)
□转介处理,理由：＿＿＿＿＿＿＿＿＿＿＿＿＿＿＿＿＿＿＿＿＿＿＿＿＿
□不合适跟进,理由：＿＿＿＿＿＿＿＿＿＿＿＿＿＿＿＿＿＿＿＿＿＿＿
□个案跟进,委派给工作人员＿＿＿＿＿＿＿跟进
直属上司意见及建议：＿＿＿＿＿＿＿＿＿＿＿＿＿＿＿＿＿＿＿＿＿＿＿   ＿＿＿＿＿＿＿＿＿＿＿＿＿＿＿＿＿＿＿＿＿＿＿＿＿＿＿＿＿＿＿＿＿
直属上司签名：　　　　　　　　　日期：　　年　　月　　日

个案接触记录表

案主姓名：＿＿＿＿＿＿＿＿＿＿

总第＿次	日期：	对象：	形式：
本节目标			
跟进摘要			
现状评估			
后续计划			

个案结案报告

案主姓名		跟进时间	年　月　日至　年　月　日
结案原因	□目标达成　□案主不愿意继续接受服务　□失联超3个月 □转介,原因＿＿＿＿＿＿＿＿＿　□其他＿＿＿＿＿＿＿		
服务次数	共接触次数：＿＿＿次 其中：面谈＿＿＿次,电联＿＿＿次;其他＿＿＿次		
目标	目标达成情况	现况总结	

直属上司意见及建议：＿＿＿＿＿＿＿＿＿＿＿＿＿＿＿＿＿＿＿＿＿＿＿＿＿

工作人员签字：　　　　　　　　日期：　　年　　月　　日

直属上司签字：　　　　　　　　日期：　　年　　月　　日

个案转介（转出）表

转介信息

转出单位：_____

接收单位：_____

转介日期：_____年____月____日

负责工作人员：_____   联系方式：_____

个案服务时段：_____年____月____日至_____年____月____日

一、案主个人信息

姓名：_____   年龄：_____   性别：□男   □女   电话：_____

家庭住址：_____

紧急联系人：_____   与案主关系：_____   电话：_____

二、案主疾病信息

疾病诊断：_____

治疗状况：_____

患者是否明确知悉病情：□知道   □案主本人不知道但家属知道   □不清楚

三、家庭情况［①结构图（常规）；②用文字］

四、社工介入情况

_____

五、案主现状

_____

六、转介原因

_____

案主是否愿意接受转介服务：□愿意   □不愿意   □不清楚

工作人员签字：_____   日期：_____年____月____日

直属上司签字：_____   日期：_____年____月____日

个案接收回执

（为保障案主及双方机构的权益，敬请贵机构在接收转介后填写以下回执）

本中心（接收单位）_____   已收到（转出单位）_____   就

（案主姓名）_____之服务转介申请，今委派社工_____作后续跟进服务。

接案社工签名：_____   日期：_____年____月____日

接案社工联系方式：_____

主题三：自助组织的培育与发展

（一）自助组织的概念与效用

《和信治疗中心医院乳癌病友支持团体的经验分享》一文提及，团体工作是依多数患者的共同需求而提供的，特别是慢性病患者，需要长期的医疗照顾，长期的身、心、灵暨社会之完整照顾，所以社会工作者是依多数患者的共同需求而设计团体工作的服务。

因此，自助组织随之应运而生。顾名思义，自助组织就是一种由慢性病患者或家属共同参与和组织起来的团体，有时会在社区中逐渐形成一个较大组织，他们自行负责组织/团体的运作与管理。主要是因他们有相同问题和需求而聚集在一起，通过组织/团体的活动，成员彼此相互提供心理支持并进行信息交换，如经验分享、情感支持、互动讨论等，以协助患者及其家属解决问题或处理困难，促进疾病康复与互相帮助。除"自助组织"，国内还有"病友互助团体""病友会""病友俱乐部""家长俱乐部""家属互助组织"等称呼。

自助组织效用已在临床研究中得到印证，据文献了解，自助组织对于乳腺癌、结直肠癌、糖尿病、慢性肾脏病等疾病患者和家属以及特殊儿童家长的生活质量、遵医从性、疾病管理、抑郁控制、社交支持等多方面有显著成效。

为帮助患者和家属有更好的资源获取渠道和情绪的舒缓，越来越多医务人员、医务社会工作者介入自助组织中。目前大多数自助组织为非正式组织，以医院或社区为中心发起，也有部分自助组织发展成为非营利机构，甚至是全国性的组织。

（二）自助组织的类型

1. 以疾病种类区分　多为慢性病或产生危机的重大疾病类型，如糖友会、肾友会、乳癌病友互助团体、罕见疾病病友联谊会等。

2. 以成员身份区分　常见为患者、家属、患者与家属组织三种类型，如结直肠癌病友互助团体、特殊孩子家长俱乐部等。

（三）自助组织的具体功能

自助组织主要功能整体分为两大类别，具体有：

1. 对医疗团队工作人员的功能　借助自助组织的运作方式，医疗团队工作人员帮助组织成员了解疾病及其治疗过程，分享经验及情绪支持，达到以下的治疗及支持的功能：

（1）协助患者适应生活；

（2）协助患者及其家属解决因病而生的情绪困扰；

（3）促进患者与医务人员有良好的沟通；

（4）增加患者沟通的机会，满足其社会关系的需要；

（5）使患者能获得更适切的服务。

2. 对组织内部成员的功能　组织成员因参加自助组织，感受到自助组织的特性和帮助两大功能：

（1）协助组织成员适应及解决困难；

（2）开展社会倡导工作。

（四）自助组织的常规服务内容

服务类别	常规服务内容
情感支援	• 病房或家居探访 • 电访关怀 • 病房喘息活动 • 同路人志愿者支持 • 聚会活动 • 线上交流平台（微信群、QQ 群等）
提供教育与资讯	• 疾病科普资讯 • 社会救助资讯 • 医疗政策及就医资讯 • 健康教育课堂 • 照顾技巧训练 • 经验交流会
文娱康乐	• 生日会 • 出游活动 • 茶聚 / 斋宴 / 聚餐
社区教育	• 社区疾病预防宣教 • 病友故事集等刊物传播 • 主题媒体报道
政策关注与倡导	• 群体社会影响倡导 • 展现群体共同需要 / 困难，影响政策修改
开拓福利及资源	• 购买医疗用品、药品、辅具的折扣优惠 • 与相关社会服务机构合作，转介有服务需要的个案
增强组织成员适应及融入社会的能力	• 志愿者发展 • 相关技能培训课程（就业、生活等）

(五) 自助组织常规培育与发展路径

自助组织常规培育与发展路径可分为计划和实施两大阶段。各阶段的实际操作流程如下：

1. 计划阶段 此阶段,医务社工应就以下问题,与项目主管或督导、医务人员、骨干病友共同商讨：

(1)发展这个自助组织的动机和目的是什么？

(2)哪些患者或家属比较能够接受自助组织的协助？

(3)该组织成员的共同需要是什么？

(4)组织培育与发展过程中,哪些地方需要医务人员协助？

(5)相关医务人员对成立该组织的了解程度如何？

(6)该组织发展所需要的经费和场地安排如何？

(7)与医疗团队成员商量筹组事宜,就初步方案讨论是否可行？

2. 实施阶段 此阶段,医务社工联合医疗团队力量,发挥跨专业合作优势,把先前商议的计划落实执行,具体可参考培育模式"吸引参与 - 增强互动 - 促进互助 - 提升影响"。

(1)吸引参与:这是一个吸纳组织成员的过程。有以下 4 个路径：

1)邀约潜在成员做个别面谈,向其说明自助组织成立的宗旨,并深入了解该成员加入自助组织的动机与需要解决的问题性质,若符合条件,吸引加入；

2)通过医疗团队力量进行宣传,聚集首批自助组织成员；

3)集合所有拟吸纳发展骨干开会,向全体说明自助组成立的宗旨,并与成员共同商讨组织发展的方向、组织管理的章程、日常活动的时间与频率、地点等；

4)当自助组织基本建立时,可通过医疗团队工作人员推介、医务社工服务接触、患者之间相互宣传等多种形式相互结合持续吸引新成员加入到自助组织当中。

(2)增强互动:这是一个成员情感维系和组织巩固的过程。通过提供服务,开展活动,协助自助组织成员解决因疾病而衍生的问题或困难,增强成员对组织的归属感,成员相互间的互动交流,促进成员与医疗团队的良好互动,共建医患和谐关系。具体有以下几方面内容可以尝试：

1)与组织成员共同制订自助组织标识物,如,马甲、文化衫、组织旗帜、徽章、钥匙扣等,甚至是统一的 VI 色调等；

2)发展自助组织的文化,如,制订主题歌、特有的见面寒暄礼仪等；

3)发展自助组织资讯与资源支持服务,如,疾病健康资讯提供、康复辅具

购买渠道资讯与优惠政策提供等;

4)建立线上交流平台,如 QQ 交流群、微信交流群等;

5)开展疾病适应调适 / 康复支持类活动,如,健康教育课堂、特殊儿童家长照顾支持小组等;

6)开展康娱类活动与聚会,如,舒活瑜伽班、绘出心境油画课程、季度生日会、秋游活动等。

(3)促进互助:这是引导自助组织成员发挥互助效能的一步,是一个引导成员从受助者转变为施助者的过程,通过发展同路人志愿者、培育核心骨干等,促进组织内部自助互助。具体包括三个方面的互助:

1)是成员间个人一对一的帮助。对此,医务社工可建立同路人志愿服务队,鼓励一批资深成员加入同路人志愿服务队,配套同路人志愿服务能力建设课程支持,提供电话探访、节庆探访、个别化辅导探访、社区健康宣教、活动协助等服务实践平台,提升同路人志愿者的助人能力。

2)是骨干成员对自助组织整体服务管理的自助。对此,医务社工可以面向资深成员挖掘骨干,与潜在对象面谈,介绍骨干工作,了解其意愿,合则引导其成为志愿者骨干,组成骨干团队,并配套提供能力建设课程,提升志愿者骨干的组织策划、带领、协调沟通等技巧。同样也需要提供实践的机会,如,邀约组织成员参加活动、筹划开展聚会活动等。

3)是自助组织整体对成员个体的支持。这是上升到自助组织整体层面的工作,整合共性资源服务个体成员。对此,医务社工可通过开展非结构性小组,组织资深成员进行疾病治疗与康复相关主题性讨论,整合资深成员的抗病经验或需要,为自助组织成员争取福利,如,政策福利、治疗福利等。

(4)提升影响:这是一个升华的过程。在前面"促进互助"的工作中已基本完成发挥自助组织自助互助效能的任务,但为继续深化自助组织内部的自助互助,接着开展了"提升影响"的工作。这个深化有几个方面的体现:

1)提升影响是引导自助组织成员参与社会公益服务,实现助人模式的提升转变,从自助组织内部的互助延伸至外部的施助。医务社工可通过组织成员参与自助组织外部的志愿服务,引导成员帮助社会其他有需要的困难群体,实现这一转变。

2)提升影响是提升自助组织成员的自信和魅力,通过资源链接搭建展示平台,重塑病友 / 家属新形象。这方面的介入,医务社工可侧重采用鼓励和"筑台尝试"的方法;通过手工、瑜伽、舞蹈兴趣班的学习和展示,提升成员的自我效能感和促发其内心的成就感,从而帮助成员提升自信和魅力,建立健康、阳光、乐活的新形象,改变公众对患者的传统认知。

3)提升影响是进一步发挥自助组织的社会影响力,运用自助组织力量开展康复支持资源募集、社会政策倡导等工作。医务社工可考虑引导自助组织成员通过义卖、表演、故事分享、生命故事集发布等多元化的展示,吸引社会各界人士的关注,传播患者群体声音,助力社会政策倡导、自助组织资源链接等工作。

(六) 小结

1. 关于培育模式"吸引参与 - 增强互动 - 促进互助 - 提升影响"的理解 患者自助组织发展工作,医务社工需考虑成员流动性问题,这是无法避免的困难,因为患者的身体状况和疾病发展状况是不可控的。故培育模式"吸引参与 - 增强互动 - 促进互助 - 提升影响"的运用并非简单地按时间发展推进的四步走,而是立体叠加的四个层面。例如,医务社工在重点开展"促进互助"层面工作时,也需兼顾"增强互动""吸引参与"这两个层面的基础工作。

2. 医务社工需注意角色的阶段性调整 在整个培育过程中,医务社工应随着成员的成长和自助组织的发展阶段,对自身进行角色调整,第一和第二层面里,医务社工是直接服务提供者,从第三层面开始,医务社工逐渐转变到支持者、资源管理者的角色,尝试把部分直接服务提供者的功能角色转让至自助组织骨干、同路人志愿者等资深成员。在完成自助组织互助氛围建设任务之后,医务社工可尝试引导成员从服务享受者到服务参与者,甚至到服务提供者的转变。

3. 善于调度资源事半功倍 现阶段,国内医务社工人力有限,一般情况均为一人或两三人的伶仃奋战,那么,如何在有限的医务社工人力资源里,有效地支持自助组织培育与发展工作呢? 这时候,发挥资源调度能力可以让自助组织培育与发展工作事半功倍。患者 / 家属自助组织培育日常所需的人力资源可分为这几类:医务社工同工、医疗团队伙伴、社会公益伙伴以及康复患者或家属等。专职的医务社工需要懂得向工作团队寻求协作,借团队之力完成任务。为弥补专业知识的不足,可借用医疗团队伙伴的专业医学和护理知识,也可借用社会公益伙伴的特长技能等。专职医务社工在此需抽离"一线",拓宽工作视角,运用资源管理思维,承担管理角色开展工作。最重要也是不可忽略的,是康复病友或家属资源,这是患者 / 家属自助组织有别于普通组织、有别于其他医务社工服务介入手法的关键点,也是实现自助互助目标的关键因素,是医务社工服务循环圈不可或缺的一部分。若得以引导和发挥,会让患者 / 家属自助组织的培育发展工作事半功倍。

(七) 应用案例分享

《"沁馨苑"乳腺癌病友俱乐部》[①]

1. 成立背景　据调查,乳腺癌居我国女性恶性肿瘤发病率的首位,治疗衍生的乳房缺失、脱发、衰老等身体外观改变和骨痛、失眠、头晕虚弱等副作用,会导致乳腺癌病友出现焦虑情绪、生活习惯改变、家庭角色转变、社交缺失等问题,乳腺癌病友在接受精神压力煎熬的同时,也面临着沉重的经济压力。目前很多大型的三甲医院较少能给乳腺癌病友提供一个社会支持平台,病友对出院后的自我管理知识缺乏,病友的居家功能锻炼依从性处于低、中度水平。

在医院领导、科室医务人员、热心病友的支持下,广东省第二人民医院"沁馨苑"乳腺癌病友俱乐部于 2019 年 3 月 8 日正式成立,本俱乐部由广东省第二人民医院普外二科医护人员及医务社工统筹运营,旨在建立一个乳腺癌病友与医护人员之间、病友间、病友家属间相互交流的平台,探索切实可行的病友随访之路,整合各类社会资源,助力乳腺癌病友"身 - 心 - 社 - 灵"全人康复,让乳腺癌病友树立战胜疾病的信心,促进康复,提高生存质量。

2. 组织目标

(1) 总体目标:以公益和互助为原则,建立乳腺癌病友互助平台,整合各方资源,共同协力实现乳癌病友身、心、社、灵全人康复。

(2) 具体目标

1) 建立广东省第二人民医院乳腺癌病友俱乐部,邀请 × 名及以上乳腺癌病友加入俱乐部,并完善相关管理机制;

2) 定期开展不同主题的病友会活动,帮助 90% 的俱乐部成员学习乳腺癌康复训练和饮食管理等相关知识,帮助 90% 的俱乐部成员在树立信心、生活质量、社会支持等方面有所提升;

3) 提升俱乐部成员参与和服务意识,重塑病友新形象,激励病友与疾病抗争的斗志。

3. 组织成员

(1) 成员构成:在广东省第二人民医院治疗的乳腺癌病友及其家属。

(2) 成员加入条件

1) 曾在广东省第二人民医院接受乳腺癌相关治疗的病友及其家属;

2) 积极参与活动,乐于与他人分享;

---

① 张雨萍,女,广东省第二人民医院社会工作科医务社工。

3）热心公益,愿意帮助团体成员及社会大众;

4）能够自觉维护"沁馨苑"乳腺癌病友俱乐部的名誉,遵守相关规章制度;

5）每年至少需出席参与一次团体活动,情况特殊者除外。

（3）成员加入组织方式:向科室医务人员或医务社工申请,领取申请表并填写相关资料。

4. 运作模式

（1）个案管理:病友会实行成员制,一人一档,病友提交入会申请表,经俱乐部批准,自愿加入或退出俱乐部;同时医务社工将通过个案管理方式,对成员定期进行病房探访、出院回访等一对一服务跟进;

（2）跨专业合作:组织外科专家、心理咨询师、专业社会工作者及抗癌同路人等定期举办保健、康复、心理、饮食等方面的知识讲座、专家咨询及病友交流会。

5. 服务内容

（1）健康宣教:联合各科医护人员定期为病友提供护理、饮食、康复等健康科普讲座,普及乳腺疾病相关知识。

（2）主题活动:定期开展节庆日、同路人分享等主题活动,搭建病友分享交流平台,提高病友的生活质量。

（3）志愿服务:定期开展病房探访、义剪义卖等服务,促进社会人士对病友的关怀,增强病友支持网络。

（4）心灵港湾:专业医务社工＋心理咨询师与病友携手同行,疏解情绪压力,提高病友战胜疾病的信心。

6. 服务成效

（1）产出类

1）服务数据:服务人次、服务次数等;

2）相关成品:纪念相册、视频、手工品等;

3）经验总结:经典案例、文章发表等。

（2）结果类

1）病友及家属掌握疾病相关知识;

2）病友形成社会互助支持网络。

（3）影响类

1）病友及家属服务参与度提高;

2）社会大众对病友群体关注度及志愿服务参与度提升;

3）媒体报道、社会捐赠等。

7. 服务评估

(1) 以医务社工为评估主体，主要围绕病友会病友及家属是否掌握疾病相关知识、病友是否形成社会互助支持网络、病友及家属服务支持度是否有提高等情况进行评估。

(2) 以医院代表为评估主体，主要围绕病友会服务数据（服务人次、服务次数等）、社会大众对病友群体关注度等实际服务成效进行评估。

主题四　患者社区支持网络的建设

（一）理念

社区照顾模式提倡把需要照顾的人士留在原本居住的社区接受照顾，以正规社会服务及非正规支持系统为他们提供照顾，并努力在社区环境中改善他们的生活质量。

社区照顾模式包括以下服务内容：

1. 居家康复支援网络　以直接服务为主，是在社区内动员家人、亲友、邻里或志愿者等，借此建立一个支援系统去关怀社区内有需要的人。例如，动员社区志愿者探访独居孤寡老人，帮助他们打扫家庭卫生；动员志愿者有组织地、系统地为伤残人士提供康复服务等。

2. 服务对象自身的互助网络　这是指建立服务对象本身的互助小组，使他们能够以助人自助的方式互相支持。这类服务是以同一类型的服务对象为主体，例如：卒中患者的互助组织、家属互助小组等。

3. 健康社区支持网络　长期病患社区支持网络服务项目通过链接社区站点，调动社区正式或非正式支持网络，建立合作，为长期病患回归社区生活搭建社区支持网络，让有需要关注的长期病患在家里或社区中得到支持和帮助。

长期病患的社区照顾网络搭建依据"社区照顾"理念，联结社区居委会、志愿者、社工站点等服务单位，为出院后长期病患及其照顾者提供回归社区生活的关怀和支持，提倡建立相互关怀的社区，发扬社区互助精神。

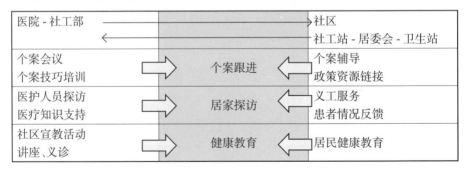

（二）居家康复支援网络

患者的康复需求不限于院内，出院后的居家康复的需求也值得社工关注，包括患者在出院后的康复情况（包括服药依从性、对康复知识的掌握程度），家居环境情况（居住环境的卫生清洁情况、光照情况、是否符合服务对象康复所需、是否安装适当的辅具），家中的照顾情况（患者的主要照顾者的身体健康状况、患者照顾小组内的成员、家中是否有需要他人照顾的家庭成员），所在社区可以利用的社会资源（居委会、社工资源、志愿者队伍资源）的情况。

社工通过入户探访发掘病友的需求，帮助患者及家庭构建出院后的家居康复支援网络，建立社区支援系统，发掘患者身边的正式及非正式支持，通过建立发展长期病患社区支持网络，促进长期病患顺利回归社区生活，在社区得到支持和帮助，缓解家庭照顾压力，提升患者及其家属的生活质量。

案例一：案主阿君患有急性白血病，经护士转介个案社工接触到阿君。阿君在医院已经完成了一期的治疗，医生建议阿君继续接受第二期的治疗巩固病情。但由于经济困难无法支持后续的治疗费用，阿君仍未决定是否继续治疗。

阿君的家庭背景：阿君与母亲、弟弟同住，父亲早年因病去世。阿君在现居住地没有相熟的亲人。

阿君的经济情况：阿君家中的经济来源只有弟弟的工作收入，弟弟每月月薪三四千元。

社工评估阿君在院内虽然解决了一部分治疗的需求，但出院后阿君在家中康复也存在较多的问题：阿君的照顾者母亲年老，对于疾病知识掌握不足，容易在照顾过程中有所疏忽；阿君家庭经济困难，出院后的营养可能无法满足其康复的需要……这些需求都是在院内时未呈现，一旦案主出院后，各种的需求就会浮出水面。

社工与阿君住院科室的护士到案主家中探访，提供家居康复的建议给阿君及其家属。在探访的过程中，社工了解到阿君的弟弟将当月的工资全部用于付清阿君的医药费，家庭现在一日三餐的温饱也成为了困难。社工在得知情况后为阿君送上新鲜蔬菜、鸡蛋、牛奶等营养品，护士针对阿君现时的状况也给予了饮食营养搭配的意见，教育阿君如何少花费也能吃出高营养。

社工鼓励阿君充分发挥身边可以利用的资源，引导阿君的弟弟向当地妇联提出求助。社工帮助寻找阿君居住地的社工资源，并成功转介该个案，让阿君得到更多的关注和社会支持。

在社会资源上，社工链接志愿者队伍提供人力及物资，到困难患者的家庭慰问。困难患者群体确认一是依据国家现有政策，如低保证明、困难证明，二是因为罹难大病而需要或根据专业医疗团队预期支出的治疗费用，高于患者家庭收入，致使患者的家庭出现困难。社工组织志愿者上门探访关怀患者，赠送患者日常生活的必需品，慰问患者居家康复情况，收集患者居家康复的困难和需求并倡导社会更多的热心人士和爱心企业关注到困难患者团体。

（三）服务对象自身的互助网络

在康复治疗过程中，同辈互助可以减少病友的社会孤立感，获得情感支持，建立康复信心，故服务对象自身的互助支持网络是社区支持网络重要的一环，病友互助团体是其常见的形式。病友互助团体大多由一群以促进本身福祉和权益作为共同目标的病友及其家属所组成，他们有着共同的困难经历，在这个氛围里互相倾诉、互相鼓励，并通过同路人的关怀、经验分享和资讯交流，解决所面对的各种问题，形成较紧密的关系，共渡难关。

（四）健康社区支持网络

健康社区支持网络由社工及医护人员组成，免费为社区提供健康讲座／义诊等资源，例如：开展慢性病预防及自我管理的知识课堂，开展以中医康复养生为主题的义诊活动等，提升居民健康管理意识，为有需要的居民及服务对象营造更便利、更友善的健康社区环境（图 5-4）。

以 G 市某医院医务社工部的健康小站为例：

健康小站为社区病友提供更便捷的健康服务。

具体服务内容：康复辅具资源支持、健康预防及名医就诊资讯支持、社区健康主题活动支持、小站专属主题义工队培育支持、社区、医院协同个案转介跟进支持及入户探访支持。

（1）康复辅具资源支持：主要服务对象为成功转介个案，且由医务社工或医护人员评估适用赠送，例如：护膝、护理垫、指板分离器、坐便凳等。辅具放置在各个合作社区的健康小站，便于患者在家中康复期间可以随时租借合适的辅具，提高康复质量。

（2）健康预防及名医就诊资讯支持：社工前期收集 G 市的各社区的社工服务，收集该社区对健康服务的需求，签署合作意向的协议书。根据收集的需求结合医院科室主题设计健康服务索引，供合作社区按需自行选择合适的课程。

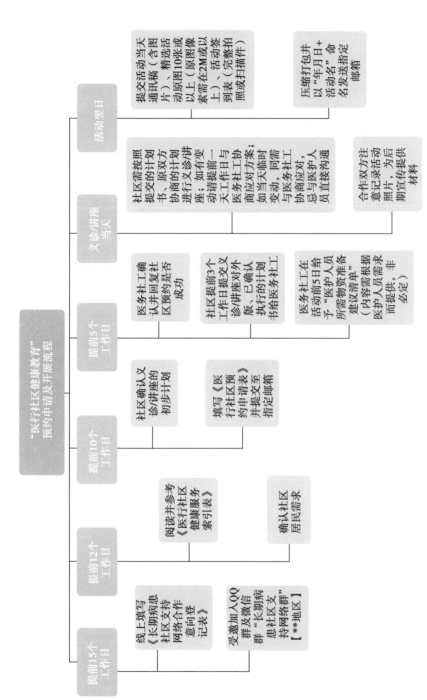

图 5-4　"医行社区健康教育"预约申请及开展流程

（3）小站专属主题义工队培育支持：由各个社区健康小站的工作人员根据社区的特点设计的健康主题，根据该主题提供相应的讲座及培训到该社区的志愿者队伍，让志愿者队伍的成员可以运用学习的知识服务有需要的居民。

（4）社区、医院协同个案转介跟进支持及入户探访支持：由社区工作人员或社区驻点社工、医护人员、医务社工组成专业的探访队伍，为出院的个案提供直接上门家居探访、健康知识支持、健康辅具支持，确保个案在进出院的全过程都能够得到相应的服务。

主题五　健康社区促进工作开展

（一）健康社区的定义及理念

1. 健康社区的定义　"社区"一词源于拉丁语，意思是"共同的东西"和"亲密的伙伴关系"，最初是由德国的社会学家滕尼斯（F. Tonnies）应用到社会学的研究中。在 20 世纪 30 年代初，费孝通先生在翻译滕尼斯的一本著作《Community and Society》（社区与社会，1887 年）时，从英文单词"Community"翻译过来的，后来被许多学者开始引用，并逐渐流传下来。

近几十年里，我国的很多社会学家开始对"社区"进行深入细致的研究，而且对"社区"的理解和认识有诸多不同。如范国睿认为："社区是生活在一定地域内的个人或家庭，出于政治、社会、文化、教育等目的而形成的特定范围，不同社区间的文化、生活方式也因此区别开来"。

刘视湘从社区心理学的角度定义为："社区是某一地域里个体和群体的集合，其成员在生活上、心理上、文化上有一定的相互关联和共同认识。"是指有共同文化的居住于同一区域的人群。在具体指称某一人群的时候，其"共同文化"和"共同地域"两个基本属性有时会侧重于其中一点。如"和平里社区""四方社区"是侧重其共同地域属性，而"华人社区""穆斯林社区""客家社区"等则侧重其共同文化的属性。

不过无论所指侧重哪边，社区一词都是强调人群内部成员之间的文化维系力和内部归属感。在 20 世纪后期，无论是中国台湾地区，还是大陆地区，有感于过去过度重视宏观经济发展忽略社区需求的情势，都分别将"社区建设"或"社区营造"提升到国家政策的层面。在地方组织方面，都开始在小型地缘组织中引入"社区"两字。如中国台湾地区的"社区理事会"，大陆地区则有意将原来的"居民委员会"改称为"社区居民委员会"，不过此举尚有很多法律问题没有理清。

现今中国大陆地区的社区，绝大部分是由城镇的居民委员会改名而来，少部分由并入城镇的村委会改名而来。中国大陆地区的社区是党和政府传递、落实政策和了解民情的最基层,社区在行政上接受街道办事处领导,由街道办接受并传达县级政府和各科局的任务和指示。至此,社区是指一定区域内能有序进行人流、物流、信息流、能量流、资本流等优化配置,提升居民生活质量的时空平台,是由若干个个体、群体和组织及资源等构成的生产、生活生态体系。

在推进健康教育,建设健康社区的过程中,社区成为了重要的载体。Boothroyd 和 Eberle(1990)从健康主体的角度,将健康概念由个体拓展到社区整体,提出健康社区是所有组织都能有效合作、进而提高居民生活质量和健康水平的社区。目前对健康社区的共识是其规划建设并不局限于公共卫生领域,而是涉及环境保护、规划建设和社会管理等多方面。在本文中,健康社区更多讲述的是公共卫生领域的内容,通过社会组织、医院、社区、居民等多方协作,促进健康社区的建设。

2. 健康社区的理念　健康社区的理念应建立在对"健康"概念的全面理解上,包括个体和社区整两个层次。一方面要保障个体的健康,另一方面要营造健康的社区环境,包括社会环境、文化环境和经济环境。个体在这些健康活动中形成的良性互动可以提升健康,从而形成健康社区。本文基于文献,总结提出健康社区理念的 4 大方面:

(1)社区中的个体获得追求健康的激励:社区需要建立良好的健康文化、正确的健康价值取向,从而引导和鼓励居民养成健康的生活方式;推进公众参与,促进居民参与健康社区建设,形成健康社区建设与居民个体健康的良性互动。

(2)社区应采取保护地方特色的措施,并保障适当的多样性服务:社区的地方特色是居民归属感和认同感的重要来源,而多样性可以保证社区的活力。社区的政策制定和规划设计应尽可能对社区全体居民有利,而不是专为某一类特殊人群服务。

(3)建立社区中的个体与公共资源的紧密联系:保证公共资源(公共设施、开放空间和公园等)的可达性、便捷性和均好性;社区的公共资源应向公众开放;通过合理的规划布局保证资源在居民步行或骑行可接受的距离之内。

(4)社区应坚持弹性和可持续的健康发展:社区既要保持自身的相对稳定,又应留有一定的弹性空间,考虑长远的发展。

(二) 建设健康社区的重要意义

健康社区的建设有以下 5 方面的重要意义:

1. 是中国特色的健康促进工作的重要组成部分,是全社会动员、全民参与、多部门协作,共同创造一个促进和维护健康环境的完美展示。

2. 是中国特色的爱国卫生运动的重要工作内容和卫生城市建设的科学延续和不断完善的重要载体。

3. 是健康政策融入所有领域的重要体现,通过健康社区建设可以更好地展现这一政策的长远意义和科学价值。

4. 是现代国际健康促进项目的伟大实践,在发展中国家如何践行并促进健康理念,是人类面临的共同挑战,我们要拿出中国范例。

5. 是落实中央全面建设小康社会,建设健康中国的重要抓手。

(三) 健康社区的服务范围

按照《"健康中国2030"规划纲要》的文件指示,全民健康是建设健康中国的根本目的。立足全人群和全生命周期两个着力点,提供公平可及、系统连续的健康服务,实现更高水平的全民健康。要惠及全人群,不断完善制度、扩展服务、提高质量,使全体人民享有所需要的、有质量的、可负担的预防、治疗、康复、健康促进等健康服务,突出解决好妇女儿童、老年人、残疾人、低收入人群等重点人群的健康问题。要覆盖全生命周期,针对生命不同阶段的主要健康问题及主要影响因素,确定若干优先领域,强化干预,实现从胎儿到生命终点的全程健康服务和健康保障,全面维护人民健康。

按照关于1999年卫生部等十部委关于《大力发展城市社区卫生服务若干意见》文件的权威界定,社区卫生服务是以基层卫生机构为主体,全科医师为骨干,合理使用社区资源和技术,以人的健康为中心、家庭为单位、社区为范围、需要为导向,以妇女、儿童、老年人、慢性病患者、残疾人为重点,以解决社区主要健康问题、满足基本卫生服务需要为目的,融预防、医疗、保健、康复、健康教育、计划生育技术服务为一体的,有效、经济、方便、综合、连续的基层卫生服务。

换言之,健康社区的工作开展需要以专业医护人员为主导,社区资源和医疗技术为载体,社会工作者为桥梁,关注妇女儿童、老年人、慢性病患者、残疾人等人群在不同生命周期的重点健康需要,通过预防及治疗融合的方式搭建健康资源共享平台,促进健康社区的发展。

(四) 健康社区建设的工作开展

1. 建设健康社区中的相关持份方 在建设健康社区的过程中,需要多方相关持份方参与沟通规划建设,起主导作用的相关持份方主要是政府、医疗机构及医务社会工作者。持份方的相互沟通、策划规划社区的建设方向,有利于健康社区的发展。

(1)政府在建设健康社区中的角色:《"健康中国2030"规划纲要》的文件中提到,各地区各部门要将健康中国建设纳入重要议事日程,健全领导体制和工作机制,将健康中国建设列入经济社会发展规划,将主要健康指标纳入各级党委和政府考核指标,完善考核机制和问责制度,做好相关任务的实施落实工作。注重发挥工会、共青团、妇联、残联等群团组织以及其他社会组织的作用,充分发挥民主党派、工商联和无党派人士作用,最大限度凝聚全社会共识和力量。同时,也需要大力宣传党和国家关于维护促进人民健康的重大战略思想和方针政策,宣传推进健康中国建设的重大意义、总体战略、目标任务和重大举措。加强正面宣传、舆论监督、科学引导和典型报道,增强社会对健康中国建设的普遍认知,形成全社会关心支持健康中国建设的良好社会氛围。

政府在建设健康社区的工作中作为重要的引导者,需要把健康建设纳入各地区经济社会发展的规划中,并注重发挥地区社会组织的作用,协助并推送医院及社会工作者加入健康社区的建设中,形成具有地方特色的服务模式,促进地方健康教育的推广。

(2)医疗机构在建设健康社区中的角色:按照《"健康中国2030"规划纲要》的文件指示,县和市域内基本医疗卫生资源按常住人口和服务半径合理布局,实现人人享有均等化的基本医疗卫生服务;省级及以上分区域统筹配置,整合推进区域医疗资源共享,基本实现优质医疗卫生资源配置均衡化,省域内人人享有均质化的危急重症、疑难病症诊疗和专科医疗服务。与此同时,创新医疗卫生服务供给模式,建立专业公共卫生机构、综合和专科医院、基层医疗卫生机构"三位一体"的重大疾病防控机制,建立信息共享、互联互通机制,推进慢性病防、治、管整体融合发展,实现医防结合。建立不同层级、不同类别、不同举办主体医疗卫生机构间目标明确、权责清晰的分工协作机制,不断完善服务网络、运行机制和激励机制,基层普遍具备居民健康守门人的能力。

通过建设医疗质量管理与控制信息化平台,实现全行业全方位精准、实时管理与控制,持续改进医疗质量和医疗安全,提升医疗服务同质化程度,再住院率、抗菌药物使用率等主要医疗服务质量指标达到或接近世界先进水平。全面实施临床路径管理,规范诊疗行为,优化诊疗流程,增强患者就医获得感。在关注患者的同时,也需要关注医护人员,加强医疗服务人文关怀,构建和谐医患关系。依法严厉打击涉医违法犯罪行为,特别是伤害医务人员的暴力犯罪行为,保护医务人员安全。

医疗机构在建设健康社区的工作中,是专业医学知识的代表,更是健康社区科学化发展的重要基础。医疗机构通过输送专业、权威的医学知识,传播健康理念,提升人们的健康保健意识及能力,丰富人们的健康知识库,为建设健康社区提供科学依据。

(3)医务社会工作者在建设健康社区中的角色:医务社会工作者是医疗卫生和健康照顾领域中福利服务的主要提供者。他们是链接服务的重要专业人员,是现代健康照顾体系和医疗卫生制度中不可缺少的专业人员,应具有相应的专业价值观与充足的专业知识和专业服务技能,在社会工作专业服务体系中处于基础性与战略性地位。

医务社会工作者需要扮演多种多样的角色,在医疗照顾与健康照顾服务体系中发挥重要作用。社会工作者既要从事宏观层面的政策倡导与健康教育,又要从事中观层面的社区健康和职业健康服务,还要在微观层面上为患者提供照顾,增强患者的家庭功能,改善家庭福利等。

在建设健康社区的工作中,医务社会工作者的工作着重于宏观层面的政策倡导以及中观层面的社区健康服务。作为政府、医疗机构及居民之间的桥梁,医务社会工作者发挥着资源链接的作用,协助多方形成有效的沟通机制与合作机制,促进健康社区的建设。

2. 健康社区建设的服务模式　目前健康社区的建设有多种,针对公共医疗卫生方面的建设以政府+医院+社区+医务社会工作者多方联动为主要方式。在政府层面,进行社区建设规划的过程中加入健康社区建设的方针政策,要求地方组织共同参与并发挥作用,政治上全力支持社区的建设工作;在医院层面,积极配合并遵从政府的方针政策参与建设,调动院内医护工作者参与健康教育工作,并扩大宣传推广健康理念,落实专业科学的医疗资源覆盖地方社区;在社区层面,深入了解社区居民的健康需求,与医院积极联系把健康资源下送到基层,协助社区居民到就近医院就医就诊;在医务社会工作者层面,发挥资源链接的作用,搭建沟通有效的沟通机制及合作模式,方便政府、医院、社区的互动,促进健康社区的建设。

3. 在健康社区的建设中需要进行各种各样的摸索和探究,现以广东省第二人民医院医社联动平台搭建模式为例,浅谈健康社区建设的服务模式。

(1)服务需求:根据国家关于深化医药卫生体制改革的总体要求,进一步提高社区居民的健康保健意识、治疗管理水平,贯彻落实医院与社区双向转诊制度,合理配置医疗资源。广东省第二人民医院医务社会工作者自 2020 年起,整合院内专业医疗资源,搭建广州市各基层社区的网络资源,共同汇聚医院与社区的资源和力量,推动优质医疗资源输送到社区基层居民,解决居民关于疾病预防及日常保健的疑问,提升其健康知识及技能。在2020年新型冠状病毒引起的疫情期间更是发挥先驱者的作用,带动居民投入到网络学习。通过医院和社区的双方联动,实现健康社区的建设。

医务社会工作者在前期调研中发现,广东省第二人民医院周边社区在健康社区建设中均有以下共同点:

1)社区留守人群居多是长者,健康知识的传播路径在新冠疫情的影响下,也有所更改,让其对健康知识的掌握能力有较高要求。而长者群体的生理、心理特征及社会经济因素导致长者群体在科技上处于弱势地位。性别、年龄和受教育程度对长者使用电脑、互联网、智能手机有显著影响,获取专业健康知识有限;

2)女性居民群体独有的生理周期及儿童主要照顾者的角色,让其对健康知识的掌握能力有较高要求,但大部分女性居民在日常居家护理的健康知识掌握程度有参差;

3)基层社区居民缺乏辨别网络信息真实性及适用性的能力,缺乏获取专业健康知识的便利途径;

4)地域跨度大也影响了医护到基层社区传播健康知识和居民获取健康知识的积极性。

为此,广东省第二人民医院医务社会工作者针对目前现有的问题,搭建资源枢纽平台,通过"组建医疗专家资源库+调动社区基层力量"的形式,搭建"医社联动"平台,免费为社区提供医疗服务,满足社区居民就医需求。

(2)"医社联动"平台的搭建

1)组建医疗专家资源库——健康教育讲师团:广东省第二人民医院整合院内专业医疗资源,成立健康教育讲师团。广东省第二人民医院名医数量众多,医疗资源丰富,能够有针对性地满足医院周边居民群体,特别是长者及女性居民群体的需求。医务社会工作者通过组织院内副主任级别以上的专家医护,创建"健康教育讲师团",讲师有自己擅长的宣教方向,可为周边有需求的社区居民提供对应的健康课程,让居民直接向专家医护学习健康保健知识,确保了健康知识的专业性和科学性。广东省第二人民医院作为讲师团的主要管理方,每年都会招募新的医护加入讲师团,保持讲师团的活跃度。

2)积极走访各基层,调动社区网络力量:医务社会工作者积极走访基层社区,发动社区参与健康社区建设工作,建立社区相关负责人的沟通微信群,便于社区工作人员获得更多健康资源的信息,落实健康资源与社区需求的配对。

3)多方协同合作,建立双向转介服务形式:医务社会工作者发挥协同作用,为医院和基层社区搭建沟通桥梁,建立双向转介绿色通道,设置专线号码,保证沟通畅通。制定服务合作机制,落实健康资源下沉到基层社区,顺利输送给区内居民。

医务社会工作者与社区根据不同的服务形式,制定了对应的合作机制,以此作用标准化的途径输送专业的健康资源到社区。具体的合作机制如图5-5、图5-6:

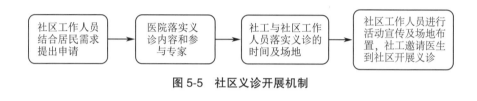

图5-5 社区义诊开展机制

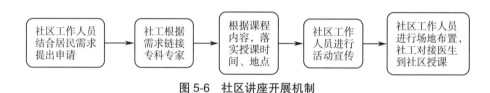

图5-6 社区讲座开展机制

(3)服务成效:创新医疗资源下基层的服务形式,为社区居民提供多元的健康服务。社区根据实际需要,提出服务需求申请,医院选派相关学科专家团队、技术人员,通过专家讲座、义诊义测、公益筛查、健康宣教、急救培训等形式,免费为社区居民提供医疗服务,满足社区居民就医需求,打破居民生病只能到医院接受治疗的常态,不再让医院与社区被分化隔离,让健康资源能够顺利从医院到社区,落实健康资源下沉到基层社区。

(五)健康社区建设的注意事项

纵使健康社区的建设工作正在有序进行中,仍然值得我们注意的地方:

1. 我国对健康社区建设的意义仍缺乏深层次的了解。在对"健康社区"的认识方面,有关部门产生了偏离,将健康城市等同于卫生城市、健康社区等同于卫生社区,进而由卫生行政部门负责推动健康社区建设,认知影响行为,地方政府认知不到位,推进力度不足,未对医疗卫生资源进行重新配置,未能引导医疗卫生资源转移到社区进行服务和真正发挥政府的推动健康社区建设作用。

2. 健康社区建设和管理的可持续性机制尚未形成。虽然"健康社区"的理念早已提出并且在我国已经开始实践,但是在实施过程中仍然存在很多问题。首先,未能真正将"健康融入所有政策中",健康社区的建设任务未列入当地政府部门日常的工作内容;其次,社区基础设施服务不健全,管理理念落后,有效制度缺失,建设层次水平较低;再次,经费缺乏持续有效保障;另外,各种社会主体如企业、志愿者组织、社会组织等在健康社区建设的角色需要厘清。

3. 资源整合仍存在困难。受传统管理体制的影响,社区、政府间在资源使用上往往各自为政,都强调自己的重要性,在协调和配合开展工作的过程中存在较大的困难。

4. 基层缺乏物力、人才、技术支撑。健康社区建设资金没有稳定的来源,市、区两级财政尚未将其纳入预算,未形成固定的拨款方式;其次,基层政府更多只是执行上级任务,但缺乏技术团队支持,不知道从何入手,需重视医务社会工作者的重要性;再次,基层人员和志愿者组织等缺乏健康社区建设相关知识的培训。

5. 缺乏科学的评估方式。健康社区评价指标体系尚未建立,各地的评价体系不一,指标内容及条目不一,有的地方设定了近百个考核指标,指标越多实际操作的可行性就可能越差。

6. 缺乏健康场所。增加社区居民归属感和认同感,培育健康人群和营造健康文化,需要有场所为依托,如健康公园、文化广场、社区活动中心、体育场所等等。在中山、深圳等现场调研中发现,部分社区缺少公共空间或者健康基础配套设施,健康促进和教育、社区文化培养以及社区居民融合,缺乏依托的核心阵地。

主题六　医院志愿服务发展

志愿服务是现代社会文明进步的重要标志,是加强精神文明建设、培育和践行社会主义核心价值观的重要内容。医院志愿服务是进一步营造医院人文关怀氛围的重要因素。而且医院志愿服务,还能通过公益的形式,让更多的人民群众了解医院,提升医院的美誉度。

(一) 医院志愿服务概述

1. 什么是医院志愿服务　志愿服务,是指志愿者、志愿服务组织和其他组织自愿、无偿向社会或者他人提供的公益服务。医院志愿服务,一般有两个分支：一是医务人员在本职工作外，利用个人所长为社会提供志愿服务，一般承担突击性的社会救助、救护服务和社区健康服务等工作；二是社会志愿者进医院，利用个人所长在医院内为患者提供志愿服务，疏导患者因疾病引起的心理问题、在病区组织开展健康促进与健康宣传活动、增强医患沟通等。一般医务人员到社会开展志愿服务有两种途径，一种是参与系统统一组织规划的应急救援任务，另一种是以志愿服务项目的形式开展。社会志愿者直接进医院，一般需要有专人管理，否则时间一久，容易流失志愿者，也可能会出现管理不当，造成不良的影响。

2. 什么是医院志愿服务活动

（1）医院志愿服务活动的定义：志愿服务活动是指经志愿服务组织安排，志愿者自愿、无偿帮助他人和服务社会的活动。医院志愿服务活动，是指经医务社工或医院志愿服务组织安排，医院志愿者自愿、无偿帮助他人和服务社会的活动。

（2）医院志愿服务活动的常见类型：医院志愿服务活动分两大类，一类是在医院内开展，另一类是在医院外开展。医院内开展的有门诊导诊、满意度调查、病房探访、活动协助、志愿服务管理协助、健康讲座和特色志愿服务活动。医院外开展的包括义诊、入户探访、突击性的社会救助、救护服务、社区健康宣教和疾病预防筛查等活动。医院内开展的志愿服务活动主要以社会志愿者参与为主，医院外开展的志愿服务活动主要以医务人员为主。

（二）医院志愿服务发展的基本路径

医务社会工作者在医院的角色与功能的发挥，离不开医院志愿者的参与。但医院志愿服务发展不是一日能成，需要按照路径逐步发展。一般医院志愿服务的发展都是从人到组织，再到项目。当然也有部分医院志愿服务发展是先从项目开始，再进行组织和人的培育。无论是哪种顺序都可以推动医院志愿服务发展，基本技巧都是相通的，可以结合自己的实际情况进行实践。

1. 明确医院志愿服务需求　医院志愿服务的良性发展要基于与服务需求的贴合度。志愿服务的设定越符合医院、患者的需求，志愿服务的发展越容易。反之，则越难。

医院志愿服务需求分为两个部分，一是医院的需求，另一个是患者的需求。一般情况下，这两个需求是重合的，当然也有部分情况，是不完全一致的。医院的需求可以通过政策学习、医院主管领导访谈、医务人员访谈等途径进行收集。患者的需求可以通过现场观察、问卷调查、患者访谈等方式进行收集。医院常见的志愿服务需求包括：就诊的导引、特殊人群的陪诊、医院智能自助设备的使用协助、住院患者的关怀、禁烟的宣传和患者满意度调查等。

2. 建立医院志愿服务管理制度　制度是组织建设、服务管理的坚实保障和支持基础。在开展医院志愿服务之前,需要先建立相应的管理制度。毕竟志愿者是流水的兵,而志愿服务却是铁打的营。规范化的志愿服务管理,能够帮助管理者更快、更好地完成志愿服务的相应工作。规范化的医院志愿服务,需要从志愿者、志愿服务组织和志愿服务项目不同的维度去制定相应的指引。制度的维度则从人员管理、财务管理、服务管理和关系管理来制定相应的指引。常见的志愿服务管理制度包括:志愿服务管理制度、志愿服务守则、志愿者准入准出制度、志愿者准入准出制度、志愿者时数管理制度、志愿者权利与义务制度、志愿者服务激励制度、志愿服务组织管理制度等。

3. 凝聚志愿者　志愿者作为志愿服务中的关键一环,是发展志愿组织的基础,也是开展志愿服务的基础。志愿者参与志愿活动的动机一般有三类,一是自我取向,二是人际取向,三是情境取向。自我取向的志愿者,注重获得个人内在满足感,依个人感受来选择参与志愿服务。人际取向的志愿者,注重结识朋友,获得他人的肯定。情境取向的志愿者,注重回应社会责任,获得社会的认可。针对不同志愿者参与志愿服务的动机凝聚志愿者。自我取向的志愿者,高质量的志愿服务就是凝聚志愿者最好的工具。人际取向的志愿者,定期的志愿者团建可以有效凝聚志愿者。情景取向的志愿者,定期的激励措施可以有助于凝聚志愿者。志愿者参与志愿活动的动机并非一成不变,也绝非只有单一的一种。志愿服务管理者可以通过匹配的激励措施来凝聚志愿者。

4. 发展志愿组织　志愿组织是志愿服务自主化发展的重要载体。医院志愿服务管理者通过培育志愿组织,实现志愿者自己组织自己,以解决问题和满足需求为导向,推动医院志愿者自我治理,逐步实现志愿服务行动的自主化运作。按来源分,志愿组织分为企事业志愿组织、社会团体志愿组织、社会服务机构志愿组织和基金会志愿组织。按照职能分,志愿组织分为应急救助、心理干预、义务探访、情绪疏导、技能培训等。医务社工培育的志愿组织大多以职能进行分类培育。发展志愿组织多从众多的志愿者中物色、培育志愿骨干,逐步形成志愿组织的管理团队,进而形成志愿组织。

5. 发展志愿项目　志愿项目是主题明确、可持续性强的志愿服务,志愿项目是志愿服务和志愿组织、志愿者三者的有机结合。志愿服务项目从服务组织者的角度分,可分为:以国家政策为导向的志愿服务项目、政府职能机构、事业单位等组织的官方志愿服务项目和民间自发开展的志愿服务项目。志愿服务项目一般分为 13 个类别:脱贫攻坚、环境保护、关爱少年儿童、阳光助残、邻里守望与助老服务、节水护河与水利公益宣传教育、文化和旅游、恤病助医、应急救援、禁毒教育与法律服务、理论研究、志愿服务支持平台和其他。医院志愿服务项目属于官方志愿服务项目,类型大多属于恤病助医、应急救援和志愿服务支持平台这三大类。

(三)医院志愿服务激励建设

虽然志愿服务是一个公益、奉献的行为,但是及时、有效的激励能够向志愿者传达志愿服务受益方对志愿者的认可,从而推动医院志愿服务的可持续发展。为此,建立医院志愿服务激励体系,是开展可持续发展的医院志愿服务必不可少的环节。志愿服务激励体系一般依据志愿者提供的服务时长来设置等级奖励,设置的时候要根据本院的情况合理设置等级阶梯,既要兼顾时长少的,也要具备适当难度,以更好地激励志愿者持续服务。志愿服务激励一般分为实质性激励和精神性激励两种。

1. 实质性激励　实质性激励一般包括交通补贴、餐费补贴、志愿者饭餐、小点心、纪念品、健康讲座、课程培训、就诊加号等。志愿服务管理人员可以结合自己所在省市和自身医院的条件,设置具体的激励,如对于杰出表现的志愿者可以设定累计一定服务时数后为其提供免费的健康体检、组织专题拓展活动或外出交流考察机会,但要严格遵循一个原则:不得扰乱医院的正常诊疗秩序。不同的省市志愿服务中心会有不同的官方管理平台,这些平台也可能设置志愿者的实质性福利。如广东省的i志愿管理平台为在册志愿者提供广东省景区门票优惠、积分入学、积分入户等激励措施,志愿者可以根据自己的志愿者等级享受相应的激励措施。

2. 精神性激励　精神性激励一般以表彰、认可为主要目的,常见形式包括:每次志愿服务后的总结分享、医护/患者的感谢和改变、志愿者评选。志愿服务后的总结分享一般参考4F原则开展,4F具体指:fact、feeling、founding和future。志愿服务后的总结分享和医护/患者的感谢和改变,能够快速地提升首次参与志愿服务的志愿者的认可度,增加他们再次参与的概率。志愿者评选分为志愿服务项目、医院内、区级、市级、省级和国家级六个等级,志愿服务管理者可以依据志愿者的表现,合理推选志愿者,从而产生更佳的精神性激励效果。

(四)医院志愿服务的常规培训体系

有质量的志愿服务才能有效帮助有需要的群体,志愿服务培训是保障志愿服务质量的有效措施。志愿服务的培训导师一般有四个来源,一是志愿服务管理者,二是医院的内训导师,三是志愿服务所在科室的医护工作者,四是外聘的专业导师。常规的医院志愿服务培训体系一般分为通识培训、岗位培训和专长培训三个类别。

1. 通识培训　通识培训是每位志愿者参加医院志愿服务前必须接受的培训，培训内容包括医院的概况、医务社工项目的意义和愿景、志愿服务项目的意义和愿景、志愿者服务的态度和责任、志愿者的权利和医务、志愿者开展服务的注意事项。

2. 岗位培训　岗位培训主要是为了让志愿者准确理解并实现岗位的职能，培训内容包括岗位的职责和要求、岗位所需具备的知识以及突发状况的处理方式。针对需要记忆的知识点较多的志愿服务岗位，可以适当为志愿者提供工作手册，以便提供更优质的志愿服务。

3. 专长培训　专长培训顾名思义就是专项特长的培训，常见的专长培训包括摄影培训、礼仪培训、基础医疗防护培训、急救培训、沟通能力培训、陪伴能力培训、特色志愿服务的相关培训，如太极、八段锦等。志愿服务管理者一般根据志愿服务的发展规划、医院的特色以及志愿者的兴趣爱好，组织开展专长培训。专长培训一方面能为医院志愿服务的发展提供专长人才，另一方面能够为志愿者的持续发展提供一个平台，对志愿者也是一种精神激励。

（五）小结

医院志愿服务是营造医院人文关怀氛围的重要因素，也是弥补医院和社会、政府和医院之间的间隙的重要一环。开展医院志愿服务一定要立足医院，源于需求，开拓创新，不断地优化发展，推动更多的资源整合到医院志愿服务中，进而促使医院志愿服务蓬勃发展。目前，大部分的医院的志愿服务的管理者都是医务社工，医务社工可以统筹志愿服务资源，通过与志愿服务团队达成理念共识并辅以专业知识技能的相关培训，用志愿服务填补医院的部分服务空缺。

医务社工能够从专业角度出发，传递社会工作的专业理念、专业价值、专业方法，为志愿者提供专业培训和指导，一方面为提升志愿者团队服务质量、保证志愿服务有效输出提供了专业保障。另一方面，医务社会工作能够促进志愿服务更加制度化、规范化。医务社工在联动志愿者发展过程中，可以运用自身优势与资源，帮助整合志愿服务队伍、发掘志愿服务团队优势、规范志愿服务团队管理、创新志愿服务形式等，有效推动志愿服务制度化、规范化发展，搭起医院和社区之间的桥梁，使得志愿服务力量更加凝聚、服务质量得到提升。实现两者的"联动双赢、互补互惠、互动互进"。

主题七 安宁疗护社会工作服务开展

(一) 概念定义

安宁疗护源于英国,其英文源词 hospice-palliative/palliative care/palliative medicine,在不同的文献中也有以安宁疗护、安宁照顾、善终服务、临终关怀、临终照顾、姑息照顾、缓和医疗、缓和照顾、缓和服务等名词翻译,本节的介绍以安宁疗护一词作为主题。根据世界卫生组织对安宁疗护所下定义是指对无治愈希望患者的整体性照护,其目的在确保患者与家属更好的生活品质,以控制疼痛及缓解其他相关症状,并以解决患者心理、社会与灵性层面之痛苦为重点。安宁疗护实践以临终患者和家属为中心,以多学科协作模式进行,主要内容包括疼痛及其他症状控制,舒适照护,心理、精神及社会支持等。日本柏木哲夫 2000 年曾提出,安宁疗护的工作特质可用 HOSPICE 各字母说明,分别为 hospitality(态度亲切);organized care(有组织、有系统的照顾);symptom control(症状控制);psychological support(精神上的支持);individualized care(注重个别差异);communication(沟通)和 education(教育)。

安宁疗护不仅是对患者提供服务,也对因疾病连带受影响的家属提供照顾,除了治疗与护理外,也需要兼顾患者及其家庭社会心理的照顾。因此,社会工作者作为安宁疗护团队的核心成员之一,在陪伴临终患者、调动家属和社区成员参与临终关怀服务过程、哀伤辅导、生命教育、疾病预防和政策呼吁等方面扮演着重要角色。我国台湾安宁疗护社会工作就《社会工作词典(2000)》的定义为:"安宁疗护的社会工作目标即照顾末期患者与家属与死亡前后的社会及心理健康,内容包括评估患者个人、家庭面对死亡的动态过程,了解其所拥有的生理、社会资源,给予适当的处置。"2016 年 4 月 21 日,全国政协 49 次双周协商会实现了在国家层面首次推进全国安宁疗护,依据会议统一大陆地区临终关怀相关名词术语为"安宁疗护",明确安宁疗护的功能定位与内涵。2017 年 10 月,第一批全国安宁疗护试点,在北京市海淀区等 5 个市(区)启动。经过 1 年半的工作,第一批试点工作取得积极进展,部分省份参照启动省级试点,全国安宁疗护服务呈现良好发展态势。2019 年 5 月 20 日,国家卫生健康委印发的《关于开展第二批安宁疗护试点工作的通知》提出,2019年在上海市和北京市西城区等 71 个市(区)启动第二批试点。深圳作为第二批全国安宁疗护试点城市名单,试点城市要以"提高临终患者生命质量"为目标,通过多学科协作模式,为疾病终末期患者提供疼痛及其他症状控制、舒适照护等服务,并为患者及其家属提供心理支持和人文关怀。深圳市罗湖区是广东省安宁疗护试点区,目前提供有安宁疗护的公立、民办医院主要有:深圳市人民医院宁养院、深圳市第二人民医院、罗湖区医养融合老年病专科医院、中山大学附属第七医院、深圳市慈海医院等。

如前述,我国大陆地区自 2016 年起试点安宁疗护服务,在不同地区已有长足的发展,但医务社会工作的介入与参与仍有较大的深化空间。为此,编者在结合本土安宁疗护服务经验的基础上,在实际服务开展中,珍视每位患者的生命,在人生终点站时,尊重、照顾与减轻末期患者与家属的痛苦,协助完成其心愿,使得患者可安然离别,家属能勇敢度过哀伤,重投自己的人生。

(二) 主题目标

1. 安宁疗护服务中,重点关注:

(1)患者与家属的非医疗需要。科技的进步提高了人们的生存机会,也延长了个人的寿命,但是医疗体系仍是普通人缺乏认识的专业,同时由于科技、医疗等快速的发展,当患者与家属在寻求帮助时,或者在治疗过程中产生孤单、无助、失落等情绪,也会缺乏必要的信心面对治疗的挑战,当患者与家属在此情境下,除了专业的医疗服务外,也需要适应生活上的转变,学习必要的医学知识,从而得到治疗资讯、心理支持等非医疗需要的满足。

(2)跨学科合作团队服务。安宁疗护除了治疗与护理功能外,也着重关注患者心理、灵性、社会等层面的需要,结合医护、社工、家属、各类专业人员等,就同一个服务目标提供必要的支持,而社会工作者在此过程中也能统筹与协调不同专业人员的沟通,明确分工,共同合作,满足患者与家属的不同需要。

(3)全家的照顾支持。除了疾病本身,安宁疗护更能扩大视角照顾因病 / 死亡而影响的家人,相对专业的医务工作者,社会工作者因其在患者与家属心理辅导工作的专业性,与患者、家属需求适应性,需要不同团队成员的响应。

2. 安宁疗护社会工作的服务目的

(1)协助患者与家属在面对死亡过程中,可调试心情加以适应,调整生活安排,克服死亡带来的挑战与困扰(或有能力应对困境),并能有信心面对未来,重投生活。

(2)与专业团队合作,并链接志愿者等资源,开展社区生命教育,推动安宁疗护与社会政策的倡导。

(三) 常规介入内容

1. 可实施安宁疗护服务对象的条件

(1)末期病患:经过主治医师确诊,在手术、化疗、放疗或其他治疗手段等都无法治愈或延长生命时；

（2）患者在因疾病感到痛苦或有心理、灵性、家庭等问题需要时；

（3）患者与家属能了解与接受安宁疗护的概念，并愿意共同面对，提前预备，完成心愿或了结心事。

2. 针对以上条件，安宁疗护下社会工作者的角色

（1）服务评估：针对患者个人、家庭、资源等多维度了解，与安宁疗护团队沟通并反馈，共同制订服务计划。

（2）陪伴与协助：依据患者及其家属需要，提供必要的治疗、症状应对、哀伤应对、后事处理、生活安排等必要资讯；同时协助患者与家属间良性沟通，建立与适应彼此新的角色与关系；共同设立合理的现时目标，鼓励与促进目标的及时达成。

（3）资源管理：通过协助患者与家属重整个人与家庭资源，理性结合现况支配物质与资金。

3. 医务社工在此范畴下常规介入的内容为：

（1）情绪支援与疏导。

（2）患者及其家庭的全面评估（病情告知、个人、家庭和社会等维度评估）。

（3）引导与促进患者、家属间的情感表达，增进良性沟通，共同应对死亡。

（4）协助整合个人、家庭、社区资源。

（5）出院安排与持续关顾。

（6）预期性哀伤辅导。

（7）互助团体与志愿者服务。

（8）生命教育与安宁疗护推广。

（四）常规开展路径／介入方式

安宁疗护社会工作主要服务内容。

1. 医疗方面的协助

（1）病情告知：因家属有病情告知的决定权，在患者面对死亡之际，实况的告知对于服务的具体开展有极为重要的作用。

（2）症状应对资讯：身体的不适感控制了才能有对话与关系的建立，同时也让患者与家属能及早有心理与资讯的预备，减少焦虑与无助的感受，减轻丧亲后的哀伤适应。

（3）治疗的选择：基于病情告知下，患者可参与到自身的临终医疗选择，尊重患者意愿，合理设立医疗、生存期望，减少遗憾的发生。

2. 情绪的支援

(1)患者自身对于死亡的恐惧,对于症状的担忧,协助排解与处理。

(2)协助排解与处理,家属面对丧亲的哀伤与调适。

3. 家庭关系的促进

(1)促进患者与家属良性沟通情感。

(2)促进对过去冲突与矛盾的处理。

(3)协助适应家庭角色的改变。

(4)合理安排家庭生活事务。

4. 社会需求的适应

(1)生活基本需要的满足:并需要在患者与家属聚焦于疾病或苦难时,及时提醒个人生活所需。

(2)社交需要的满足与支援:通过社区支持网络、病友互助团体等系统支援,协助患者与家属在面对困境时获得必要的社会支持,增进与外界的接触,减轻在哀伤情绪中的过分停留。

5. 灵性的需求满足

(1)人生意义与价值的肯定。

(2)后事安排与协助。

(3)宗教信仰的接纳。

图 5-7 是我国台湾地区安宁疗护的服务体系示意图。

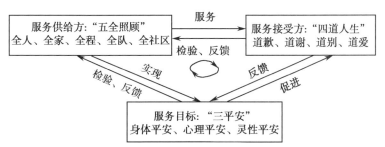

图 5-7 我国台湾地区安宁疗护服务体系

来自:谢琼,叶钧齐.台湾地区临终关怀服务体系及其借鉴[J].

社会政策研究,2020(01):37-46.

参考先进地区的服务体系,结合本土实践经验,我们以末期癌症患者为例,初步探索以下服务流程(图5-8)。

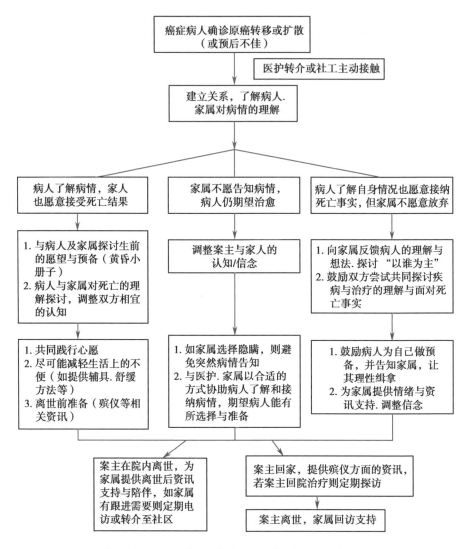

注：个案跟进一般以案主已故作结案其中一个标准，如家属仍有需求，一般只作简单跟进或转介至社区或专业机构，特殊情况则例外处理。

图 5-8   癌症患者安宁服务流程

（五）小结（反思 / 注意事项 / 经验等）

作为安宁疗护的社会工作者，首先需要自身有充分的预备，愿意正视死亡是生命的自然过程，肯定生命，并且理解安宁疗护并不催促死亡，也不过分延长生命。在这个过程中，更重要的是协助缓解疼痛与其他痛苦症状；关注患者与家属心理与灵性层面的照护，提供必要的支持，协助患者自身能自在舒适生活，直至死亡；也需要照顾家属丧亲后的哀伤调适。

如何尽可能协助患者积极活出尊严直到死亡,作为工作人员需要及早预备,了解自身对此的实际态度,学习相应的资源政策与实质支持(如殡仪、安葬等)。除此之外,工作人员在做好个人预备后,也可参考以下维度提升与改善具体服务的开展。

1. 无条件接纳能建立良好关系,提供治疗性陪伴,改善案主对疾病与治疗的理解。

2. 及时把握机会,松解紧张的家庭关系,减少遗憾。

3. 实体化事件与回忆,有助于巩固介入效果。照片、视频、卡片、音频、微信对话记录等等,所有可以看得见、摸得着、感觉得到的实体,除了是为案主与家人留下回忆、制造可以回顾的载体,同时也是协助工作人员、病友团体及其他相关人员接纳案主离世事实的媒介,也能为其他患者提供可参考的范例。一般的患者对于晚期的计划与选择并不明晰,或者说并没有概念,通过实质可见可感知的例子,能够更好帮助其他患者实践自己的愿望,同时能更好的为自己做安排。

4. 社会接纳的重要性,当死亡在人们的记忆中是恐怖、晦气的事情时,患者及其家属容易产生内疚与羞愧感,不利于服务的开展,也加深了患者与家属在面对困境时的孤单与无助。因此在服务过程中,也需要及时与开放探讨生命,并且积极创造机会开展院内或社区的教育或服务推广。

5. 政策的适切性,目前大陆地区只有上海等试点实行安宁疗护医保报销支持与提供实质服务,但对于庞大的末期病患群体及其家属,如需要获得必要且充分的安宁疗护则缺乏途径,加之医院作为治疗为本的机构,无法单一或个性化为末期患者提供充分的支持。

6. 专业人士的伦理,安宁疗护服务不只是社会工作者的服务,它还是团队协作提供的支持服务,因此,不同专业对于同样的服务有着不一样的视角,社会工作者需要理解各合作方的伦理基准,以患者的最大获益为核心作合适的协调沟通,保障服务的有效开展。

7. 长时间的陪伴,工作人员自身需要克服对案主离世的伤感。善终个案的跟进可以是 2~3 天,可以是 2 年甚至更长,案主的离世对工作人员有比较大的影响(跟进时间长,关系良好,情感投入大)。当获悉案主离世的时候,工作人员也很伤心,但是患者家属随后的反馈减轻了低落感和无助感,纵然案主的死亡是无法改变的事实,但是案主在生命最后的历程虽然艰苦,但也有不少幸福开心的时刻,无论是家人还是社工,更重要的是记住(强化)积极的一面。要克服对疾病引致的负性情绪,对死亡本身要有理性的理解。对自身的情绪变化需要有清晰的自知。

常言道,人生最难两件事,一是生离,二是死别,安宁疗护服务期盼能让患者善终,家属善别,而社会工作者在此服务过程中,穿越生死,抚慰人心,期望能与社会各界携手,让每一位患者安宁告终,让每一位家属懂得放手,重投生活。

(六) 应用案例分享[①]

《照进心窗里的一束光》

我国老龄化快速发展,现在 60 岁以上老年人 2.5 亿,占总人口的 18%,还有 4 000 万失能和部分失能老人。但是我们老年医疗机构、康复机构、护理机构、安宁疗护机构数量严重不足,人员严重不足,服务能力严重不足,这和我们老年人的迫切需求差距非常大,这是最主要的问题,也是最大的难点问题。截至 2018 年底,我国 65 岁以上人口约为 1.7 亿,在总人口中的占比接近 12%。我国慢性病老年人占老年人口的比例约达到 75%。心脑血管疾病、癌症、传染病及地方病等已成为我国人口首要的死亡原因,当患者确诊后,需要接受密集的治疗,但无一例外,患者及其家庭均需要面对死亡的终点站,在面对末期患者不可逆转的衰退与对死亡的恐惧阴影下,安宁疗护服务为垂死服务对象及其家属提供安宁疗护服务。本案例通过向一位肺癌晚期服务对象提供个案服务,通过资讯提供、资源链接、情绪辅导、同路人支持等形式为癌症晚期服务对象及其家属提供适切、及时的支持。运用社会政策及资源从基础上减轻服务对象的经济压力;同时通过专业辅导服务的开展,疏导服务对象及其家属的负面消极情绪,引导其建立正向的信念,接纳死亡的事实;促进服务对象与家人交流,共同度过生命的最后时光。

1. 个案背景 服务对象岑阿姨,60 岁,2010 年前确诊乳癌,现全身骨转移,卧床不起。因长期住院,经济较困难;因癌疼,精神状态不佳,时而情绪低落,觉得生不如死。经肿瘤科护长转介医务社工跟进。

岑阿姨自 2020 年 8 月起开始住院治疗,陆续入院已有一年。在治疗前期,岑阿姨感到很不适应:一方面自己身体状态每况愈下,因疼痛导致经常性失眠、食欲下降,精神状态也变差;另一方面因疾病照顾和治疗费用等问题与家人发生摩擦,家庭关系紧张。服务对象身体和心理都承受较大的心理压力。医生表示,岑阿姨的情况目前只能采取保守治疗的方式,尽量减轻身体痛

---

① 卓敏柔,女,广东省第二人民医院社会工作科医务社工。

苦,如果身体各项指标稳定下来,可以回家治疗护理,换个更好的环境,心情也会舒畅一些。

2. 分析预估

(1)通过与医生接触,了解到岑阿姨疾病已无治愈可能,尽可能减轻身体痛苦,延长生存期,是现阶段的治疗目的。岑阿姨因长期卧床、癌痛,导致失眠、食欲不振,身体消瘦,精神状态不佳,白天没有精力与人交谈,心里焦虑烦闷的情绪难以排解,进一步加重了身体恶化。

(2)岑阿姨在治疗前期,因照顾和费用问题与丈夫、儿子发生摩擦,家庭关系一度非常紧张,后随着问题的解决关系逐渐缓和,但岑阿姨仍希望家属能够给予其更多的理解和支持。

(3)岑阿姨知晓自己的病情,但不知如何看待生命,也不清楚剩下的时间该怎么度过,出现认为自己无能为力、生命无意义的消极心态。

3. 服务目标

(1)疏导服务对象的负性情绪,协助提高其生活质量。

(2)增进家属与服务对象的沟通,给予服务对象住院照顾和心理支持。

(3)提高服务对象的自我认同,肯定其人生价值。

(4)建立服务对象的社会支持网络,增强社会力量的支持。

(5)引导服务对象正确看待生命,找到未来生活的方向。

4. 服务计划

(1)向医生、服务对象家属了解服务对象的病情、治疗方案、家庭情况、社会支持网络等信息,同时与服务对象进行面谈,了解服务对象对疾病的认知、对生命的想法、情绪心理状态等。社工与服务对象建立关系,了解其需求,共同制定服务目标和计划。

(2)针对服务对象的经济需求,了解大病救助政策和相关公益救助项目,协助申请颐养健康慈善基金会、一心大病救助慈善基金等资源。

(3)通过帮助服务对象回顾和叙述过往人生经历,找到人生价值和意义,提高自我认同感,进而引发对生命的思考,进行生命教育。

(4)与服务对象家属进行面谈,了解家属对服务对象患病的想法,并告知服务对象目前的需求,增强服务对象与家属之间的连接,家属应给予服务对象更多的支持,并做好相应的心理准备。

(5)通过与安宁疗护团队、社区社工联系,搭建服务对象的社会支持网络,让其感受到来自志愿者、社区等社会力量的支持,更好地找到积极生活的动力。

(6)帮助服务对象完成愿望清单,做想做但没做的事情,使其能够更坦然地面对自己不久于人世的现实,不留遗憾地去拥抱另一个世界。

5. 介入过程

(1)与服务对象建立专业关系,了解服务对象实际需求。医务社工向医生、家属了解服务对象的基本情况,随后社工与服务对象进行初次面谈,介绍医务社会工作者的角色和职责,表明来意。服务对象表示自己曾经接触过社工,社工经常来病房探访,给予服务对象问候和关心,渐渐服务对象主动询问社工的工作和情绪状态,给予关注,较快地建立良好的专业关系,并在交流的过程中,确认服务对象的需求,与其共同制订服务目标和计划。

(2)陪伴服务对象,疏导服务对象的负性情绪。医务社工通过交流了解到服务对象因长期住院,缺乏与外界的信息交换,想了解最近发生的大事件,于是社工与服务对象分享近期的社会新闻,并一起探讨,交流想法。社工发现服务对象看待社会、群众的角度较多元,有自己独到的见解,对此社工表示肯定和鼓励,服务对象心中有些许雀跃。此外,社工与服务对象谈起其过往的人生经历,包含人生发展曲线、各个阶段的重要事件等,在服务对象谈到年轻时做烟酒小生意的时候脾气火爆,也会交际,生意做得不错,社工感到服务对象眼睛里闪着光芒,接着话题引导其说出更多的故事,对此表示是一份很宝贵的经历,不仅为往后的生活奠定了经济基础,也学会了为人处世之道,表示肯定和认可。服务对象主动与社工分享自己与丈夫在海南旅游的经历,表示非常难忘,也认识了一些朋友,现在与他们还有往来。社工与服务对象谈论旅行和不同城市的面貌,服务对象因癌痛产生的焦虑情绪有所缓解。因为交谈时间不宜过长,社工每次面谈时开启 1~2 个话题,或者学习手指操、折纸、唱歌、冥想等,服务对象的情绪有积极的转变。一段时间后,社工感受到服务对象内心的变化,对自己更加了解,且能够认可自己的某些行为、观念,自我认同感有所提升。

(3)了解大病救助政策,协助申请基金,缓解家庭经济压力。社工了解本地大病救助政策和我院公益救助项目,初步评估服务对象的家庭情况,符合基金申请条件,于是协助家属申请基金,缓解部分经济压力。社工向家属介绍众筹等筹集资金的方式,家属表示因广州医保,报销比例比较高,目前还是能勉强承担,暂不考虑动用身边亲戚朋友的资源,社工尊重家属的意愿。

(4)促进服务对象与家属的沟通,建立社会支持网络。社工与服务对象的丈夫进行谈话,了解到目前丈夫与服务对象关系良好,在治疗的前期时候,因为繁琐的照顾、经历压力、观念摩擦等各方面因素导致时常发生口角,但自从某个转折事件后,两人彻底爆发后,服务对象痛哭倾诉了自己内心的想法,自己也开始站在妻子的角度理解她的难处,并获得朋友的指点,依靠祈祷、看书汲取能量,使自己平静下来思考事情,近几个月好了很多。社工了解到,儿子、儿媳与服务对象关系有所缓和,但平时交流比较少。社工与儿子电话谈话,了解到儿子关心母亲,但未曾有过多的表达,只是时常感到自己的无力,担心自己说的话、做的事起反向作用。社工鼓励儿子即使不能常来探望,可以发信息、打电话表达关心。经沟通了解到家属也做好了心理准备,并会尽力协助服务对象完成想做的事情。此外,社工联系安宁疗护团队,包含医护人员、心理治疗师、社区志愿者等,在病房探望服务对象,陪伴在其身旁聊天;同时联系社区工作人员,在服务对象回家治疗时上门探访,关注服务对象居家疗养和心理状态等问题,也可以联合政府、公益组织一同为服务对象开展活动。

(5)与服务对象一同探讨生命,寻找未来生活的方向。社工与服务对象交谈,了解其对疾病、生死的看法,服务对象平静了许多,认为生老病死乃每个生命都会经历的过程,只要人一生向善,最终会有好的归处。明白生命遵循自然规律,也清楚自己的归途,死亡似乎没有那么可怕了,心态豁达许多。社工察觉到服务对象近段时间的变化,紧接着运用会话卡,帮助服务对象发现自己的价值观、动力、信念、人生目标,从而找到继续生活的动力和希望。社工引导服务对象制定接下来的计划,服务对象表示希望和自己爱的人,以及爱自己的人,好好地道谢,社工建议服务对象将名单列出来,一一回想这些美好的回忆,然后找合适的方式表达。此外,服务对象希望可以再次听上丈夫拉的二胡,并合唱一曲。社工与家属商议后决定为服务对象准备一场道别会,演奏喜欢的曲子,尽情交谈放松。

6. 总结评估

(1)服务对象由认为面对自己的疾病无能为力,转变为肯定人生的价值,提高了自我认同感,主动与人交谈、学习新事物,情绪和心态有了积极的转变。

(2)通过协助服务对象申请大病救助基金,缓解部分经济压力。

(3)服务对象由与家属联系、沟通较少,转变为每周保持 2~3 次的微信、电话沟通,增强了联系,促进相互的理解和支持。

(4)服务对象由基本无社会力量介入,到有安宁疗护团队探望,为其疏导情绪、祈祷祝福,且有社区和政府、公益组织上门关心、问候,建立了更紧密的社会支持网络。

(5)服务对象对生命和死亡有了一定的理解,能够坦然地面对自己的疾病和生活,并且制定愿望清单,完成人生待办事项,更好地为道别做准备。

7. 专业反思

(1)跨专业合作：社会工作者以服务对象心愿为切入，寻找适切的实质资源，帮助服务对象和家属走过最后一段旅程。同时，社会工作者与医护人员、护工、太平间工作人员、基金会工作人员等相互配合，一方面考虑服务对象不同层面的需要，提供及时的协助；另一方面，协助不同专业人士，共同照顾服务对象与家属身心社灵的需要。

(2)做足准备，与病同行。服务对象在疾病后期或离世时，我们会尽可能与服务对象、家人共同面对。此时，社会工作者主要担当支持角色，评估个人的情绪状态，提供支援，促进家人间的相互支持。服务对象与家人的需要和问题是多样的，社会工作者需要不断提升自身的专业水平，与服务对象同行。

(3)构筑桥梁，重新出发。医务社会工作者服务主要集中在医院内，院外则需要联结社会工作者服务机构、社区居委会、助学基金会等单位相互配合支持。服务对象离世后，家属需要重新计划适应新的生活，这个过程需要社区的支持关怀，而我们则构筑医院到社区之间的小桥，让家属能更好地重新出发，积极生活。

癌症晚期患者及其家属常规面临疼痛难耐，生活质量下降，心理情绪压力巨大等问题，本案例中社会工作者根据服务对象需求，通过资讯提供、资源链接、情绪辅导等形式为服务对象提供适切及时的服务，让服务对象生命的最后一程走得更加从容与有尊严。未来，期望社会工作者能继续提升专业水平，与服务对象同行，让生命更动人。

主题八：应急救护医务社工服务

(一) 概念定义

急诊医学是以现代医学科学的发展为基础，以临床医学的救治措施为手段，在机体整体的角度上研究和从事急性病症的及时、快速、有效救治及其科学管理体系的综合性临床学科。随着医学科学的发展，急诊医学已成为一门独立的新型综合性医学学科，急诊医学通常包括以下几个方面：院前急救、复苏学、危重病医学、灾害医学、创伤学、急诊医疗管理学。目前，急诊医院已经形成了较为完整的急诊医疗服务体系，急诊工作的开展是一个团队工作，由医生、护士、社工、药师、医技人员、志愿者、警卫等不同专业人员共同组成。

应急救护医务社会工作(即急诊医务社会工作)是指围绕急诊工作展开的、以病患需求及科室需求为导向的专业社会工作服务。急诊医务社会工作在急诊开展的服务主要包括：①对患者及其家属的服务，如社会资源链接、情绪疏导服务等；②扮演病患与医疗团队、社会组织间的桥梁，如协调沟通、倡导患者权益、教育团队成员等；③危机介入处置，如提供社会心理评估、悲伤辅导与情绪支持等。

由于急诊室是处理急症重病或是意外伤害患者最快、最佳的救治场所，急诊科室表现出流动性高、工作繁忙、声音环境嘈杂等特性，医护人员长期处于忙碌与高压的工作环境中，患者及其家属也呈现出高度焦虑、紧张及不确定的恐惧感。在急诊设置医务社工，针对性对急诊患者开展社会心理援助，可以充分回应患者的非医学需求，协调解决因疾病产生的社会问题，优化患者及其家属的资源，借以提升急诊医疗团队的诊疗质量，减少医疗纠纷的影响程度。

（二）主题目标

急诊室由于自身的特点，往往非常容易形成各类的医疗纠纷。社会工作恰恰以其对心理、社会因素的系统关注而长于处理此类纠纷，保护患者以及医院双方的权益。具体来说，对于急诊社会工作者开展专业服务的目标通常包括以下几个方面：

1. 对急诊病患及其家属的心理危机进行干预　处于急诊的病患及其家属，往往是刚刚经历了急症、危症病情体验的人员，容易产生消极的情绪反应，包括对病情的担忧和焦虑。但此时急诊医护人员由于要处理大量的医疗问题，往往忽视了对患者心理及社会情绪方面的关注，对家属的焦虑和担心在整个救治过程中往往也无暇顾及。这时，就需要社会工作者对其进行心理辅导，通过哀伤辅导或支持性辅导，引导他们合理地表达需要和感受，进一步缓解其心理危机。

2. 急诊管理及其与社区的关系需要社会工作者的协调　急诊患者来到医院时，除了需要紧急的医疗支援外，对于一些特殊的、社会支持薄弱的患者（如"三无人员"），急诊室需要为他们提供基本的生活支持，并联系相应的社会资源。这时，对于熟悉医院政策与转介流程的医务社工来讲，协助科室为特殊患者提供必要的转介服务，并联系相关社会福利机构，可以促进急诊患者的流转，进而提高急诊工作的效率。

（三）常规介入内容

1. "三无人员"　随着我国经济结构转型和城镇化进程的加快，人口流动越来越频繁，各级医院收治的"三无"患者也日益增多，长久以来，救治"三无"患者都被医院看作是最棘手的问题。作为弱势群体，其医疗救助问题，也越来越受到社会各界的广泛重视。

对于"三无人员"定义，站在不同的角度和视野，会得出不同的释义。目前使用最广泛的"三无人员"是指由民政部门收养的无生活来源、无劳动能力、无法定抚养义务人或法定抚养义务人丧失劳动能力而无力抚养的公民。"三无人员"在紧急情况下接受医疗救治时可称为"三无"患者。

"三无"患者的主要来源有三个方面：交通事故受伤的患者、突发事件发生后被送往医院的受伤患者、医院通过"120"电话后接收的急救患者。这些人中有的既无家属陪同，也无法提交医疗费用，有的连身份及住址都无法确认。

在临床实践中，本着人道主义和职业道德，医院必须组织医生对"三无"患者进行积极救治。但由于"三无人员"这种特殊的社会群体的特殊性质，在救治过程中必然生发出许多不同于一般患者以外的非医疗问题。在救治"三无人员"时常见问题包括以下两个方面：

（1）医疗欠费的困扰："三无人员"在全国人口中所占比例甚小，但这一部分人长期处于社会的最底层，且分散在社会的各个角落，文化程度、综合素质和生活质量一般都比较低，其中有些人甚至长期流落街头。长期窘迫的生活环境使得"三无人员"患病率居高不下，但却又无力支付医疗费用，且由于往往因无法知悉这部分人员的身份，各级医院经常为此垫付大笔的医疗费用，影响了医疗机构的正常运营。

（2）专业救治的尴尬：在医院救治的"三无人员"患者中，大多存在着发病急，病因不明确，意识不清的问题，他们往往无人陪同，不知姓名、年龄，无法询问病史，只能通过对体征的物理检查和各种生理、生化和仪器设备的检测以及医生的临床经验判别病情，甚至无法完成一个完整的病历。现场急救时，一些重要的医疗决策和抢救措施也因为无亲属和责任人签字而延缓实施甚至无法实施，未能及时履行告知义务，一旦处理不当导致患者病情加重甚至死亡时，极易引发法律纠纷，给医疗救治工作带来极大的困难。

2. "长期滞留人员" 急诊观察室作为我国医院急诊科特有的设置，专门收治病情相对稳定且不需住院，但需短期留院观察的患者。依据国家相关指南要求，患者在急诊室滞留时间不宜长于 6 小时，停留在留观时间不宜超过 72 小时，但在实际急诊工作中，有相当一部分患者因各方面原因停留在急诊及急诊留观室过长，形成滞留。急诊患者的滞留不仅造成医疗资源的浪费，还导致急诊科室拥堵，延误其他危急患者的就诊，对急诊医疗护理造成一定的安全隐患。

不合理滞留人员是指疾病治疗后符合出院条件，但因赡养、住房、经济和社会纠纷等因素滞留医院的患者。这些非医疗因素因与医疗内容无关，并不属于医护人员的工作范畴，但由此患者滞留的现象直接影响了急诊内的病床流转和救治空间的畅通,进一步影响了对其他危及患者的救治。

作为一项专业的综合性服务活动,社会工作者以"助人自助"为核心价值观,强调平等、接纳、个别化和尊重等原则,运用专业的理论、方法与技能介入患者滞留医院问题,在工作上具有一定优势。社会工作不仅能缓解和消除滞留患者的消极情绪,而且通过支持网络的构建能协助患者形成良好的生活环境和积极的生活态度,进而从根本上解决患者滞留医院的问题。

不合理滞留人员产生的常见情况有以下 5 种:

(1)有法定监护人 / 赡养人,但法定监护人 / 赡养人不愿或无力支持滞留患者;

(2)由于社会矛盾问题(工伤、车祸赔付纠纷等)引起的费用问题、照顾问题;

(3)部分无收治指征,但拒绝住院 / 拒绝出院的滞留患者;

(4)基础病较多的老年患者;

(5)临终患者家属只想进行暂时姑息性治疗,不考虑住院(如肿瘤晚期等)。

3. 保护性服务　针对遭受身体虐待、心理虐待、性虐待及被疏忽的弱势福利人群及其家庭,对象包括儿童、少年、老人、身心障碍者、暴力受虐者等,凡是会帮助上述对象身心正常发展的任何人、机构或社会行为,均属保护性服务的范围。医院内的保护性社会工作主要包括执行保护个案职责、告知患者权利义务及保护事项、陪伴验伤采证、进行责任通报、联系其他网络资源共同扶助等。虐待是一个复杂的社会问题,受虐者往往在受伤严重的情况下才被送医就诊和被发现。因此,医院急诊部最有可能首先接触并甄别疑似受虐人员。由于受虐者反抗能力低、自我保护意识较弱,以及伤害方式的多样性和结果的隐蔽性,使得受虐待的发现十分困难,在实际工作中处理受虐事件、保护被虐待者的人身安全也是比较困难的,更需要联合多部门的专业力量共同介入帮扶。

医务社会工作者的危机干预服务作为弱势群体受虐保护介入的重要手段,需要建立以医院为中心、多方单位部门协调支援的个案管理服务模式,整合院内外社会资源对受到虐待的弱势人群进行最大化的保护和跟进。医务社工作为中间联络人和资源筹措者,也需要打通院内服务与社区转介和跟进的渠道,确保对受虐者保护性服务的延续。

4. 自杀意念行为防治与介入服务　自杀是指个体在复杂心理活动作用下,蓄意或自愿采取各种手段结束自己生命的行为。世界卫生组织指出,自杀是一种故意杀死自己的行为,危险因子包括精神障碍(例如酒精依赖、人格障碍等)和某些身体疾病(如癌症、艾滋病、神经系统疾病等)。国内学者将自杀行为分为自杀意念、自杀计划、自杀准备、自杀未遂和自杀死亡。

我国综合医院每年都会收治大量的自杀未遂患者,而急诊科正是救治自杀未遂患者的首要场所。每年因自杀未遂就诊的患者高达42万例次,由此产生的医疗费用高达约40亿人民币。从自杀预防的角度考虑,对于自杀未遂患者,做好自杀未遂评估和干预是减少和预防患者再自杀,挽救患者生命的重要途径。

常见自杀影响因素包括以下内容:

(1)精神及躯体疾病:国外研究显示,自杀未遂急诊者绝大多数患有精神障碍,而在所有精神障碍疾病中,抑郁症患者自杀风险最高。抑郁症是以情绪异常低落为主要临床表现的精神疾患,抑郁时的心境与人们所熟知的悲伤相似,但较持久,患者情绪低落,整日忧心忡忡,愁眉不展。重则忧郁沮丧,悲观绝望。患者自我评价甚低,以致生趣漠然,常感到“度日如年”“生不如死”。他们越是自责自罪,越会产生消极的想法,美好的世界在他们眼里已变成一片灰色。

(2)物质滥用:自杀未遂患者常伴有酒精或药物滥用。苯丙胺类物质(ATS)滥用主要是指20世纪末开始出现的甲基苯丙胺(冰毒)、3,4-亚甲二氧基甲基苯丙胺(摇头丸)及氯胺酮(K粉)等新型毒品的滥用,对性行为具有显著的刺激作用,因此ATS滥用者也是性传播疾病和艾滋病的高危人群。已有研究表明,在自杀观念和自杀行为方面,女性ATS滥用者的发生率显著高于男性,16.7%的ATS滥用者报告有自杀观念,11.4%曾有过自杀行为。

(3)自杀未遂史:自杀未遂史、家族自杀史是自杀未遂发生的危险因素,自杀现象有其“传染”效应,往往会影响其最亲近的人,导致其发生自杀行为。研究显示有自杀未遂史者再次自杀的危险性是正常人群的20~40倍。

(4)负性生活事件:频繁的负性生活事件会使人更容易陷入困境,失业、婚恋受挫、家庭矛盾、躯体疾病、暴力经历与职场冲突等也是导致患者自杀未遂的主要影响因素,若不能有效处理易产生绝望而选择自杀。

(5)缺乏支持系统:在面临身心疾病、家庭矛盾或社会冲突等多重问题时,如果缺乏良好家庭社会支持,且没有正确解决问题的途径和方法去解决问题,易选择冲动性自杀。

自杀行为往往涉及社会因素、家庭环境、精神心理状态及躯体疾病等多方面影响,因此社会工作者必须明确自杀未遂患者的主要影响因素,才能为针对性实施评估和干预提供有力的指导与依据。

（四）常规开展路径／介入方式

1. "三无人员"社工介入方式　接诊"三无"患者是医院经常遇到的情况,虽然数量不多,但因其自身的特殊性与社会保障的缺失,使此类患者的诊疗处置与管理成为医院的一个大难题。尽管各级医院对"三无"患者感到无奈,但也都开通了绿色通道。在院内协助医护人员解决"三无"患者问题是医务社会工作者不可推卸的责任。当医护人员在抢救生命、治疗疾病时,社会工作者的职责就是搜集患者信息,给予患者情绪支持,帮助患者联结与整合资源系统。

第一步:建立服务对象档案。按照规定,医院需要为"三无"患者留存相关救治资料。接到"三无人员"时,急诊科接诊护士会向送诊人员仔细询问患者的基本情况,包括发病现场情况、当时的病情表现等,以便为诊断和治疗提供最确切的依据。同时,详细记录送诊者的姓名、工作单位、家庭地址、联系电话等,以便及时寻找和查证患者的身份。此时社会工作者应及时为患者建立专门的档案,详细记录服务对象的姓名、性别、年龄、伤情、送诊情况、家庭信息、住址、急诊处置措施等。当然,"三无"患者的建档工作往往比较艰难,因为无法及时确认患者的身份及家庭情况,但社工要想方设法,尽可能完善相关信息。对神志不清的患者要注意清点随身物品。清点患者随身物品时必须有2人在场,并详细填写物品登记簿、签字确认。

第二步:为患者提供心理支持。"三无"患者往往孤独无依,他们有的是子女不愿赡养的老人,有的是走失的精神障碍患者,有的是因种种原因已在外流浪多年。很少有人了解他们的生活经历,关注他们的内心世界,而社会工作的使命是帮助处于困境中的人,因此,社会工作者要主动接触患者,关心他们的身体健康和生活状况。通过建立积极的专业关系,了解患者的问题和需要,进而有针对性地进行介入。

第三步:协助医院做好服务转介。"三无"患者的安置一直是医院管理部门感到头疼的问题。地方政府要求医院收治"三无"患者,公安、民政、城管执法时可以将"三无"患者送到医院,但医院却不知道救治后该把患者送往何处。这给医院管理者带来了很大的压力。医院一般遵循"先救命、后治病"的原则,但救治之后的遣送问题不是医院能解决的。社会工作者在服务"三无"患者的过程中,应当协助院方共同解决患者安置问题。对于神志清醒,具有一定表达能力的患者来说,通过真诚的关心与有效的交流可以打开患者心扉,了解"三无人员"的非正式支持情况,想办法与其家属取得联系;对于有精神障碍的患者,可协助转介至精神疾病类的治疗机构;对于弃婴,需要通过公安机关送往公办社会福利机构;对于其他"三无人员"可协助医院联系民政部门,确定其是否符合社会救助条件,进而转介至救助站。

目前,整个社会包括政府和民间组织都逐步投入更多关注民生、救助弱势群体包括"三无人员"的社会资源;民间层面的各种基金会、社工机构、慈善团体和志愿者团体等,也在日益发展。有效地协调、整合和合理地利用这些救助资源,充分发挥其在"三无人员"救治中的作用,是急诊社会工作者介入"三无人员"的重要课题。

2. "长期滞留人员"社工介入方式　在急诊救治过程中,大部分的患者在经过救治后离开急诊室,只有一小部分急诊患者会在急诊留观室中滞留较长时间。由于急诊患者滞留的时间较长,患者及其家属更容易产生对急诊服务的不满,引起医疗纠纷。因此社会工作者在急诊开展服务时,需要尽快采取措施协助医护人员缓解患者滞留状况,并对有需求的患者开展一对一的专业个案服务,通过专业技能协助患者及其家属缓解因滞留产生的冲突问题。急诊社会工作者需要与患者及其家属建立融洽的关系,主动关心和尊重患者和家属,与他们建立一种相互信任的关系。面对有疑问的患者或家属,尽量做到多解释和多沟通,使患者与家属体会到安全感和信任感。

第一步:深入了解其滞留的原因。社工可以以个案工作形式参与不合理滞留住院患者处理,深入了解患者滞留在急诊的核心问题。若患者的确因为疾病而不出院,可协调医护人员再予以治疗。在此过程中社工需要与患者建立友好和积极的合作关系,通过整合院内外的资源,为"长期滞留人员"提供必要的物质支持:如衣服食物、卫生清洁用品等。"长期滞留人员"通常也会面临较大的心理压力和心理冲突,必要时候社工需要对"长期滞留人员"进行心理疏导。

第二步:链接资源调动患者能动性。对于因家庭责任纠纷而滞留在急诊的患者,社工可以在良好关系的基础上协助滞留者发掘相关社会资源支持,调动患者能动性,引导患者通过合法途径表达诉求。一方面社工需要深入了解公安、民政局、辖区镇政府、社区办公室等部门的相关政策,咨询相关法律,协助滞留患者寻找家属,调解家庭纠纷,劝导家属承担赡养责任;另一方面社工也需要从患者的角度出发协助患者筹措并整合社会资源,与各级政府部门进行沟通,落实各级救助的相关政策,申请相应的经济补助,解决患者生存问题,为滞留患者提供有效救助资源支持。

对于因病床周转问题而形成滞留的患者,社工需协助患者与医院相关科室做好沟通协调,并与患者及其家属做好说明。在沟通过程中应留意患者及其家属的情绪需求,必要时开展情绪安抚工作,并联动相关科室做好转移准备。

第三步:做好记录和转介。在服务"长期滞留人员"的过程中,社工也需要及时完善相关的跟进记录,必要时需要与相关单位做好"长期滞留人员"的转介工作。

3. 保护性服务社工介入方式 基于虐待具有较强的隐蔽性、周期性、多样性等特点,受虐者的救助需要多部门联动。我国《中华人民共和国刑法》对虐待罪做出明确说明,虐待罪,是指经常以打骂、禁闭、捆绑、冻饿、有病不给治疗、强迫过度体力劳动等方式,对共同生活的家庭成员进行肉体上、精神上的摧残、折磨,情节恶劣的行为。虐待家庭成员,情节恶劣的,处二年以下有期徒刑、拘役或者管制。犯前款罪,致使被害人重伤、死亡的,处二年以上七年以下有期徒刑。第一款罪,告诉的才处理,但被害人没有能力告诉,或者因受到强制、威吓无法告诉的除外。

同时,围绕未成年人、妇女、老年人等弱势群体,国家也出台了相应的保护性法律法规。

《中华人民共和国老年人权益保障法》规定:虐待老年人情节较轻的,依照治安管理处罚条例的有关规定处罚;情节恶劣,构成虐待罪的,依《刑法》的规定追究刑事责任。受虐待的老年人既可以采取正当的防卫行为来维护自己的权利,也可以请求居委会、村委会或其他社会组织的援助,对构成虐待罪的行为人,受虐待的老年人还可以向人民法院提起诉讼,追究其刑事责任。

《中华人民共和国未成年人保护法》《中华人民共和国预防未成年人犯罪法》明确禁止父母或者其他监护人虐待儿童,对于父母或者其他监护人不履行监护职责或者侵害被监护的未成年人的合法权益的,经教育不改的,可以撤销监护人的资格,另行确定监护人。

《中华人民共和国民法典》《中华人民共和国妇女权益保障法》《中华人民共和国治安管理处罚法》对家庭暴力规定了一些禁止性条款。《中华人民共和国民法典》第43条规定:"实施家庭暴力或虐待家庭成员,受害人有权提出请求,居民委员会、村民委员会以及所在单位应当予以劝阻、调解。对正在实施的家庭暴力,受害人有权提出请求,居民委员会、村民委员会应当予以劝阻;公安机关应当予以制止。实施家庭暴力或虐待家庭成员,受害人提出请求的,公安机关应当依照治安管理处罚的法律规定予以行政处罚。"

(1)同服务对象建立良好关系:社会工作者介入被虐待/暴力伤害案件

时,应当先同服务对象建立起良好的关系,并为受害者建立安全的可信任的环境。社会工作者需要掌握各种有效的语言符号。在沟通的过程当中,社会工作者要态度温和、表达清晰,并特别照顾服务对象情绪。同时,社工在沟通过程当中应当对服务对象给予足够的理解和尊重,拉近与服务对象的心理距离,形成真诚、温暖、信任的关系。

(2)进行危机评估:危机评估是社会工作介入被虐待服务对象中的重要一环,一般在接案之初完成,旨在对案主所受暴力/虐待情况进行评估,从而在计划阶段能够相应作出应对策略。危机评估的内容主要包括受害者安全情况评估、心理状况评估、暴力/虐待水平评估、家庭暴力/虐待产生机制评估等。

需要注意的是部分服务对象会在长期的暴力环境中出现斯德哥尔摩综合征,对施暴者产生强烈的依附感和同情心,甚至出现替施暴者隐瞒、开脱、说情等行为,导致危机评估出现偏差。因此评估时,医务社会工作者需要对此进行甄别,必要时可以以受害者亲友、邻居的证言为侧面证据,明确清晰地评估家庭暴力/受虐待的程度。

(3)有计划地提供针对性服务:从服务对象的实际需求出发,有计划地提供具有针对性的服务。被送到急诊的受虐待/家暴者最初会处于创伤后的应激状态,不安全感强烈,容易惊恐。此时,医务社工提供必要的心理安抚和支持可以缓解服务对象在创伤事件中产生的情绪问题,降低应激状态。

对于缺乏妥善照顾资源的服务对象,医务社工需要动员科室资源和社会资源(如护工、义工等),为服务对象提供必要的生活照顾,确保服务对象可以得到妥善护理。

医务社工服务除了需要做好被虐待/被暴力者的身心安抚工作之外,还需要积极协调各相关部门。社区作为居民最长期的生活场所,也是居民最重要的社会资源获取渠道。当医务社工确定服务对象受到相关迫害时,除了联系医院相关科室报备外,还需要联系服务对象所在社区的政府工作人员,共同协商解决被虐待/被暴力者的安置工作。对于无法确认服务对象所属社区的,社工可以联系相关的保护性机构或福利机构,为服务对象后期的妥善安置做准备。

对于有必要通过法律途径维护服务对象基本权益的,医务社工可协助服务对象联系各相关法律援助部门,为服务对象提供相应的法律维权服务。

4. 自杀意念行为的社工介入服务　当社工在服务中需要介入有自杀意念的就诊者时,需要尽可能改善自杀/自伤者对自杀/自伤的认识和态度,提高其应对能力,消除当前症状。介入自杀/自伤者的不同阶段有不同的目标:

初期目标:基本状况的评估与建立良好的合作关系,确保其安全。

中期目标:帮助当事者建立新的解决问题的思维方式让患者体验到成就感,让患者明白,自杀是一个无效的解决问题的方式,自杀念头是一个提醒他需要动用新的应对和解决问题方法的信号。

末期目标:帮助当事者学会解决问题的技巧。

同时,自杀危机干预可以分六步逐步展开:

第一步:明确核心问题。

确定问题,从求助者的立场出发探索和定义问题,使用积极的倾听技术,包括用开放式的问题,既注意求助者的言语信号,也注意其非言语的信号。

第二步:保证当事者的安全。

保证求助者的安全:评估对求助者躯体和心理安全的威胁的致死性,危险程度、失去能动性的情况或严重性。评估求助者的内部事件及围绕求助者的情境,如果必要的话,保证求助者知道代替冲动或自我毁灭行动的解决方法。同时,重点评估当事人再次自杀/自伤的风险,确保当事人处于安全的环境中。

第三步:提供情感支持。

提供具体支持:让求助者认识到危机干预工作者是可靠的支持者,通过语言、声调和躯体语言向求助者表达,危机干预工作者是以关心的、积极的、接受的不偏不倚的态度来处理危机事件。

(自杀危机干预的六步中前三步主要是倾听:以投情、尊重、接受、不偏不倚和关心的态度进行倾听,观察、理解和做出反应。)

第四步:开发当事者的应对资源。

根据求助者的需要和可资利用的环境支持、采取非指导性的合作和指导性的干预方式。(具体采取哪一种干预方式取决于求助者,对方具有能动性干预是非指导性的,对方具有部分能动性,干预是合作的。如果对方失去了能动性,干预将是指导性的。)

第五步:让当事者参与制订康复计划。

检查替代解决方法:帮助求助者探索他或者她可以利用的替代方法。促使求助者积极地搜索可以获得的环境支持,可资利用的应付方式,发掘积极的思维方式。

做出计划:帮助求助者做出现实的短期计划,包括发现另外的资源和提供应付方式。确定求助者理解的、自有的行动步骤。

第六步:获得当事者的承诺。

获得承诺：帮助求助者自己承诺采取确定的积极的步骤,这些行动步骤是求助者自己从实现的角度看是可以完成或是不可以接受。

（五）小结

急诊是各级医院的重要组成部分,受急诊医疗特性的影响,急诊科社会工作的特性表现为必须立即处理的时间挑战、个案复杂多样化、被医疗团队期待处理医疗以外一切事务,包括协助病患转诊与安置服务、降低病患和家属焦躁情绪、缓解医患紧张关系等。因此,急诊医务社工更强调社会工作者应具备较强的应变技能和资源链接能力、具备一定的医学知识和较高的综合素质。对于在急诊开展服务的医务社会工作者,需要加强继续学习能力,增强个人实务技能,积极开展科研、总结等工作,促进服务经验的进一步落地。相信随着急诊医务社会工作者的积极实践和研究,可以加快医务社工服务在急诊服务的顺利发展,进一步强化医务社工服务在医疗服务领域的作用。

（六）应用案例分享

《守护生命,与你同在——疫情期间的自杀个案介入》[1]

"社工姑娘,请帮帮忙,我们这里有一名患者自杀未遂!"2021年4月5日,广东省第二人民医院医务社工林社工接到急诊综合病房护士台紧急求助电话。晓勇(化名),一位年仅27岁的男生,患有病毒性心肌炎,不能像正常人一样剧烈运动,一周前因突发心源性休克,被朋友送往医院。

患者自杀未遂,如不进行及时干预,极有可能再次尝试自杀。社工在做好细致的防护工作后,立刻介入,与急诊综合病房医护沟通,了解事情的经过,并给晓勇做了初步评估。晓勇18岁辍学打工,单亲家庭长大,家中还有一个13岁的弟弟,生活拮据。晓勇自半年前诊断出病毒性心肌炎便十分消沉,心悸、胸痛不断,饱受病痛折磨。父母偏心弟弟,也不经常与他联系,每每开口都是问他要钱贴补家用,面对自己严重的病情和无力负担手术费的困境,他情绪十分不稳定,产生轻生的念头。4月5日晚,趁着护士交班的时间意图跳楼结束自己的生命,幸好被同病房住院患者察觉,及时阻止了他。

1. 真诚陪伴,温情守候——面对疾病,你不是孤单一人。晓勇的精神状态不稳定,非常紧张。在这次面谈中,社工通过真诚地关心和陪伴,听他诉说自己的担忧和面临的困难,同理他在治疗过程中的痛苦与恐惧,获得了他的信任。经过近一个小时的交流、安抚与陪伴,晓勇的情绪暂时平稳下来,拉着社工的手表达谢意:"我自己一个人不知道有多害怕、多难过! 我都不知道该怎

---

[1]　林茜珠,女,广东省第二人民医院社会工作科医务社工。

么办才好,谢谢你的关心!"社工告诉晓勇,在他住院期间会一直陪伴他,共同面对治疗中的困难。

次日,晓勇病情有所好转,治疗药物的调整也让他的精神状态逐渐稳定下来。为了进一步让晓勇认识到自己非理性信念,社工与医护交流,晓勇内心渴望关怀,由于产生偏差信念导致对医护产生敌视心理,不配合治疗。社工与医护在后续的治疗中相互配合,在工作中耐心地为晓勇解释治疗方案与费用,帮助晓勇向广东省第二人民医院"生命之光"大病救助项目等共 3 个公益救治项目递交申请,成功获得了项目救助金 50 000 元,解决了棘手的手术费难题;在平时的治疗过程中多一些关心与问候,让晓勇感受到医护对他的关爱。在社工的引导下,晓勇的负性情绪得到了极大的缓解。

2. 优势视角,增能赋权——推开新生的窗。晓勇在社工耐心的陪伴下,感受到了温暖,逐渐打开心扉。他无助地诉说着自己贫穷又冷漠的家,说到伤心处眼泪悄悄地滑落,"我的人生才刚刚开始就得病了,实在是太苦太苦了,爹不疼娘不爱,我有时候在想,在这世界上我是不是多余的那一个。"

在社工的引导下,晓勇转换思路,开始思考这些年来支持自己熬过苦难的力量:父母虽然不疼爱自己,但是身边好友多年来对自己不离不弃,一次次帮自己走出难关;而晓勇发现自己并不是一个对自己的人生无能为力,要受人照拂的弱者。他有能力用爱回报身边的人……最终晓勇感叹道,"虽然我的人生起起伏伏,但是有这样的朋友,我的人生还是受上天眷顾的。为了关心我的人,我还是要好好活下去。"

3. 疫情当前,我与你同在——多方联动,守护生命。为了让晓勇出院后得到妥善的照顾,确保他居家康复期间的人身安全,社工在充分了解晓勇需求并获得他同意的基础上,与其所在的居委及广东省第二人民医院急救网格员联系,打通医院与社区衔接的每一个环节,共同制订出院及院外照顾计划:

晓勇虽然已经痊愈,但是身体还是十分虚弱。在出院的当天,医务社工与社区社工、广东省第二人民医院急救网格员分工合作:由医务社工负责患者院内的流程,出院后请社区社工院外接应,护送晓勇回家,广东省第二人民医院急救网格员负责定期上门探访。

晓勇的亲朋在外地生活,因为疫情无法来照顾他。在社工的协调下,晓勇出院后由邻居先代为照顾,居委和社区社工通过定期家访与电话微信等方式与晓勇保持密切联系,关心他的生活起居;针对晓勇在住院期间曾经出现的精神问题,联系社区的精防医生跟进,为晓勇做进一步的评估。

晓勇顺利出院了。在情绪方面,他与社工建立了信任,接纳了社工,从住院时的恐惧、焦虑,如今已经变成对新生活的向往,笑容又重新回到脸上。晓勇的社会支持增强,社工通过联动社区,增加了对晓勇的社区支持、邻里支持以及医疗资源的支持,帮助患者形成了行之有效的出院照顾计划,有效地降低了患者在疫情期间治疗的焦虑绝望感,也将在患者居家康复期间继续为他提供支持。

后续跟进情况:晓勇之前长期与家庭疏离,又在疫情期间被病痛折磨,生活陷入了黑暗。现如今,在医疗社工和好友的鼓励与支持下,他走出了疾病的阴霾。如今晓勇病情好转,精神状态稳定,平时也会在做好健康监测的基础上,在好友的陪伴、鼓励下外出工作,重拾生活的信心。

疫情无情,人有情。在爱的守护下,晓勇,我们坚信,你生命中的低谷和失落,会像这场疫情一样,终将成为过去。我们将穿过生命的寒冬,面朝大海,春暖花开。

主题九   服务开展与社会资源的链接运用

(一)资源链接定义

医务社会工作者要解决服务对象的困难和问题就需要资源,这些资源包括人力、物品、金钱等。有时医务社会工作者并不拥有资源,为了有效帮助他人,常常需联络政府有关部门、公益服务机构、基金会、企业、团体、志愿者组织甚至广大社会群体,向他们争取服务对象所需资源,并将它们传递到服务对象手中以解决问题。

1. 社会资源的类型   社会资源有多种不同的分类,根据资源的存在方式以及与服务对象的关联,可以把社会资源分为非正式社会资源和正式社会资源两种。

(1)非正式社会资源:非正式社会资源是指由服务对象在非正式的社会交往中形成的社会资源,如关心服务对象成长的家庭成员、亲属、朋友以及同伴等,他们就是服务对象改变过程中的非正式的社会资源。在非正式社会资源中,服务对象周围的重要他人尤其需要关注,是促使服务对象改变的重要社会支持。

(2)正式社会资源:正式社会资源是指由正式的社会机构和社会组织提供的社会资源。如社会服务机构、公益组织以及学校和医院等,这些机构和组织提供的就是正式的社会资源。通常情况下,社会工作者在帮助服务对象的过程中既需要连接正式的社会资源,也需要连接非正式的社会资源。

2. 患者常见资源需求   患者特别是重症及长期病患,由于疾病需长期治疗或康复,其常见资源需求包括:治疗费用、康复辅具、治疗规划、康复技巧、生活物资、志愿者陪伴、悠闲消遣资源、互助组织、就业资讯等非正式资源以及政策或基金等正式资源。

（二）服务开展与社会资源链接流程

1. 分析服务所需资源 链接资源是为了协助服务对象获取资源解决问题,因此医务社会工作者在服务过程中首先要评估总结服务对象在资源层面的具体需求。在医务社会工作服务中,服务对象除了患者,还有患者的照顾者,对于处于功能恢复或未成年患者,其照顾者对其治疗及康复起到非常关键作用。

医务社会工作常见资源需求整理图示			
资源需求对象＼资源需求情况	治疗层面	康复层面	生活层面
个人层面	治疗费用	康复辅具、治疗费用、志愿者陪伴、悠闲消遣活动	生活物资
照顾者层面	治疗规划	康复技巧、悠闲消遣活动	照顾技巧
群体层面	基金或医疗救助相关政策	康复费用或辅具救助政策	就业资讯、互助组织

2. 资源链接及使用流程 医务社会工作者在服务过程中,常常需要作为资源链接与统筹者,为服务对象争取成功获得所需资源支持,除政策支持外,常规链接资源均需完成以下 5 个步骤(图 5-9)。

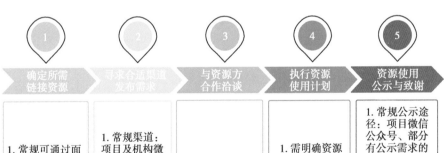

图 5-9 非政策资源链接及使用流程

（三）服务开展与社会资源链接注意事项

1. 物品质量　医务社会工作者所链接的资源，往往以物品为主，必须确保物品来源是可靠的、干净的、可使用的，可通过了解物品采购途径、是否有质检资料、拍摄小视频、接收时做好检查等方式了解物品的情况。需要重点关注三类物资：

（1）企业大批量闲置自营产品：除了质检资料，更需关注其有效期及目前情况，以免出现过期物品或闲置太久，有较多尘埃无法清洗等情况；

（2）二手物品：接受捐赠前需与捐赠人联系确保物品仍能有效使用，可通过照片、视频等方式先了解物品情况，并提醒做好清洁再进行捐赠，接收时也要认真检查物品的功能；

（3）食品：由于食品直接食用，如有问题将对服务对象安全产生直接影响，因此除常规公司质检、个人购买渠道截图、有效期等资料，还需确保为全新未使用过的，且需咨询医生患者是否合适食用，并得到机构允许才能接收。部分如奶粉、营养品等食品，还需提醒服务对象更换使用的注意事项，以免发生食品安全问题。

2. 接收流程规范　接收捐赠物资需明确双方合作的权利与义务，并有基本合作协议或捐赠接收等规范化行政流程，一方面确保保障双方权益，另一方面也能增加项目及机构公信力，让资源方愿意继续合作。

3. 避嫌　医务社会工作者在链接资源过程中，不仅与捐赠方需要注意避嫌，不能有任何私下利益承诺及交集，同时也要与服务对象注意避嫌，在执行资源使用计划过程中，要做到公平、公正、公开，不能因为与某个服务对象关系较好而出现优先给予或不按程序申请使用的情况。

4. 使用公示　服务对象领取捐赠物资需签名并拍照留底，公开募捐物资需在募集结束及物资使用后在发布募集平台进行公示，以项目化运营的捐赠项目需定期在指定平台进行公示。

5. 致谢与关系维护　医务社会工作者在链接资源的过程中，除了完成当下链接资源的任务，更重要的是要有经营资源关系网的意识，所有接触的资源捐赠方会成为服务项目的有力支持网络，是可以与医务社会工作者一起为服务对象创造更好生活环境的同行者、有心人。

医务社会工作者与资源捐赠方维护关系的方式主要有：

（1）致谢：无论是集体还是个人的捐赠行为，我们都需要感谢其为服务对象的付出与支持，一方面肯定其参与公益的行为，另一方面也是在鼓励大家继续参与公益。

常规致谢可在捐赠项目相应活动微信推文中列明,也可以开具相应的感谢函发给捐赠方,近年来很多捐赠项目也会在捐款后设立自动生成的电子公益捐赠证明,既节省经济及行政成本,也有利于捐赠项目后续转发影响。

大型捐赠合作可以借助捐赠仪式鸣谢,既能让捐赠方感受到该捐赠项目被重视,同时也是一个很好的机会,能邀请捐赠项目相关的合作领导出席,让他们对于项目有更多的参与和了解,为后续可持续合作与发展奠定良好的基础。

长期合作则可结合服务项目的大型活动,如周年庆、义工表彰等,定制奖牌对捐赠方进行专门表彰,邀请捐赠方参与服务项目的大型活动,可以让他们对于服务对象有更多的了解,同时也能激发其对于合作的更多想象空间。

(2) 了解资源捐赠方的合作期待:每个资源捐赠方选择支持某个捐赠项目或者某类服务对象都有其原因的,大致可分为 4 大类:①这个服务群体的困境让资源捐赠方觉得更需要帮助(如妈妈群体会更倾向于支持困境儿童服务、家有残障人士会更倾向支持残障人士康复等等);②该类捐赠项目合作形式更适合资源捐赠方目前需求(如某团体除了有资源可捐赠,也期望团体成员能作为志愿者参与至捐赠派发过程中,而捐赠项目也有大量志愿者资源需求的);③此次捐赠项目合作方式更加符合该企业本年度活动主题(如某企业本年度主题为绿色出行,则更倾向于支持徒步、骑车等项目);④拥有长期合作的信任关系(如某企业与某机构有长期合作关系,当机构有新资源需求,也可以优先与该企业沟通是否有资源可合作)。

因此医务社会工作者在洽谈资源合作时,要定期了解资源捐赠方的合作期待,一方面维持定期联络的关系,另一方面未来有需求的时候,也能快速准确设置符合服务对象及资源捐赠方期待的方案,才管理好合作关系,让双方合作得以可持续发展。

第七节　服务成效评估

根据功能不同,医务社工服务评估可以划分为需求评估、过程监测评估、结果评估。前文已系统介绍了需求评估和过程监测评估的相关内容,本节将详细阐述结果评估。

(一) 医务社会工作服务结果评估的含义

一般而言,结果指社会工作干预所带来的服务对象改变,结果评估是以测量和评断此种改变为焦点的一种评估模式。[①] 本文所说的医务社工服务结果评估是指通过资料与文献查阅、实地查看、问卷调查、统计分析、服务对相关访谈等研究方法,了解、掌握病患及其家属、志愿者、医护人员、医务社工管理者等服务群体与合作对象在服务中的期望,评价在推行系列干预行动和服务实践后,其结果与相关群体期望的一致程度,以及测量服务的产出和效果与相关服务预期或服务计划一致性的评估模式。

(二) 结果评估的功能

整体而言,结果评估可以实现以下四方面的功能:一是促进医务社工服务的发展,即通过评估找到服务优势之处加以深化延续,对不足之处加以修正调整,使服务持续朝着良性、健康的方向发展。二是向出资方及服务对象交代,无论是政府投入购买服务,还是医疗体系内设社工部门,医务社工使用公共资源的效果如何,均应有明确的交代说明;另外,医务社工向患者及其家属提供服务,服务质量和水平如何也是受众所关注的内容。三是医务社工的自我促进与成长,在评估中,医务社工有机会通过自我检查或第三方查询发现自身的技术特点、优势、缺陷,为后续的成长训练提供依据;四是促进医务社工学术与研究的发展。

(三) 结果评估的类型

根据评估主体的不同,可以将结果评估划分为医务社工自我评估、医务社工主管部门(管理者)评估、聘请第三方专业评估机构评估。

1. 医务社工自我评估　简称自评,主要指在服务计划执行过程中或结束阶段以医务社工人员作为评估主体,运用不同的调查研究方法及评估工具,自行对服务的执行情况进行监测,并衡量服务效果的好坏。在服务计划执行结束阶段,医务社工就服务计划执行后所产生的各种预期的正向变化,与服务计划中所设定的目标进行对比,衡量正向变化达到目标设定的程度。需要注意,自评的重要基础是服务计划的目标设定,若目标设定模糊不清,就难以客观、准确地给出评价。

2. 医务社工主管部门(管理者)评估　由医院内管理医务社工的部门对医务社工的服务效果进行监督、评价。此种评估方式较适合使用于医疗机构自设医务社工部门的发展模式。

3. 聘请第三方专业评估机构评估　由医务社工所在的医院或政府相关

---

① 顾东辉.社会工作评估.北京:高等教育出版社,2009.

部门聘请医院或医务社工所在单位(当该医务社工为向社会服务机构购买服务时,医务社工所在单位非医院)以外的第三方专业社会服务评估机构组织医务社工相关领域的专家对本单位或本系统的医务社工服务进行检查、评价,考察其服务规范性和服务质量,衡量服务效果的达成程度。

由于不同主体角色与处境的差异,相应评估所发挥的作用与功能也显著不同,亦各自存在优势与不足。医务社工通过规范的评估系统的自我监测工具,能够全面地评估当前服务的状态,及时地发现服务存在的问题,并加以调整或纠正,为病患及其家属、志愿者等服务对象提供适切的服务,评估的便利性高,成本低。但由于医务社工也是服务的提供者,评估时容易产生"视角盲区",也难以避免"运动员"和"裁判员"双重身份的角色冲突,所以一般不适合单独使用。医务社工主管部门(管理者)评估,能够站在医院整体的视角,乃至卫生健康系统整体的需要来观察、评价医务社工服务的价值,给出更为贴合政策趋势的建议,促进医务社工更好地回应党和国家的号召。但医务社工作为新生事物,普通医院内部的评估、评价机制对医务社工部门的适用性较低,管理者在社会工作领域的专业知识亦相对有限,要自行搭建一套客观、有效的医务社工评估机制难度大,成本高。聘请第三方专业评估机构,由具备医务社工经验的专家团队执行评估,能够站在相对客观、公正的角度考察本单位医务社工提供服务的情况与产出的效果,并能一定程度上糅合前述两者的优势,提供有质量的评估意见与建议。其不足之处在于,由于成本限制,第三方专业评估机构的评估往往只能安排在短短的一两天时间,仅通过查阅指定的服务资料和访谈有限的服务对象来判断、评价服务效果,评估结果可能与执行的实际情况存在偏差。加之,该形式的评估方法对评估专家专业水平和职业操守的依赖性很高,评估机构及聘请评估机构的单位在甄选专家时需要谨慎考虑。

(四) 评估内容

医务社工结果评估的内容主要包括服务规范与制度建设、病患及其家属接受服务情况与正向变化、与医护人员的互动和协作、志愿者的参与和成长、医务社工主管部门(管理者)的意见与建议等。

1. 服务规范与制度的建设与执行情况　　主要指为保证服务质量与服务对象权益,对医务社工提供服务的程序、标准有明确的指引与制度保障。包括个案服务、团体活动、病房服务等从服务计划到过程记录,以及服务结束后的总结,不仅要有明确的流程指引,让不同社工在执行同类服务时遵照同样的程序,还需要统一规范的文本格式,保证不同社工记录工作的方式保持一致。此外,规范与制度还可以涵盖专业培训人才培养的机制、对外沟通联系的机制、服务信息宣传发布的机制、危机事件处理流程指引等。

在设定服务规范与制度建设相关的评估内容时需要注意两点:第一,服务规范和制度建设有基本的模块,但没有必然的内容,不同服务方向的医务社工可以设定不同的服务规范,医院、服务出资单位亦可根据自身对医务社工服务的期待,提出不同的要求,并与医务社工、第三方专业评估机构等参与评估工作的团队进行沟通协商,在达成一致共识的前提下执行评估。第二,对于医院自行设立医务社工部门直接聘请医务社工与向第三方社会服务机构购买服务两种模式对应考察的服务规范与制定建设内容亦有所不同。"直聘"模式中医务社工属于医院内部员工,并且没有参入社会服务机构的管理要求,规范和制度更多会倾向于与单位内的相关规范和制度接轨,以尽量避免形成单位内的"孤岛"。而在购买服务模式中,医务社工本属于社会服务机构员工,有其不同于所服务医疗机构的管理规范,同时亦需要融入所进驻医疗结构的管理体系,实际操作中更趋向于形成独立的规范与制度系统。就医疗领域与社会工作领域跨界融合的角度而言,这更具专业性,但复杂程度也提高了不少,需要进一步探索。因此,在设定该部分评估内容时,要充分考虑受评估医务社工部门或项目的特殊性,结合其运营模式适当给予灵活发挥的空间。

2. 服务产出与服务约定的一致程度　此处所说的服务产出主要是医务社工在服务数量上的呈现。服务约定即服务开展前明确的服务数量要求,在内设模式中,其主要呈现为部门任务、年度计划;在购买服务模式中,则更多呈现为项目协议或服务合同。评估时应将服务产出与服务约定进行对比,观察其一致性程度。若出现较大的一致性偏差时(服务产出明显少于或多于服务约定),应讨论、调查导致偏差产生的主要原因,为后续改善服务及科学制订服务计划提供依据。

3. 病患及其家属接受服务情况与正向变化　接受服务情况与正向变化,主要指病患及其家属在接受医务社工服务后的状况与接受服务前对比是否有较为显著的趋好的变化,包括其服务前期提出的合理需求或医务社工调研发现的需求(在医务社工服务范畴内)是否得到满足或回应,其所遇到的问题是否得到解决或一定程度的缓解,如对疾病的正确认识、获得和疾病与救助相关的政策或资源支持、解决疾病带来的困扰、自身能力的提升、家庭支持的增加、社区支持网络的搭建等。以上提及病患及其家属应包括接受医务社工的个案、团体辅导与培育或参与各类院内医务社工活动,乃至延伸到社区层面的支持网络搭建及健康宣教活动的服务对象。评估时,可以通过观察、问卷调查、量表、个别访谈、焦点小组访谈等方法收集相关内容及数据。

4. 与医护人员的互动和协作 一般情况下,医务社工在医院中与医护人员共同合作,彼此发挥不同的专业所长为病患及其家属提供必需的、适切的服务,因此,医务社工与医护人员之间是否有形成良好的互动关系,是否有密切的沟通交流,并就病患的医疗与服务方案建立起有效协作机制,是评估时需要关注的内容。如在肿瘤科室,医护人员发现有初次确诊恶性肿瘤的病患出现了严重的情绪问题乃至自杀倾向,医务社工是否有搭建起有效的服务转介机制,让相关医护人员能够识别该病患属于医务社工需要介入服务的范畴,并及时转介给医务社工跟进。同样地,医务社工是否有将该病患的跟进情况,包括家庭关系情况、社会调查信息、心理情绪评估的初步结果等反馈给科室医护人员,以便其更合理、准确地制订出疾病医疗方案。医务社工与医护人员之间既需要默契,更需要规范的、系统的、成文的合作机制,以便共同为病患的身心健康提供优质的服务。

此外,医务社工亦会根据医院的需要,结合自身的专业技术优势,为医护人员提供情感关怀、压力缓解、团队建设等直接服务。在此场景下,医护人员已转变成医务社工的直接服务对象,彼此并非合作关系。若需评估该部分的工作效果,则应转向服务对象需求满足与正向转变的思维。但在实际工作中,该服务仅占医务社工工作的很少一部分,亦非当下倡导医务社工服务发展的主流方向,因此不在此处展开讨论。

5. 志愿者的参与和成长 在医务社工提供服务的过程中,志愿者既是好帮手,亦是接受服务的对象。志愿者不仅能在医务社工服务过程中提供协助,还能够补充医疗系统紧张的人力,如导诊服务。不同特长的志愿者还能够组织、带动病患的多元兴趣活动乃至社区服务参与,如在病患的手工兴趣小组、瑜伽兴趣小组中担任志愿者导师。在特定的条件下,接受服务的病患也可能转化为志愿者,为其他病患提供服务,即"同路人志愿者"[①]。评估志愿者的参与情况,可以从志愿者总体参与的人数或总时数,活跃志愿者(如每年能够参加5次以上)的人数、单名志愿者参加频率变化、参与服务的深度(简单协作到较为复杂技能的协作,如从协助维持秩序到参与活动的组织策划)。志愿者的成长也是医务社工需要关注的内容,从志愿者服务沟通技巧的掌握、服务技能的提升到服务动机的变化、自我价值感与效能感的提升,乃至人生观、价值观的转变。评估时,评估方既需要关注志愿者的组织和活动的材料,亦可

---

① 编者注:原为医务社工服务对象,后来为有跟自己相似疾病或需求的人提供服务的志愿者。

以通过医务社工在各类活动中收集志愿者的情况信息与活动反馈,还可以邀请有代表性的志愿者进行访谈沟通。

6. 医务社工主管部门(管理者)的意见与建议　听取医院内医务社工主管部门或医务社工管理者的意见与建议,能够从不同的视角,了解医务社工开展服务的情况,了解作为管理者、购买方对医务社工发展的期望及未来努力的方向。无论是医务社工自评,还是第三方专业评估机构评估,都应该重视主管部门或管理者的意见与建议。评估方可以采用结构式或半结构式访谈的方法收集这些意见与建议。在第三方专业评估机构执行评估的访谈中,评估工作人员还能以公正、中立的身份与管理者澄清一些医务社工相关议题,如医务社工的角色定位、工作范畴、服务路径,亦可以反馈在评估过程中发现的医务社工面临的困难与挑战,使管理者更加清晰、深入地掌握医务社工发展的现状,以提供有针对性的帮助和支持,促进医务社工的健康发展。

7. 服务影响力　服务影响力主要包括三个方面:第一,受众对医务社工服务的知晓度与认同度,可以从医务社工服务宣传推广的途径和效果进行评估,如是否有宣传单、网站、微信公众平台等多元化的渠道让病患及其家属、社会公众、专业人士了解医务社工的角色与作用、服务内容,并抽取部分病患及其家属、志愿者等群体进行随机访问,了解其对医务社工服务的知晓情况。第二,专业技术与理念的传播,包括服务模式归纳、典型案例总结、理论研究等内容的分享与发表。第三,资源链接情况,即基于服务病患及其家属、志愿者、医护人员等的需要,链接政府、爱心企事业单位、慈善基金会、公益社会团体或热心个人的资金、物品、服务、人力等资源捐赠,以提升社会各界对医务社工及其服务群体的关注与支持。

8. 其他评估内容　在不同背景的医务社工服务评估中,评估关注的内容可能存在较大的差异,如对社会服务机构购买医务社工项目进行评估时,评估方会特别关注购买项目协议条款的执行与实现,如配备医务社工的人数、资质、资历及其参加专业训练的情况,医务社工自评是否有充分、系统、有力的书面材料证明所表述服务效果与成绩,即"痕迹管理"是否到位等。但笔者认为,以上内容相对属于特定情境下的评估关注,未必属于医务社工专业技术范畴,亦非普遍必须,所以不在此处展开讨论。

(五) 评估实例

1. 医务社工的自评与效果总结　在服务结束阶段,评估工作重点来到了服务计划实施的整体效果呈现上。评估依然以医务社工自评为基础,纵观服务开展的整个过程,提炼、统合各个阶段不同板块服务的成效,回应服务计划目标与预期。

【实例分享】

下面以××医院医务社工服务项目终期自评为例子进行分享。该院医务社工项目主要针对儿童康复科患有脑瘫、发育障碍等儿童及其家庭开展服务,并联动科室提出了"3+1"医社跨专业合作模式[①]。同时,医务社工广泛发动社会志愿者,志愿者在特殊儿童多元兴趣课程、特殊儿童 - 家长平衡小组的活动中有深度参与。以下为该项目在结束一个服务年度后,医务社工为评估和确认服务效果,收集患儿家长、志愿者对全年服务评价与反馈的调查工具。

问卷一：　　××医院医务社工部服务评价问卷

（面向患儿家长）

亲爱的儿康科患儿家长:

您好! 我院医务社工已开展多年,为了进一步了解社工服务的开展情况,更好地完善新一年社工部服务内容,我们正在进行年度服务评价反馈的调查工作,现邀请曾接受过社工服务的您填写问卷,问卷采取不记名方式进行,填写内容将会被保密,请根据实际情况填写问卷,谢谢您的配合!

××医院医务社工部

××××年××月

··· 问　　卷 ···

请将您的真实情况填写在横线上,或在相应选项前打"√"。

一、您的小朋友的诊断是: (单选)

A.脑瘫　　　　　　B.自闭症　　　　　　C.精神发育迟缓

D.全面发育落后　　　E.其他:_____

二、治疗方式是:(多选)

A.门诊为主　　　　　B.住院为主

三、自您接触社工服务起,至今有多长的时间? (单选)

A.1年以下　　　　　B.1~2年　　　　　C.2年以上

---

① 编者注:医学康复 + 家庭康复 + 教育康复 + 社工服务。

四、您曾接触过的社工服务有？（多选）

A. 查房 / 个案 / 家访【跳转五的 1】

B. 康复学习小组 / 微信课堂【跳转五的 1】

C. 资源链接（辅具租借、物资捐赠）【跳转五的 2】

D. 节日 / 亲子平衡活动（儿童节、瑜伽减压等）【跳转五的 2】

E. 病房关怀活动【跳转五的 2】

F. 家长互助团体聚会活动（生日会、外出活动）【跳转五的 3】

五、请根据实际情况进行满意度评价

1. 面对患儿的疾病，家长需要接纳病情与提升协助康复的信心

评价内容	非常满意	比较满意	一般	不满意	非常不满意
1.1　我对患儿的疾病知识更加了解					
1.2　我掌握了更多的康复知识与技巧					
1.3　我认识到家庭康复对孩子是有帮助的					
1.4　我获得了更多康复政策的资讯					
1.5　我能更好地接受患儿的病情					

2. 社工部提供资源链接，能减轻经济与照顾压力，提升患儿社交能力

评价内容	非常满意	比较满意	一般	不满意	非常不满意
2.1　辅具的租借服务让我减少了经济支出					
2.2　家长单独参与瑜伽、芳香疗法、颂钵减压活动，让我得到放松					
2.3　志愿者陪同患儿的方式可以让我更轻松地参与其他活动					
2.4　患儿在与志愿者接触后，更加愿意与别人交流互动，对陌生人和集体环境没那么害怕					
2.5　节日活动及志愿者服务让我感受到社会对特殊儿童的关爱					

3. 通过社工部的服务,家长能在互助团体活动中得到经验交流与情感支持

评价内容	非常满意	比较满意	一般	不满意	非常不满意
3.1　通过家长聚会等活动,我认识到更多其他的患儿家长					
3.2　通过家长聚会等活动,我觉得有适合的人可以分享自己的想法					
3.3　通过家长聚会等活动,家长之间相互学习,让我获得其他家长有用的康复经验或建议					
3.4　通过家长聚会等活动,我更愿意与其他患儿家庭一起外出					
3.5　通过家长聚会等活动,我了解到什么是互助团体与互助精神					

六、总的来说,您认为社工服务对您的帮助情况是? (单选)

A. 非常有帮助　　　　B. 比较有帮助　　　　C. 一般　　　D. 没有帮助

七、满分是 10 分,总体而言您对社工部过去一年服务的评分是＿＿＿分?

八、如有,请您写下对社工部服务的其他意见或建议。(非必选)

_____

_____

问卷结束,谢谢您的配合!

问卷二：　　××医院医务社工部服务评价问卷

(面向志愿者／志愿者导师)

志愿者／志愿者导师:

您好! 我院医务社工已开展多年,为了进一步了解社工服务的开展情况,更好地完善新一年社工部服务内容,我们正在进行年度服务评价反馈的调查工作,现邀请您填写问卷,问卷采取不记名方式进行,填写内容将会被保

密,请根据实际情况填写问卷,谢谢您的配合!

×× 医院医务社工部

××××年××月

·· 问　　卷 ··

请将您的真实情况填写在横线上,或在相应选项前打"√"。

一、您参与志愿服务的身份是:

A. 志愿者导师(跳第 2 题)　B. 企业 / 学生 / 个人志愿者(跳第 3 题)

二、作为志愿者导师,请您根据实际情况进行满意度评价

评价内容	非常满意	比较满意	一般	不满意	非常不满意
1. 社工的服务推进及时					
2. 与社工的合作过程流畅且愉快					
3. 社工能及时反馈相关活动信息					
4. 参与活动的家长能得到有效放松					
5. 参与活动的家长能够明白关心自己的重要性					

三、作为企业 / 学生 / 个人志愿者,请您根据实际情况进行满意度评价

评价内容	非常满意	比较满意	一般	不满意	非常不满意
1. 社工在志愿服务开展前能给予详细的培训与分工					
2. 在服务过程中,我与社工的沟通协作畅顺					
3. 我觉得志愿者在陪伴患儿过程中,能促进患儿的社交发展					
4. 我了解了更多特殊儿童的情况,更愿意去接纳他们并继续为他们提供志愿服务					

四、满分是 10 分,总体而言您对社工部过去一年服务的评分是____分?

五、如有,请您写下对社工部服务的其他意见或建议。(非必选)

_____

_____

问卷结束,谢谢您的配合!

两份问卷均涉及调查对象的基本信息、接受服务期间的客观情况、主观感受或评价、量化感受评分、非框架性的意见或建议等部分。在开展时间方面,项目选择在服务周期最后的1~2个月进行,期望调查能够尽可能大范围地反映服务周期内行动干预的情况,同时平衡调查分析与总结所需的时间。

2. 第三方专业评估机构对服务效果的评估 第三方专业评估机构的评估能以较为中立的角色和更抽离的视角参与评估,听取各方的意见与建议,协助医务社工发现管理和服务上的漏洞,并在自评的基础上进一步挖掘服务效果,因此在实际操作中,这种评估方式较为普遍。评估机构除了查阅医务社工自评材料和服务的原始档案资料外,还可以通过访谈医务社工主管部门代表、合作医护人员代表等听取其对医务社工的评价及建议,通过访谈部分病患或家属代表、志愿者代表,以确认医务社工自评总结中服务效果与实际状况的一致程度。

【实例分享】

广东省S市自2011年启动首个医务社工项目,并于2014年开始在当地卫生健康部门的支持下持续不断扩大医务社工覆盖的范围,发展模式主要为卫生健康部门和当地公立医院共同出资购买专业社工机构服务。相关部门为规范、促进地区内医务社工的发展,每年均聘请第三方专业评估机构对辖区内的医务社工项目进行两次评估,分别是项目中期评估和末期评估。以下为该市第三方专业评估机构在评估医务社工效果时使用的评估指标体系。

广东省S市医务社工服务评估指标体系

一级指标	二级指标		三级指标	
1. 沟通协调	1.1	沟通协调	1.1.1	建立服务合作的沟通机制
	1.2	工作汇报	1.2.1	定期提交工作简报
2. 项目团队建设	2.1	人员配置	2.1.1	执行机构人员数量配置
			2.1.2	执行机构人员资质配置
			2.1.3	院方专人配置
	2.2	人员管理	2.2.1	专业督导支持
			2.2.2	培训支持
3. 项目管理	3.1	档案管理	3.1.1	服务计划及记录
	3.2	制度执行	3.2.1	制度执行记录

续表

一级指标	二级指标	三级指标
4. 项目实施	4.1　持续改善	4.1.1　对中期评估所提出的意见,有改善措施,并落实执行,项目改善情况明显
	4.2　服务成效	4.2.1　服务指标完成度
		4.2.2　服务对象改善情况
		4.2.3　服务对象评价
		4.2.4　院方评价
		4.2.5　服务覆盖面延伸(如服务科室、病种、社区网络搭建等)
		4.2.6　建立品牌服务
	4.3　项目影响力	4.3.1　服务推广
		4.3.2　媒体报道
		4.3.3　社会资源运用
5. 财务状况	5.1　财务管理	5.1.1　财务管理合法性
		5.1.2　财务管理规范性
		5.1.3　财务管理合理性

　　需要特别说明两点:第一,以上评估指标体系主要面向购买医务社工服务项目模式,所以会关注医务社工(项目人员)与医院(购买方及管理方)的协作沟通情况,以及医务社工的人员配置(人员数量与资质)情况。第二,考虑到不同发展模式、不同服务背景下,对医务社工服务期待关注有所差异,笔者未同时附上该评估指标体系各指标的加权分值。但一般情况下,服务/项目实施模块的内容都是评估中权重较大的部分。

　　在收集服务对象评价和院方评价时,第三方评估机构会使用以下《医务社工主管部门评价与反馈访谈提纲》和《服务对象(病患及其家属)评价与反馈访谈提纲》,使收集的材料和数据更加标准化。

提纲一:　　　　医务社工主管部门评价与反馈访谈提纲

(面向医务社工管理部门代表)

1. 您对该项目有哪些期望?在您心目中该项目应该是怎么开展的?能

够达到怎样的效果?

2. 在过去一个服务周期中,项目开展的哪些服务让您印象深刻? 请列举1~2 个印象深刻的例子或场景。

3. 经过一年的服务,您认为您上述提到的期望或效果达到了吗? 如果达到了,请您分享一下具体表现。

4. 您觉得该项目在以下方面的效果如何,请给每一部分内容打分(满分10 分),对相应部分内容是否有改善建议:①服务管理;②服务质量与成效;③对外宣传;④社会影响;⑤沟通合作;⑥资源链接。

5. 您对该项目接下来的发展还有哪些建议?

6. 如果对项目执行效果进行总体评价,您打多少分(满分 10 分)?

提纲二:　　　　　　　　**服务对象评价与反馈访谈提纲**

(面向病患或其家属)

1. 您认为医务社工的服务对您有帮助吗? 如果有,请列举一些例子。

2 您认为医务社工的服务态度如何? 如果 100 分满分,您会给他们的服务态度打多少分?

3. 过去一年参加医务社工的活动中,有哪一个 / 哪些活动让您印象深刻?

4. 对于医务社工服务的以下内容是否感到满意? ①开展服务的时间;②开展活动的场地;③接受服务信息的途径。您是否认为有哪些地方需要改善?

5. 在接下来的服务中,您希望医务社工能够多开展或增加哪方面的服务?

6. 如果让您对医务社工服务进行评价打一个分数,您会打多少分(100分满分)?

7. 您对医务社工服务是否还有其他建议?

在以上案例中,有两个评估环节需要特别提醒:一是评估合议。考虑到第三方评估往往有不同的专家共同参与,不同专家在评估中观察到的情况或

发现的问题可能有所不同。为了评估意见信息的一致性,在大量查阅资料和不同群体访谈工作结束后,应安排时间让评估专家就自己所观察的情况进行反馈,专家组进行必要的讨论,并安排主持人协调不同的意见或建议;二是,听取医务社工团队或服务执行机构对评估结果和意见,并及时回应。前文提及第三方评估机构评估存在的缺陷是在短时间内就有限的资料或所观察到的情况给予评价意见,评价结果可能与执行情况存在差异,评估专家评估共识的主要意见应尽量在评估现场听取执行团队的反馈,给予机会其澄清说明,以提升评估结果的客观性。

本章小结

　　社会工作的实务活动是为了满足需要和解决问题而进行的,医务社会工作者在与服务对象的服务互动中需要注意遵循同理心、接纳、无条件积极关怀、真诚等原则去建立及保持良好的专业合作关系,提升相关持份者的配合程度,更好维持服务效果。在专业关系建立的基础上进行预估,收集服务对象相关资料和进行问题认定分析,以便能更科学、有针对性地进行介入。服务计划的制订是一个科学的实践活动,是介入行动的蓝图,制定介入目标及选择为了达到目标而开展的行动,因而在服务计划中要注重服务对象的参与、尊重服务对象的意愿、计划要详细和具体、以及注意与工作的总目的、宗旨相符合,以更好达致服务目标。在科学制订计划的基础后便是行动介入环节,此阶段是医务社会工作者为恢复和加强服务对象整体社会功能而进行的有计划、有目的的行动,社会工作实务介入阶段的工作需要医务社会工作者、服务对象及他们的社会支持系统一起合作采取直接介入或间接介入或是综合介入的手法来开展行动来满足需要和解决问题。介入行动很多时候要根据变化了的情况随时调整,因而需注意遵循以人为本、服务对象自决、个别化、与服务对象相互配合、围绕服务目标、考虑效益产出等原则进行。目标的实现与否是医务社会工作介入行动后的结果,是需要通过系统地收集介入工作、程序和介入效果等资料来对医务社会工作的介入及其介入成果进行分析,以发现问题,改进工作,从而更好地满足服务对象需要。本章节是理论知识与实践案例相结合进行介绍,期望深入浅出的介绍能为读者带来更全面的理解和丰富的收获。

（吴淑婷　崔艺萍　郭泳仪　黄海欣　刘倩婷　渠晨乐　司徒慧宜

王　静　张燕玉　郑玉棠）

参考文献

［1］孙文尧, 王兰, 赵钢, 等 . 健康社区规划理念与实践初探——以成都市中和旧城更新规划为例 [J]. 上海城市规划 , 2017 (3): 44-49.

［2］刘视湘 . 社区心理学 [M]. 北京 : 开明出版社 , 2013.

［3］李立明 . 关于开展健康城市建设的一点思考和认识 [J]. 中国科学 , 2018, 63 (11): 988.

［4］胡静, 安伟洁 . 浅论社区教育 [J]. 成人教育 , 2014, 327 (4): 19-20.

［5］刘继同 . 医务社会工作导论 [M]. 北京 : 高等教育出版社 , 2008.

［6］张晓丽 . 当代中国重大公共卫生事件研究 [M]. 南京 : 东南大学出版社 , 2019.

附录一　医务社会工作常用量表工具

例 1：DT 量表

姓名：＿＿＿＿＿＿＿＿＿科室：＿＿＿＿＿＿＿＿＿填表日期：＿＿＿＿＿＿

亲爱的病友：您好！

首先感谢您对我院的信任，选择到我院进行治疗。我们全体医护人员忠心希望与您携手共抗病魔，并祝您早日康复！

在疾病的治疗和康复中，您可能会因为一些身体或心理上的不适而产生痛苦的体验；比如睡眠障碍、疼痛、食欲缺乏、心烦心慌等。作为医务社工，我们非常希望能够了解您的痛苦并提供专业的服务。

请认真填答这份短小的问卷，如实告诉我们是什么原因或哪儿使您感到痛苦，以及痛苦的程度。只要您告诉我们，我们会尽力减轻您的痛苦，给予您更多的人文关怀。

医务社工服务项目

首先，请在最符合您近一周所经历的平均痛苦水平的数字上画"〇"。

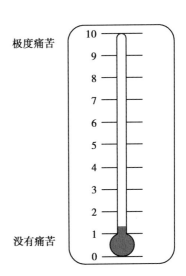

极度痛苦　10

没有痛苦

请指出下列哪些选项是引起您痛苦的原因,并在该项目前打"√"。

实际问题		身体问题	
☐	无时间精力照顾孩子/老人	☐	外表/形体
☐	无时间精力做家务	☐	洗澡/穿衣
☐	经济问题	☐	呼吸
☐	交通出行	☐	排尿改变
☐	工作/上学	☐	便秘
☐	周围环境	☐	腹泻
交往问题		☐	进食
☐	与孩子/老人相处	☐	疲乏
☐	与伴侣相处	☐	水肿
☐	与亲友相处	☐	发热
☐	与医护人员相处	☐	头晕
情绪问题		☐	消化不良
☐	抑郁	☐	口腔疼痛
☐	恐惧	☐	恶心
☐	孤独	☐	鼻子干燥/充血
☐	紧张	☐	疼痛
☐	悲伤	☐	性
☐	担忧	☐	皮肤干燥
☐	对日常活动丧失兴趣	☐	手/脚麻木
☐	睡眠	☐	身体活动受限制
☐	记忆力下降/注意力不集中	☐其他问题:	
信仰/宗教问题			
☐	信仰/宗教问题		

以下由医务社工填写:

1. 本问卷的 DT 分数:_____

2. 结合本问卷情况,被调查对象需医务社工、医护人员等关注的主要问题是:_____

医务社工签名:_____ 　　　　日期:　 年　 月　 日

【量表说明】

1. DT 分数 <4,患者存在轻度心理痛苦,以预防为主。

需要在治疗中继续观察,发掘患者身边可利用的支持性资源,帮助其缓解痛苦。当患者在治疗过程中,心理痛苦持续增加时,需要进入评估 - 转介的流程,以便得到及时的帮助。根据患者的需求,提供病房探访活动、住院适应支持、宣教会等资源。

2. DT 分数≥ 4,患者存在显著的中到重度心理痛苦,需要进行干预。

医务社工对患者进行进一步评估,同患者一起分析面临的挑战,共同制订干预方案并转介给各专业团队(如医护、心理科、营养科、社区等)。

例 2:世界卫生组织生存质量测定量表简表(WHOQOL-BREF)

填表说明:下列问题是要了解您对自己的生存质量,健康状况以及日常活动的感觉如何,请您一定回答所有问题。如果某个问题您不能肯定如何回答,就选择最接近您自己真实感觉的答案。在对应的数字处打"√"。本调查仅供服务与研究统计的参考。谢谢您的合作!

【1】您怎样评价您的生存质量?

1. 很差　2. 差　3. 不好也不差　4. 好　5. 很好

【2】您对自己的健康状况满意吗?

1. 很不满意　2. 不满意　3. 不好也不差　4. 既非满意也非不满意　5. 很满意

下面的问题是关于最近两星期您经历某些事情的感觉。请阅读每一个问题,根据您的感觉,选择最适合您情况的答案。

【3】您觉得疼痛妨碍您去做自己需要做的事情吗?

1. 根本不妨碍　2. 有点妨碍　3. 有妨碍(一般)　4. 比较妨碍　5. 极妨碍

【4】您需要依靠医疗的帮助进行日常生活吗?

1. 根本不需要　2. 很少需要　3. 需要(一般)　4. 比较需要　5. 极需要

【5】您觉得生活有乐趣吗?

1. 根本没乐趣　2. 很少有乐趣　3. 有乐趣(一般)　4. 比较有乐趣　5. 极有乐趣

【6】您觉得自己的生活有意义吗?

1. 根本没意义　2. 很少有意义　3. 有意义(一般)　4. 比较有意义　5. 极有意义

【7】您能集中注意力吗?

1. 根本不能　2. 很少能　3. 能(一般)　4. 比较能　5. 极能

【8】日常生活中您感觉安全吗?

1. 根本不安全　2. 很少安全　3. 安全(一般)　4. 比较安全　5. 极安全

【9】您的生活环境对健康好吗？

　1. 根本不好　　2. 很少好　　3. 好（一般）　4. 比较好　5. 极好

　下面的问题是关于最近两个星期您做某些事情的能力。请阅读每一个问题，根据您的感觉，选择最适合您情况的答案。

【10】您有充沛的精力去应付日常生活吗？

　1. 根本没精力　2. 很少有精力　3. 有精力（一般）　4. 多数有精力　5. 完全有精力

【11】您认为自己的外形过得去吗？

　1. 根本过不去　2. 很少过得去　3. 过得去（一般）　4. 多数过得去　5. 完全过得去

【12】您的钱够用吗？

　1. 根本不够用　2. 很少够用　3. 够用（一般）　4. 多数够用　5. 完全够用

【13】在日常生活中您需要的信息齐备吗？

　1. 根本不齐备　2. 很少齐备　3. 齐备（一般）　4. 多数齐备　5. 完全齐备

【14】您有机会进行休闲活动吗？

　1. 根本没机会　2. 很少有机会　3. 有机会（一般）　4. 多数有机会　5. 完全有机会

【15】您行动的能力如何？

　1. 很差　2. 差　3. 不好也不差　4. 好　5. 很好

　下面的问题是关于最近两个星期您对自己日常生活各个方面的满意程度。请阅读每一个问题，根据您的感觉，选择最适合您情况的答案。

【16】您对自己的睡眠情况满意吗？

　1. 很不满意　2. 不满意　3. 既非满意也非不满意　4. 满意　5. 很满意

【17】您对自己做日常生活事情的能力满意吗？

　1. 很不满意　2. 不满意　3. 既非满意也非不满意　4. 满意　5. 很满意

【18】您对自己的工作能力满意吗？

　1. 很不满意　2. 不满意　3. 既非满意也非不满意　4. 满意　5. 很满意

【19】您对自己满意吗？

　1. 很不满意　2. 不满意　3. 既非满意也非不满意　4. 满意　5. 很满意

【20】您对自己的人际关系满意吗？

　1. 很不满意　2. 不满意　3. 既非满意也非不满意　4. 满意　5. 很满意

【21】您对自己的性生活满意吗？

　1. 很不满意　2. 不满意　3. 既非满意也非不满意　4. 满意　5. 很满意

【22】您对自己从朋友那里得到的支持满意吗？

1. 很不满意　2. 不满意　3. 既非满意也非不满意　4. 满意　5. 很满意

【23】您对自己居住地的条件满意吗？

1. 很不满意　2. 不满意　3. 既非满意也非不满意　4. 满意　5. 很满意

【24】您对得到卫生保健服务的方便程度满意吗？

1. 很不满意　2. 不满意　3. 既非满意也非不满意　4. 满意　5. 很满意

【25】您对自己的交通情况满意吗？

1. 很不满意　2. 不满意　3. 既非满意也非不满意　4. 满意　5. 很满意

下面的问题是关于最近两个星期来您经历某些事情的频繁程度。

【26】您有消极感受吗？（如情绪低落、绝望、焦虑、抑郁）

1. 总是有消极感受　2. 经常有消极感受　3. 时有时无　4. 偶尔有消极感受　5. 没有消极感受

【27】您的姓名：_____性别：□男　□女　所属科室：_____

填表日期：　　年　　月　　日

【28】以下由医务社工填写得分：

躯体功能：____心理功能：____社会关系功能：____环境领域：____

结合问卷情况,被调查对象需医务社工、医护人员等关注的领域是：____

医务社工签名：_____　　　　　　日期：　　年　　月　　日

【量表说明】

躯体功能领域得分 =（第 3 题 + 第 4 题 + 第 10 题 + 第 15 题 + 第 16 题 + 第 17 题 + 第 18 题）×4/7

心理功能领域得分 =（第 5 题 + 第 6 题 + 第 7 题 + 第 11 题 + 第 19 题 + 第 26 题）×4/6

社会关系功能领域得分 =（第 20 题 + 第 21 题 + 第 22 题）×4/3

环境领域得分 =（第 8 题 + 第 9 题 + 第 12 题 + 第 13 题 + 第 14 题 + 第 23 题 + 第 24 题 + 第 25 题）×4/8

以上的分数为原始分。

某领域得分标准分（100 分制）=（某领域原始分 –4）× 100/16

例 3：焦虑自评量表（SAS）

指导语

该问卷包括二十条文字,请仔细阅读每一条,明白意思,然后根据您近一星期的实际情况在恰当的方格里打"√",每一条文字后有四个格,表示："1"

表示没有或很少时间;"2"是小部分时间有;"3"是相当多的时间有;"4"是绝大部分或全部时间都有。

个人信息

姓名		性别		出生年月日	
民族		教育程度		填写日期	

问卷填写

	题目	回答画圈			
		没有或很少	有时	大部分时间	多
1	我觉得比平常容易紧张和着急。	1	2	3	4
2	我无缘无故地感到害怕。	1	2	3	4
3	我容易心里烦乱或觉得惊恐。	1	2	3	4
4	我觉得我可能将要发疯。	1	2	3	4
5	我觉得一切都很好,也不会发生什么不幸。	1	2	3	4
6	我手脚发抖、打颤。	1	2	3	4
7	我因为头痛,颈痛和背痛而苦恼。	1	2	3	4
8	我感觉容易衰弱和疲乏。	1	2	3	4
9	我觉得心平气和,并且容易安静坐着。	1	2	3	4
10	我觉得心跳很快。	1	2	3	4
11	我因为一阵阵头晕而苦恼。	1	2	3	4
12	我有晕倒发作或觉得要晕倒似的。	1	2	3	4
13	我呼气吸气都感到很容易。	1	2	3	4
14	我手脚麻木和刺痛。	1	2	3	4
15	我因为胃痛和消化不良而苦恼。	1	2	3	4
16	我常常要小便。	1	2	3	4
17	我的手常常是干燥温暖的。	1	2	3	4
18	我脸红发热。	1	2	3	4
19	我容易入睡并且一夜睡得很好。	1	2	3	4
20	我做噩梦。	1	2	3	4

例4:抑郁自评量表(SDS)

指导语

本评定量表共有20个题目,分别列出了有些人可能会有的问题。请仔细阅读每一条目,然后根据最近一星期以内你的实际感受,选择一个与你的情况最相符合的答案。"1"表示偶尔没有该症状;"2"表示有时有该症状;"3"表示经常有该症状;"4"表示持续有该症状。

请你不要有所顾忌,应该根据自己的真实体验和实际情况来回答,不要花费太多的时间去思考,应顺其自然,根据第一印象作出判断。

注意:测验中的每一个问题都要回答,不要遗漏,以避免影响测验结果的准确性。

个人信息

姓名		性别		出生年月日	
民族		教育程度		填写日期	

问卷填写

	题目	回答画圈			
		很少有	有时有	大部分时间有	绝大部分时间有
1	我觉得闷闷不乐,情绪低沉。	1	2	3	4
2	我觉得一天之中早晨心情最好。	1	2	3	4
3	我晚上一阵阵哭出来或觉得想哭。	1	2	3	4
4	我晚上睡眠不好。	1	2	3	4
5	我吃饭跟平常一样多。	1	2	3	4
6	我与异性亲密接触时和以往一样感到愉快。	1	2	3	4
7	我觉得我的体重在下降。	1	2	3	4
8	我有便秘的苦恼。	1	2	3	4
9	我的心跳比平时快。	1	2	3	4
10	我无故感到疲乏。	1	2	3	4
11	我的头脑跟平常一样清楚。	1	2	3	4
12	我觉得做从前经常做的事并没有困难。	1	2	3	4
13	我坐立不安,难以保持平静。	1	2	3	4
14	我对将来抱有希望。	1	2	3	4

续表

题目	回答画圈			
	很少有	有时有	大部分时间有	绝大部分时间有
15 我比平常更容易激动。	1	2	3	4
16 我觉得做出决定是很容易的。	1	2	3	4
17 我觉得自己是个有用的人,有人需要我。	1	2	3	4
18 我的生活过得很有意思。	1	2	3	4
19 我认为如果我死了别人会生活得好些。	1	2	3	4
20 平常感兴趣的事我仍然感兴趣。	1	2	3	4

附录二　学习推荐清单

学习推荐清单一：医学基础类

1.《医学的温度》，作者：韩启德，出版社：商务印书馆

2.《一分钟看懂化验单》，作者：叶芳，出版社：山西科学技术出版社

3.《思考中医：对自然与生命的时间解读》，作者：刘力红，出版社：广西师范大学出版社

4.《癌细胞害怕我们这样吃》，作者：济阳高穗，出版社：江西科学技术出版社

5.《秒懂心电图第 1 辑：基础图形》，作者：耿旭红、杨峰、魏希进，出版社：河南科学技术出版社

6.《清血管降三高》，作者：李宁、谢洪智，出版社：江苏凤凰科学技术出版社

7.《医学就会》，作者：懒兔子，出版社：科学技术文献出版社

8.《中国食物成分表标准版(第 6 版　第二册)》，编者：杨月欣，出版社：北京大学医学出版社有限公司

9.《奈特人体解剖学彩色图谱(第 7 版)》，译者：张卫光，出版社：人民卫生出版社

10.《重症监护室的故事》，作者：马特·摩根，出版社：译林出版社

11.《中医入门七讲(图解版)》，作者：曲淼、郑琴，出版社：化学工业出版社

12.《运动训练基础理论(全彩图解版)》，作者：横滨市运动医学中心，出版社：人民邮电出版社

13.《脑锁：如何摆脱强迫症(修订版)》，作者：Jeffrey M.Schwartz、Beverly Beyette，出版社：中国轻工业出版社

14.《肠道断糖：告别肠易激》，作者：江田证，出版社：北京科学技术出版社

15.《疼痛管理与合理用药》，作者：曹烨君，出版社：化学工业出版社

16.《医学通识讲义》，作者：薄世宁，出版社：中信出版社

17.《酵素水平决定健康》,作者:阎世英,出版社:中国医药科技出版社

18.《实用内科学(第15版)》,作者:林果为、王吉耀、葛均波,出版社:人民卫生出版社

19.《实用激光针灸手册》,作者:朱平、马宁,出版社:中国科学技术出版社

20.《见证生命,见证爱》,作者:路桂军,出版社:广西师范大学出版社

21.《森田疗法指导——神经症克服法》,作者:高良武久,出版社:上海交通大学出版社

22.《沈渔邨精神病学(第6版)》,作者:陆林,出版社:人民卫生出版社

23.《营养学——概念与争论(第13版)》,作者:弗朗西斯·显凯维奇·赛泽,出版社:清华大学出版社

24.《哈里森感染病学》,作者:丹尼斯·L.卡斯珀、安东尼·S.福西,出版社:上海科学技术出版社

25.《大脑健身房》,作者:Anders Hansen,出版社:中国友谊出版公司

26.《双相情感障碍:你和你家人需要知道的》,作者:米克罗维兹,出版社:重庆大学出版社

27.《以毒攻毒——名老中医剧毒中药运用经验集萃》,作者:孙守华,出版社:中国中医药出版社

28.《救命饮食3》,作者:托马斯·M.坎贝尔,出版社:江苏科学技术出版社

29.《800种中药速查》,作者:谢宇,出版社:中国科学技术出版社

30.《色觉检查图(第2版)》,作者:吴乐正、黄时洲,出版社:北京科学技术出版社

31.《AAOS骨科术后康复》,作者:安德鲁·格林、罗曼·海达、安德鲁·C.赫特,出版社:北京科学技术出版社

32.《筋膜手法实用指南》,作者:Tuulia Luomala、Mika Pihlman,出版社:北京科学技术出版社

33.《镇痛注射技术图解(第5版)》,作者:Stephanie Saunders,出版社:山东科学技术出版社

34.《疾病图文史:影响世界历史的7000年》,作者:Mary Dobson,出版社:金城出版社

35.《颞下颌关节紊乱病:手法、运动与针刺治疗》,作者:塞萨尔·费尔南德斯·德拉斯佩纳斯,出版社:北京科学技术出版社

36.《重症血液净化》,作者:刘大为、杨荣利、陈秀凯,出版社:人民卫生出版社

37.《遗传学:基因和基因组分析(第八版)》,作者:D.L.哈特尔等,出版社:科学出版社

38.《边缘性人格障碍的移情焦点治疗》,作者:克拉金,出版社:中国轻工业出版社

39.《超生解剖及扫查技巧图解》,作者:种村正,出版社:北京科学技术出版社

40.《肌肉测试与功能:姿势与疼痛》,作者:弗洛伦斯·彼得森·肯德尔等,出版社:北京科学技术出版社

41.《全身关节松动术》,作者:Giles Gyer、Jimmy Michael、Ben Calvert Painter,出版社:北京科学技术出版社

42.《每个人的战争 抵御癌症的有效生活方式》,作者:大卫·赛尔旺·施莱伯,出版社:广西师范大学出版社

43.《细胞培养(第3版)》,作者:刘斌,出版社:世界图书出版公司

44.《从零开始:脑外伤及其他严重脑损伤后的早期康复治疗》,作者:Patricia M.Davies,出版社:华夏出版社

45.《步态分析:正常和病理功能》,作者:Jacquelin Perry、Judith M.Burnfield,出版社:上海科学技术出版社

46.《肿瘤免疫治疗概要》,作者:Haidong Dong、Svetomir N.Markovic,出版社:北京科学技术出版社

47.《实用重症医学(第2版)》,作者:刘大为,出版社:人民卫生出版社

48.《神经重症:监测、病理与临床》,作者:Chad M.Miller,出版社:天津科技翻译出版公司

49.《常见疼痛综合征》,作者:史蒂文·沃尔德曼,出版社:清华大学出版社

50.《MRI原理与技术》,作者:陈武凡、康立丽,出版社:科学出版社

51.《传染病防治指南》,作者:张文宏等,出版社:中信出版基团股份有限公司

52.《基础护理学(第6版)》,作者:李小寒,出版社:人民卫生出版社

53.《马氏温灸法》,作者:马少群、黄晓春、孙迎红,出版社:北京科学技术出版社

54.《生命之书》,作者:舍温·B.努兰,出版社:中信出版社

55.《触发点疗法：精准解决身体疼痛的肌筋膜按压疗法》,作者：克莱尔·戴维斯、安伯·戴维斯,出版社：北京科学技术出版社

56.《用药传奇——中医不传之秘在于量》,作者：王幸福,出版社：中国科学技术出版社

57.《医学衷中参西录》,作者：张锡纯,出版社：山西科学技术出版社

58.《乳腺癌全方位全周期健康管理》,作者：马飞、卢雯平、徐兵河,出版社：上海科学技术出版社

59.《睡眠医学》,作者：赵忠新,出版社：人民卫生出版社

60.《伤寒知要》,作者：万友生,出版社：中国中医药出版社

61.《仲景阴阳脉法》,作者：陈建国,出版社：中国中医药出版社

62.《常见皮肤病图谱与中医效验方》,作者：施慧,出版社：中国医药科技出版社

63.《脑卒中诊疗与康复问答》,作者：薛茜,出版社：化学工业出版社

64.《经方抗癌》,作者：王三虎,出版社：中国中医药出版社

65.《心脏超声入门》,作者：赵维鹏、潘翠珍、舒先红,出版社：上海科学技术出版社

66.《热病：桑福德抗微生物治疗指南(第48版)》,作者：David N、M.D.Gilbert,出版社：中国协和医科大学出版社

67.《骨科术后康复指南》,作者：赛奥帕莫斯卡等,出版社：天津科技翻译出版公司

68.《中国抑郁障碍防治指南(第二版)》,作者：李凌江、马辛,出版社：中华医学电子音像出版社

69.《实用抗感染治疗学(第3版)》,作者：汪复、张婴元,出版社：人民卫生出版社

70.《ICU临床思维与病例演练》,作者：管向东、杨毅,出版社：上海科学技术出版社

71.《骨科神经病学——神经定位诊断指南(第2版)》,作者：J.D.Hoppenfeld,出版社：北京科学技术出版社

72.《皮肤美容学基础与应用》,作者：雷万军、崔磊,出版社：中国中医药出版社

73.《透析饮食宝典》,作者：张凌,出版社：科学出版社

74.《螺旋肌肉链训练：治疗椎间盘突出和脊柱侧弯》,作者：理查德·施米西科、凯瑟琳·施米西科娃、苏珊·施米西科娃,出版社：电子工业出版社

75.《临床急救医学》,作者:斯科特·谢尔曼等,出版社:上海科学技术出版社

76.《特种刮痧传心录——百效穴运板举隅》,作者:李湘授,出版社:上海科技教育出版社

77.《箱庭疗法的心理临床》,作者:张日昇,出版社:北京师范大学出版社

78.《胃癌病理》,作者:塚本彻哉,出版社:辽宁科学技术出版社

79.《内科学(第9版)》,作者:葛均波、徐永健、王辰,出版社:人民卫生出版社

80.《妇产科学(第9版)》,作者:谢幸、孔北华、段涛,出版社:人民卫生出版社

81.《生理学(第9版)》,作者:王庭槐,出版社:人民卫生出版社

82.《诊断学(第9版)》,作者:万学红、卢雪峰,出版社:人民卫生出版社

83.《儿科学(第9版)》,作者:王卫平、孙锟、常立文,出版社:人民卫生出版社

84.《医学心理学(第7版)》,作者:姚树桥、杨艳杰,出版社:人民卫生出版社

85.《精神障碍诊断与统计手册(第五版)》,作者:美国精神医学学会,出版社:北京大学出版社

86.《急诊与灾难医学(第3版)》,作者:沈洪、刘中民,出版社:人民卫生出版社

87.《医学统计学与SPSS软件实现方法(第二版)》,作者:郭秀花,出版社:科学出版社

88.《消化内镜入门及规范操作　消化内镜初学者的入门书籍》,作者:王雯、李达周、郑林福,出版社:化学工业出版社

89.《危急重症心电图学》,作者:何方田,出版社:浙江大学出版社

90.《动物解剖学》,作者:雷治海,出版社:科学出版社

91.《诊断听力学》,作者:徐飞,出版社:浙江大学出版社

92.《药事管理学(第6版)》,作者:杨世民,出版社:人民卫生出版社

93.《毒理学基础(第7版)》,作者:孙志伟、陈雯、周建伟、张文昌,出版社:人民卫生出版社

94.《现场急救知识与技术》,作者:窦英茹、张菁,出版社:科学出版社

95.《溃疡性结肠炎和克罗恩病饮食管理》,作者:周云仙,出版社:浙江

大学出版社

96.《疼痛诊疗学(第4版)》,作者:郭政、王国年,出版社:人民卫生出版社

97.《医学不能承受之重》,作者:苏佳灿、王彤,出版社:上海科学技术出版社

98.《中医正骨学》,作者:张俐,出版社:中国中医药出版社

99.《生命医学伦理原则(第5版)》,作者:Tom L.Beauchamp、James F.Childress,出版社:人民卫生出版社

100.《临床营养学(第4版)》,作者:周芸,出版社:人民卫生出版社

学习推荐清单二:社会工作类

1.《人类行为与社会环境》,作者:王瑞鸿,出版社:华东理工大学出版社

2.《回归信念——社工信念的实践》,作者:甘炳光,出版社:香港城市大学出版社

3.《一次读懂社会工作》,作者:彭秀良,出版社:北京大学出版社

4.《社会工作评估:原理与方法》,作者:Leon H.Ginsberg,出版社:华东理工大学出版社

5.《社会工作倡导:一个新的行动框架》,作者:施奈德、莱斯特,出版社:格致出版社

6.《建构性社会工作:迈向一个新的实践》,作者:Nigel Parton,出版社:华东理工大学出版社

7.《社会工作实习教育与指导手册》,作者:罗观翠,出版社:社会科学文献出版社

8.《广东省社会工作案例精选》,作者:广东省社会工作师联合会,出版社:中国社会出版社

9.《社会工作伦理实务工作指南(第7版)》,作者:拉尔夫·多戈夫等,出版社:中国人民大学出版社

10.《临床社会工作游戏治疗》,作者:Elizabeth M.Timberlake,出版社:华东理工大学出版社

11.《小组游戏带领技巧》,作者:甘炳光,出版社:香港城市大学出版社

12.《问卷设计手册》,作者:诺曼·拉布德伯恩,出版社:重庆大学出版社

13.《常用心理评估估量表》,作者:戴晓阳,出版社:人民军医出版社

14.《社会工作政策法规》,作者:关信平,出版社:中国社会出版社

15.《儿童社会工作实务》,作者:黄晓燕,出版社:中国社会出版社

16.《老年社会工作实务》,作者:徐月宾、郭名倞,出版社:中国社会出版社

17.《社会工作基础知识》,作者:童敏、张剑,出版社:中国社会出版社

18.《社会工作政策汇编》,作者:民政局社会工作司,出版社:中国社会出版社

19.《个案管理》,作者:Julius R.Ballew、George Mink,出版社:心理出版社股份有限公司

20.《焦点解决短期咨询应用手册》,作者:钟思嘉、黄蕊,出版社:心理出版社股份有限公司

21.《创意式游戏治疗》,作者:Liana Lowenstein,出版社:心理出版社股份有限公司

22.《小组工作案例教程》,作者:刘梦,出版社:中国人民大学出版社

23.《聆听及面谈——技巧训练课程(导师手册)》,作者:游达裕,出版社:中国社会出版社

24.《医务工作者动机访谈》,作者:洪霞、魏镜,出版社:中国轻工业出版社

25.《认知疗法基础与应用》,作者:Judith S.beck,出版社:中国轻工业出版社

26.《心理创伤与复原》,作者:Judith A.Cohen,出版社:华东师范大学出版社

27.《微光处处——28位社会工作者的心路历程》,作者:曾家达、高鉴国、游达裕,出版社:中国社会出版社

28.《赋权、参与和社会工作》,作者:Robert Adams,出版社:华东理工大学出版社

29.《中国社会工作实务纵深》,作者:朱静君,出版社:中山大学出版社

30.《社会工作技巧实践手册》,作者:特里维西克,出版社:格致出版社

31.《社会工作实务中的咨询技巧》,作者:珍妮特·塞登,出版社:格致出版社

32.《优势观点——社会工作理论与实务》,作者:宋丽玉、施教裕,出版社:社会科学文献出版社

33.《社会工作实务基础:专业服务技巧的综合与应用》,作者:童敏,出版社:社会科学文献出版社

34.《社会工作理论》,作者:童敏,出版社:社会科学文献出版社

35.《社会工作专业服务项目的设计:实践逻辑与理论依据》,作者:童敏,出版社:社会科学文献出版社

36.《现代应用文写作:社工类》,作者:朱春晖、陈广根,出版社:重庆大学出版社

37.《志愿者管理手册》,作者:民政部社工司,出版社:中国社会出版社

38.《志愿服务组织建设与项目管理》,作者:王忠平、沈立伟,出版社:中国人民大学出版社

39.《动机式访谈法:帮助人们改变》,作者:William R.Miller、Stephen Rollnick,出版社:华东理工大学出版社

40.《危机干预策略(第七版)》,作者:Richard K.James、Burl E.Gilliland,出版社:中国轻工业出版社

41.《个案社会工作实验教程》,作者:刘华丽、赵鑫,出版社:华东理工大学出版社

42.《小组工作案例教程——21世纪社会工作案例教材》,作者:刘梦,出版社:中国人民大学出版社

43.《社区活动组织完全手册》,作者:赵帅通,出版社:广西人民出版社

44.《突发事件战略管理——风险管理与风险评估》,作者:保罗·布莱肯、艾安·布莱默、大卫·戈登,出版社:中央编译出版社

45.《社会调查研究方法》,作者:郝大海,出版社:中国人民大学出版社

46.《心身医学》,作者:利文森,出版社:北京大学医学出版社

47.《医务社会工作实务手册》,作者:香港·社会服务发展研究中心,出版社:中山大学出版社

48.《临床社会工作实务:一种整合的方法》,作者:库珀、莱塞,出版社:华东理工大学出版社

49.《临床社会工作游戏治疗》,作者:Timberlake EM、Cutler MM,出版社:华东理工大学出版社

50.《医学社会学》,作者:威廉·考克汉姆,出版社:中国人民大学出版社

51.《医务社会工作导论》,作者:刘继同,出版社:高等教育出版社

52.《医务社会工作案例评析》,作者:曹晓鸥、古淑青,出版社:中国社会出版社

53.《医务社会工作实务手册》,作者:香港.社会服务发展研究中心,出版社:中山大学出版社

54.《医务社会工作与医院志愿者服务实用指南》,作者:孟馥,王彤,出版社:文汇出版社

55.《医务社会工作:理论与技术》,作者:王思斌、曾华源,出版社:华东理工大学出版社

56.《增能与重构:医务社会工作案例研究》,作者:范斌,出版社:华东理工大学出版社

57.《医务社会工作手册》,作者:季庆英,出版社:人民卫生出版社

58.《健康社会工作手册》,作者:萨拉·格勒,出版社:北京大学医学出版社

59.《医务社会工作》,作者:赵怀娟、宋宏宇、杨正霞,出版社:北京大学医学出版社

60.《北平协和医院社会工作档案选编》,作者:张岭泉,出版社:河北教育出版社

61.《医院志愿者服务实用指南》,作者:刘中民,出版社:文汇出版社

62.《北平协和医院社会工作档案选编(1921-1950)》,作者:张岭泉,出版社:河北教育出版社

63.《叙事医学:尊重疾病的故事》,作者:卡伦,出版社:北京大学医学出版社

64.《医事:关于医的隐情和智慧》,作者:讴歌,出版社:北京出版社

65.《Not just a patient》,作者:Ellen Fein,出版社:Trafford Publishing

66.《走出抑郁的深谷:认知治疗自学/辅助手册》,作者:黄富强,出版社:天健出版社

67.《驾驭焦虑-认知治疗自学/辅助手册》,作者:孙玉杰,出版社:教育科学出版社

68.《婚姻心理学》,作者:霍妮,出版社:中国华侨出版社

69.《积极情绪的力量》,作者:芭芭拉·弗雷德里克森,出版社:中国人民大学出版社

70.《积极心理治疗》,作者:诺斯拉特·佩塞施基安,出版社:社会科学文献出版社

71.《真实的幸福》,作者:马丁塞利格曼,出版社:北方联合出版传媒股份有限公司

72.《死在香港:见棺材》,作者:陈晓蕾、周榕榕,出版社:三联书店(香港)有限公司

73.《死在香港：流眼泪》，作者：陈晓蕾、苏美智，出版社：三联书店（香港）有限公司

74.《当伤痛来临——陪伴的修炼》，作者：苏绚慧，出版社：凤凰出版传媒集团

75.《下一站，天堂》，作者：伊丽莎白·库伯勒·罗斯，出版社：凤凰出版传媒集团

76.《生命之轮》，作者：伊丽莎白·库伯勒·罗斯，出版社：重庆出版集团

77.《直视骄阳——征服死亡恐惧》，作者：Irvin D.Yalom，出版社：中国轻工业出版社

78.《人生的功课》，作者：伊丽莎白·库伯勒·罗斯，出版社：中央编译出版社

79.《临终关怀指导手册》，作者：李惠玲，出版社：苏州大学出版社

80.《陪伴生命》，作者：凯瑟琳·辛格，出版社：中信出版社

81.《当绿叶缓缓落下》，作者：伊丽莎白·库伯勒·罗斯、大卫·凯思乐，出版社：四川大学出版社

82.《生命的故事》，作者：维吉尼亚·李·伯顿，出版社：二十一世纪出版社

83.《死亡如此多情》，作者：中国医学论坛报社，出版社：中信出版社

84.《爷爷变成了幽灵》，作者：金·佛波茨·艾克松，出版社：湖北长江出版社

85.《不知死，焉知生》，作者：上野正彦，出版社：北京大学出版社

86.《生命清单》，作者：萝莉·奈尔森·史皮曼，出版社：江苏文艺出版社

87.《走在失落的幽谷——悲伤因应指引手册》，作者：Robert A.Neimeyer，出版社：心理出版社股份有限公司

88.《医生的精进》，作者：阿图·葛文德，出版社：浙江人民出版社

89.《最好的告别》，作者：阿图·葛文德，出版社：浙江人民出版社

90.《医生的修炼》，作者：阿图·葛文德，出版社：浙江人民出版社

91.《优雅的离别——让和解与爱相伴最后的旅程》，作者：艾拉·毕奥格，出版社：机械工业出版社

92.《遗愿清单》，作者：纪慈恩，出版社：长江文艺出版社

93.《生死学十四讲》，作者：余德慧、石佳仪，出版社：中国长安出版社

94.《老年人的生死心理教育》，作者：陈露晓，出版社：中国社会出版社

95.《陪伴生命：我从临终病人眼中看到的幸福》，作者：凯瑟琳·辛格，出

版社:中信出版社

96.《见证幽谷之路——悲伤辅导助人者的心灵手册》,作者:Alan D.Wolfelt,出版社:心理出版社股份有限公司

97.《悲伤辅导与悲伤治疗——心理卫生实务工作者手册》,作者:J William Worden,出版社:心理出版社股份有限公司

98.《妈妈及生命的意义》,作者:欧文亚隆,出版社:机械工业出版社

99.《现代生死学导论》,作者:胡宜安,出版社:中国高等教育出版社

100.《敬畏生命:生命、医学与人文关怀的对话》,作者:王一方,出版社:江苏人民出版社

101.《让人文照亮医学》,作者:姚志彬,出版社:花城出版社

102.《生命的另一种可能——关于健康、疾病和衰老,你必须知道的真相》,作者:埃伦·兰格,出版社:人民邮电出版社

103.《永不言弃——中风患者康复手记》,作者:陈立典,出版社:人民卫生出版社

104.《空巢老人安全防范手册》,作者:王树明、彭双桥,出版社:群众出版社

105.《居家安全生活妙招》,作者:杨丽,出版社:中华工商联合出版社

106.《萨提亚治疗实录》,作者:萨提亚,出版社:世界图书出版有限公司北京分公司

107.《正念修炼·放宽心的8个内在修炼》,作者:蒂摩西·加尔韦,出版社:华夏出版社

108.《心境障碍》,作者:Robert P.Reiser、Larry W.Thompson,出版社:中国轻工业出版社

109.《新家庭如何塑造人》,作者:萨提亚,出版社:世界图书出版有限公司北京分公司

110.《萨提亚家庭治疗模式》,作者:萨提亚,出版社:世界图书出版有限公司北京分公司

111.《艺术心理疗法》,作者:黛安娜·沃勒、安德烈娅·吉尔罗伊,出版社:上海社会科学院出版社

112.《静观的艺术》,作者:孙志海,出版社:中央编译出版社

113.《儿童画画与心理治疗》,作者:Cathy A.Malchiodi,出版社:中国轻工业出版社

114.《游戏治疗》,作者:加利·兰德雷斯,出版社:重庆大学出版社

115.《人间游戏人际关系心理学》,作者:Eric Berne,出版社:中国轻工业出版社

116.《梦的解析》,作者:弗洛伊德,出版社:国际文化出版社

117.《生命与爱的秘诀》,作者:北泽杏子,出版社:测绘出版社

118.《人体地图》,作者:海堂尊,出版社:辽宁科学技术出版社

119.《肿瘤患者身心重塑与功能锻炼》,作者:唐丽丽,出版社:人民卫生出版社

120.《大便书》,作者:寄滕文平,出版社:北方文艺出版社

121.《妞妞找苏苏》,作者:塞巴斯蒂安·劳斯,出版社:未来出版社

122.《孩子,你慢慢来》,作者:龙应台,出版社:天地图书有限公司

123.《忧郁症,就是这样》,作者:李子玉,出版社:三联书店(香港)有限公司

124.《跟我一起变强!心灵重生之旅》,作者:王颖娴,出版社:天地图书有限公司

125.《谁在我家·海灵格家庭系统排列》,作者:伯特·海灵格,出版社:世界图书出版有限公司

126.《简快身心积极疗法》,作者:李中莹,出版社:世界图书出版社

127.《日益亲近——心理治疗师与来访者的心灵对话》,作者:欧文·亚隆,出版社:中国轻工业出版社

128.《亲子关系全面技巧》,作者:李中莹,出版社:中国华侨出版社

129.《爱的序位》,作者:伯特·海灵格,出版社:世界图书出版有限公司北京分公司

130.《非暴力沟通》,作者:马歇尔·卢森堡,出版社:华夏出版社

131.《精神病临床个案管理》,作者:黄富强,出版社:中文大学出版社

132.《健脑操 26 式》,作者:保罗·丹妮逊,出版社:江苏教育出版社

133.《聪明的照护者》,作者:洪立、王丽华,出版社:北京大学医学出版社

134.《相约星期二》,作者:米奇·阿尔博姆,出版社:上海译文出版社

135.《他们从未忘记你》,作者:乔琳·布瑞奇,出版社:华文出版社

136.《怎样与老年痴呆症患者沟通》,作者:Judith L.London,出版社:中国轻工业出版社

137.《一天 36 小时》,作者:南希·L.梅斯,出版社:华夏出版社

138.《老年期痴呆专业照护机构——管理者实务培训》,作者:冯晓丽,出

版社：中国社会出版社

139.《老年期痴呆专业照护机构——护理人员实务培训》，作者：冯晓丽，出版社：中国社会出版社

140.《问题儿童教育实录》，作者：桃莉·海顿，出版社：内蒙古人民出版社

141.《家有顽童》，作者：Andrew Fuller，出版社：南方出版社

142.《谁在我爱》，作者：伯特·海灵格等，出版社：世界图书出版有限公司

143.《重生手记：一个癌症患者的康复之路》，作者：凌志军，出版社：湖南人民出版社

144.《人的潜能和价值》，作者：马斯洛等，出版社：华夏出版社

145.《老年人抑郁干预与心理健康服务》，作者：陈传锋，出版社：中国社会科学出版社

146.《正念(此刻是一枝花)》，作者：乔·卡巴金，出版社：机械工业出版社

147.《身心灵全人健康模式——中国文化与团体心理辅导》，作者：陈丽云、樊富珉、梁佩如，出版社：中国轻工业出版社

148.《绘画心理治疗：对困难来访者的艺术治疗》，作者：莫斯里奇，出版社：中国轻工业出版社

149.《精神卫生社会福利机构社会工作实务》，作者：范乃康，出版社：中国社会出版社

150.《认知疗法基础与应用(第二版)》，作者：贝克，出版社：中国轻工业出版社

151.《自杀与凶杀的危险性评估及预防治疗指导计划》，作者：克劳特、琼斯玛，出版社：中国轻工业出版社

152.《心理障碍临床手册》，作者：巴洛，出版社：中国轻工业出版社

153.《理解社会政策》，作者：希尔，出版社：商务印书馆

154.《叙事疗法实践地图》，作者：迈克尔·怀特，出版社：重庆大学出版社

155.《故事、知识、权力：叙事治疗的力量》，作者：麦克·怀特、大卫·艾普斯顿，出版社：华东理工大学出版社

156.《园艺康复治疗技术》，作者：刘刚、冯婉仪，出版社：华南理工大学出版社

157.《多舛的生命》，作者：乔·卡巴金，出版社：机械工业出版社

158.《八周正念之旅》,作者:约翰·蒂斯代尔,出版社:中国轻工业出版社

159.《断舍离》,作者:山下英子,出版社:中信出版社

160.《我的情绪为何总被他人左右》,作者:阿尔伯特·埃利斯,出版社:机械工业出版社

161.《我为什么会生病》,作者:R.M. 尼斯、G.C. 威廉斯,出版社:湖南科学技术出版社

162.《心理咨询与心理治疗》,作者:钱铭怡,出版社:北京大学出版社

163.《发展心理学(第 3 版)》,作者:林崇德,出版社:人民教育出版社

164.《社会心理学》,作者:侯玉波,出版社:北京大学出版社

165.《老年人心理护理实用技能》,作者:人力资源和社会保障部教材办公室等,出版社:中国劳动社会保障出版社

08